Klinische Anästhesiologie und Intensivtherapie

Band 41

D1666087

Herausgeber:
F.W. Ahnefeld H. Bergmann W. Dick M. Halmágyi
T. Pasch E. Rügheimer
Schriftleiter: J. Kilian

T. Pasch   E. R. Schmid (Hrsg.)

Anästhesie und kardiovaskuläres System

Unter Mitarbeit von
K. van Ackern, A. Barankay, L. Brandt, O.-E. Brodde, P. Conzen,
M. Dinkel, E. Erdmann, B. Friedli, T. Fuchs, M. M. Gebhard, M. Giesler,
H. Habazettl, H. Heinrich, J. Hobbhahn, A. Hoeft, E. Hohner,
H.-D. Kamp, G. F. Karliczek, G. B. Kraus, R. Kunkel, H. Metzler,
P. Neidhart, K. Peter, J. A. Richter, E. R. Schmid, P. Schmucker,
H. Schweiger, L. von Segesser, K. Skarvan, H. Sonntag, A. Stange, H. Stephan,
J. Tarnow, M. Turina, B. Vollmar, B. Weiss

Mit 61 Abbildungen und 26 Tabellen

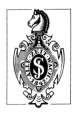
Springer-Verlag Berlin Heidelberg New York
London Paris Tokyo Hong Kong Barcelona
Budapest

ISBN 3-540-54340-6   Springer-Verlag Berlin Heidelberg New York
ISBN 0-387-54340-6   Springer-Verlag New York Berlin Heidelberg

Die Deutsche Bibliothek – CIP-Einheitsaufnahme

Anästhesie und kardiovaskuläres System / T. Pasch ; E. R. Schmid
(Hrsg.). – Berlin ; Heidelberg ; New York ; London ;
Paris ; Tokyo ; Hong Kong ; Barcelona ; Budapest : Springer,
1991
   (Klinische Anästhesiologie und Intensivtherapie ; Bd. 41)
   ISBN 3-540-54340-6
NE: Pasch, Thomas [Hrsg.]; GT

Satz: Satz- und Reprotechnik GmbH, 6944 Hemsbach
Druck- u. Bindearbeiten: Druckhaus Beltz, 6944 Hemsbach
2119/3140-543210 – Gedruckt auf säurefreiem Papier

Vorwort

Es ist eine wesentliche Aufgabe des Anästhesisten, optimale Bedingungen für die Operation zu schaffen und deren physiologische und psychologische Folgen so weit wie möglich zu begrenzen, ja sie sogar völlig auszuschalten. Da kardiovaskuläre Erkrankungen bei chirurgisch behandelten Patienten nicht nur besonders häufig, sondern auch mit einem hohen Risikopotential für den perioperativen Verlauf verknüpft sind, ist es nicht erstaunlich, daß das kardiovaskuläre System unverändert im Zentrum des Interesses und der Anstrengungen der Anästhesiologie steht. Zu dieser Thematik ist bereits vor 16 Jahren (1975) in einem Workshop zum Thema „Der Risikopatient in der Anästhesie – Herz-Kreislauf-System" der damalige Erkenntnisstand über Ausmaß und Wichtigkeit, Erkennung und Ausschaltung kardiovaskulärer Gefährdungen des operativen Patienten erarbeitet und als Band 11 der Reihe *Klinische Anästhesiologie und Intensivtherapie* im Jahre 1976 publiziert worden.

Die quantitative Bedeutung kardiovaskulärer Störungen für die operative Medizin ist seit dieser Zeit nicht geringer geworden. Angewachsen sind aber zweifellos unsere Kenntnisse über ihren Einfluß auf den perioperativen Verlauf und das Ergebnis des chirurgischen Eingriffs. Neue und verbesserte Verfahren der präoperativen Diagnostik sowie der intra- und postoperativen Überwachung stehen zur Verfügung, und unsere therapeutischen Interventionsmöglichkeiten haben zugenommen. Auch die kardiovaskuläre Chirurgie hat einen Wandel erfahren. Das Aufgeben einer oberen Altersbegrenzung, das Akzeptieren auch schwerer präoperativer kardialer Funktionseinschränkungen, die Tendenz zu komplexeren und wiederholten Eingriffen haben die Risikoverteilung in höhere Bereiche verschoben, den noch vor 10 Jahren beeindruckenden Rückgang der operativen Morbidität und Mortalität zum Stillstand, wenn nicht gar zur Umkehr gebracht und so die Anforderungen an die anästhesiologische Versorgung kardiochirurgischer Patienten enorm wachsen lassen.

Aus diesen Gründen haben wir es als geboten, ja sogar als notwendig angesehen, eine Bestandsaufnahme unter zwei Aspekten vorzunehmen:
Zum einen wird der gesamte Problemkreis der *Anästhesie beim Patienten mit Herz-Kreislauf-Erkrankungen* behandelt. Immerhin beträgt die Prävalenz der arteriellen Hypertonie in der erwachsenen Bevölkerung 10–15 %, bei den über 60jährigen, die heute im operativen Krankengut bei weitem überwiegen, sogar 30–50 %. Mit dem Vorliegen einer ischämischen Herzerkrankung muß bei 3–5 % der erwachsenen Bevölkerung gerechnet werden; auch hier nimmt die Prävalenz mit dem Alter deutlich zu und ist deshalb im chirurgischen Krankengut besonders häufig. Herz-Kreislauf-Erkrankungen sind immer noch die häu-

figste Todesursache im Erwachsenenalter. Auf der anderen Seite hat das Wissen über das perioperative Risiko durch kardiovaskuläre Erkrankungen, über intra- und postoperative Störungen der Hämodynamik und die Möglichkeiten zu deren Erkennung, Behandlung und Verhütung enorm zugenommen, so daß diese Fragen schwerpunktmäßig behandelt werden. Im Vergleich dazu haben in den letzten Jahren die Kontroversen über Vor- und Nachteile einzelner Anästhetika an Bedeutung verloren. Ihre früher detailliert untersuchten und diskutierten, je nach Blickwinkel unterschiedlich gewichteten positiv oder negativ-inotropen Effekte werden heute zu Recht im größeren Zusammenhang des Einflusses auf die myokardiale O_2-Bilanz bewertet.

Einen zweiten Schwerpunkt bildet die *Anästhesie bei kardiovaskulären Operationen*. Nicht nur die Konsequenzen, die sich aus der Ausweitung der Indikationen und der Verschiebung des Risikoprofils zu höheren Graden hin ergeben, werden dargestellt, sondern auch neue pathophysiologische Erkenntnisse und therapeutische Vorgehensweisen, so u. a. die Möglichkeiten der pharmakologischen Beeinflußbarkeit der beeinträchtigten Herz-Kreislauf-Funktion, die Optimierung des Managements der extrakorporalen Zirkulation einschließlich der Organprotektion, die mechanische Kreislaufunterstützung und die heute verfügbaren und wünschbaren Monitoringverfahren.

Die aktuellen Kenntnisse und Konzepte zum Thema *Anästhesie und kardiovaskuläres System* werden in diesem Band durch eine interdisziplinäre Gruppe von Physiologen, klinischen Pharmakologen, Kardiologen, Kardiochirurgen und Anästhesisten kompetent dargestellt. In den die einzelnen Kapiteln abschließenden Zusammenfassungen der Diskussionen werden offen gebliebene Fragen und kontroverse Auffassungen behandelt, nur am Rande oder gar nicht zur Sprache gekommene Punkte ergänzt und Empfehlungen für das praktische Vorgehen gegeben. Dadurch kann dieser Band als Wegweisung für den jungen Anästhesisten in der Weiterbildung und als Informationsquelle für den bereits Versierten dienen.

Voraussetzung für das Zustandekommen einer solchen Veranstaltung ist eine großzügige Unterstützung durch die Industrie. Dank hierfür gebührt den Firmen Abbott (CH und D), Bayer (CH), Hoffmann-La Roche (CH und D), Janssen (CH), Lilly (A), Schwarz Pharma (D) und Siemens-Albis (CH). Auch dem Springer-Verlag sei für Ausstattung und Publikation gedankt.

Zürich, im März 1991   *T. Pasch · E. R. Schmid*

Inhaltsverzeichnis

A. Koronare Herzkrankheit und arterielle Hypertonie

Präoperative Risikoerfassung und Vorbehandlung
H. Heinrich, M. Giesler und A. Stange 3

Anästhetika und Koronarzirkulation
H. Sonntag, A. Hoeft und H. Stephan 14

Volatile Anästhetika bei koronarer Herzkrankheit
P. Conzen, H. Habazettl, B. Vollmar, J. Hobbhahn und K. Peter 27

Besonderheiten der Anästhesie beim Koronarkranken
und beim Hypertoniker
K. van Ackern und E. Hohner 36

Besonderheiten der Anästhesie bei koronarchirurgischen Eingriffen
H. Stephan 42

Zusammenfassung der Diskussion zu Teil A 52

B. Akute und chronische Myokardinsuffizienz

Die präoperative Risikoerfassung und medikamentöse Therapie
der chronischen Herzinsuffizienz
E. Erdmann 63

Stellenwert der myokardialen Adrenozeptoren und ihre Bedeutung
für die Therapie
O.-E. Brodde 72

Besonderheiten der Anästhesie und perioperativen Pharmakotherapie
bei Myokardinsuffizienz
G. F. Karliczek 81

Anästhesiologische und therapeutische Besonderheiten bei
Rechtsherzinsuffizienz
P. Neidhart und T. Fuchs   93

Die temporäre mechanische Kreislaufunterstützung:
Pumpen mit kontinuierlichem oder mit phasischem Blutfluß
L. K. von Segesser und M. Turina   101

Anästhesiologische Problematik der Herz-(Lungen-)Transplantation
Edith R. Schmid   109

Zusammenfassung der Diskussion zu Teil B   124

C. Erworbene und angeborene Vitien

Besonderheiten der Anästhesie bei Klappenvitien
(inklusive Klappenrekonstruktion und -ersatz)
K. Skarvan   135

Hämodynamik angeborener Herzfehler
B. Friedli   147

Anästhesiologische Aspekte zur Korrektur angeborener Herzfehler
im Neugeborenen- und Säuglingsalter
R. Kunkel   155

Anästhesiologische Aspekte bei Palliativeingriffen und der Korrektur
angeborener Gefäßanomalien bei Säuglingen
G. B. Kraus   168

Zusammenfassung der Diskussion zu Teil C   184

D. Extrakorporale Zirkulation (EKZ)

Myokardschutz und Reperfusionsschaden
M. M. Gebhard   189

Monitoring und Protektion der Hirnfunktion
L. Brandt   195

Management von Heparinisierung, Beatmung und Säure-Basen-Status
P. Schmucker   205

Zusammenfassung der Diskussion zu Teil D   216

E. Chirurgie der Aorta und der supraaortalen Äste

Anästhesiologische Aspekte bei Aneurysmen der thorakalen Aorta
J. A. Richter und A. Barankay   223

Überwachungs- und Anästhesieprobleme bei der Karotischirurgie
H.-D. Kamp, M. Dinkel und H. Schweiger   234

Zusammenfassung der Diskussion zu Teil E   245

F. Verschiedene Aspekte

Perioperative antiarrhythmische Therapie und
Schrittmacherbehandlung
H. Metzler   251

Standortbestimmung und Perspektiven des hämodynamischen
Monitoring
J. Tarnow   260

Anästhesiologische Besonderheiten bei Patienten
nach Herztransplantation
B. M. Weiss und E. R. Schmid   267

Zusammenfassung der Diskussion zu Teil F   276

Sachverzeichnis   279

Verzeichnis der Referenten und Diskussionsteilnehmer

Ackern, K. van, Prof. Dr.
Institut für Anästhesiologie und
operative Intensivmedizin,
Fakultät für klinische Medizin Mannheim
der Universität Heidelberg,
Theodor-Kutzer-Ufer,
D-6800 Mannheim 1

Ahnefeld, F. W., Prof. Dr.
Universitätsklinik für Anästhesiologie,
Klinikum der Universität,
Steinhövelstraße 9, D-7900 Ulm (Donau)

Bergmann, H., Prof. Dr.
Ludwig-Boltzmann-Institut für
experimentelle Anästhesiologie
und intensivmedizinische Forschung,
Bereich Linz,
Krankenhausstraße 9, A-4020 Linz

Brandt, L., Prof. Dr.
Institut für Anästhesie,
Klinikum der Stadt Wuppertal
Heusnerstraße 40, D-5600 Wuppertal 2

Brodde, O.-E., Prof. Dr.
Biochemisches Forschungslabor,
Zentrum für Innere Medizin,
Universitätsklinikum Essen,
Hufelandstraße 55, D-4300 Essen 1

Conzen, P., Priv.-Doz. Dr.
Institut für Anästhesiologie der
Universität, Bereich Innenstadt,
Nußbaumstraße 20, D-8000 München 2

Dick, W., Prof. Dr.
Universitätsklinik für Anästhesiologie,
Klinikum der Universität,
Langenbeckstraße 1, D-6500 Mainz 1

Erdmann, E., Prof. Dr.
Medizinische Klinik I der Universität,
Klinikum Großhadern,
Marchioninistraße 15, D-8000 München 70

Friedli, B., Prof. Dr.
Clinique Universitaire de Pédiatrie,
Boulevard de la Cluse 30,
CH-1211 Genève 4

Gebhard, Martha-Maria, Priv.-Doz. Dr.
Physiologisches Institut der Universität,
Humboldtallee 23, D-3400 Göttingen

Halmágyi, M., Prof. Dr.
Universitätsklinik für Anästhesiologie,
Klinikum der Universität,
Langenbeckstraße 1, D-6500 Mainz 1

Heinrich, H., Priv.-Doz. Dr.
Institut für Anästhesiologie und
Intensivmedizin,
DRK-Krankenhaus Seepark,
D-2857 Langen-Debstedt

Kamp, H.-D., Prof. Dr.
Anästhesieabteilung des
Zentralkrankenhauses,
St.-Jürgen-Straße, D-2800 Bremen 1

Karliczek, G. F., Prof. Dr.
Anästhesiologie und Intensivmedizin,
Kerckhoff-Klinik,
Benekestraße 2–8, D-6350 Bad Nauheim

Kilian, J., Prof. Dr.
Universitätsklinik für Anästhesiologie,
Klinikum der Universität,
Prittwitzstraße 43, D-7900 Ulm (Donau)

Kraus, Gabriela B., Priv.-Doz. Dr.
Institut für Anästhesiologie,
Universität Erlangen-Nürnberg,
Krankenhausstraße, D-8520 Erlangen

Kunkel, Regula, Dr.
Institut für Anästhesiologie,
Deutsches Herzzentrum München,
Lothstraße 11, D-8000 München 2

List, W. F., Prof. Dr.
Universitätsklinik für Anästhesiologie,
Landeskrankenhaus,
Auenbruggerplatz 29, A-8036 Graz

Metzler, H., Prof. Dr.
Universitätsklinik für Anästhesiologie,
Landeskrankenhaus,
Auenbruggerplatz 29, A-8036 Graz

Neidhart, P., Dr.
Département d'Anesthésiologie,
Hôpital Cantonal Universitaire,
Rue Micheli-du-Crest 24,
CH-1211 Genève 4

Pasch, T., Prof. Dr.
Institut für Anästhesiologie,
Universitätsspital,
Rämistraße 100, CH-8091 Zürich

Richter, J. A., Dr.
Institut für Anästhesiologie,
Deutsches Herzzentrum München,
Lothstraße 11, D-8000 München 2

Rügheimer, E., Prof. Dr.
Institut für Anästhesiologie,
Universität Erlangen-Nürnberg,
Krankenhausstraße, D-8520 Erlangen

Schmid, Edith R., Prof. Dr.
Institut für Anästhesiologie,
Universitätsspital,
Rämistraße 100, CH-8091 Zürich

Schmucker, P., Prof. Dr.
Institut für Anästhesiologie,
Medizinische Universität,
Ratzeburger Allee 160, D-2400 Lübeck 1

Segesser, L. von, Priv.-Doz. Dr.
Klinik für Herz- und Gefäßchirurgie,
Departement Chirurgie,
Universitätsspital,
Rämistraße 100, CH-8091 Zürich

Skarvan, K., Priv.-Doz. Dr.
Departement Anästhesie, Kantonsspital,
Universitätskliniken,
Spitalstraße 21, CH-4031 Basel

Sonntag, H., Prof. Dr.
Zentrum Anästhesiologie, Rettungs- und
Intensivmedizin, Universitätskliniken,
Robert-Koch-Straße 40,
D-3400 Göttingen

Stephan, Heidrun, Priv.-Doz. Dr.
Zentrum Anästhesiologie, Rettungs- und
Intensivmedizin, Universitätskliniken,
Robert-Koch-Straße 40,
D-3400 Göttingen

Stocker, H., Dr.
Institut für Anästhesiologie,
Universitätsspital,
Rämistraße 100, CH-8091 Zürich

Tarnow, J., Prof. Dr.
Zentrum für Anästhesiologie
der Universität,
Moorenstraße 5, D-4000 Düsseldorf 1

Weiss, B., Dr.
Institut für Anästhesiologie,
Universitätsspital,
Rämistraße 100, CH-8091 Zürich

Verzeichnis der Herausgeber

Prof. Dr. Friedrich Wilhelm Ahnefeld
Universitätsklinik für Anästhesiologie
Klinikum der Universität Ulm
Steinhövelstraße 9
D-7900 Ulm

Prof. Dr. Hans Bergmann
Ludwig-Boltzmann-Institut
für experimentelle Anaesthesiologie
und intensivmedizinische Forschung
– Bereich Linz –
Krankenhausstraße 9
A-4020 Linz

Prof. Dr. Wolfgang Dick
Direktor der Klinik für Anästhesiologie
Klinikum der
Johannes-Gutenberg-Universität Mainz
Langenbeckstraße 1
D-6500 Mainz

Prof. Dr. Miklos Halmágyi
Klinik für Anästhesiologie
Klinikum der
Johannes-Gutenberg-Universität Mainz
Langenbeckstraße 1
D-6500 Mainz

Prof. Dr. Thomas Pasch
Direktor des Instituts
für Anästhesiologie
Universitätsspital Zürich
Rämistraße 100
CH-8091 Zürich

Prof. Dr. Erich Rügheimer
Direktor des Instituts
für Anästhesiologie
der Universität Erlangen-Nürnberg
Krankenhausstraße
D-8520 Erlangen

Schriftleiter:

Prof. Dr. Jürgen Kilian
Universitätsklinik für Anästhesiologie
Klinikum der Universität Ulm
Prittwitzstraße 43
D-7900 Ulm

A. Koronare Herzkrankheit und arterielle Hypertonie

Präoperative Risikoerfassung und Vorbehandlung

H. Heinrich, M. Giesler und *A. Stange*

Einleitung

Das operative Risiko nichtkardiochirurgischer Eingriffe wird überwiegend durch Begleiterkrankungen bestimmt, während direkte operative oder anästhesiologische Einflüsse für das Risiko von untergeordneter Bedeutung sind.

In der Cardiff-Studie wurden von Fowkes verschiedene präoperative Risikofaktoren danach untersucht, wie häufig sie mit perioperativen Todesfällen vergesellschaftet waren. Das relative Letalitätsrisiko wurde als Verhältnis von Letalität mit einem Risikofaktor zur Letalität ohne den untersuchten Risikofaktor definiert. Eine vorbestehende ischämische Herzerkrankung erhöhte das relative Letalitätsrisiko bei Wahleingriffen 11,8fach, bei Notfalleingriffen 18fach. In ihrer prognostischen Aussage wird die ischämische Herzerkrankung in dieser Studie nur noch von einem vorbestehenden Herzversagen oder einer Niereninsuffizienz übertroffen. Die durchschnittliche Letalität aller Eingriffe betrug ohne Risikofaktoren 0,5 %, mit einer ischämischen Herzerkrankung dagegen 7 % (Tabelle 1).

Tabelle 1. Relatives perioperatives Letalitätsrisiko bei Vorliegen verschiedener Risikofaktoren. Das relative Letalitätsrisiko *ohne* einen dieser Risikofaktoren beträgt 1. (Nach Fowkes et al. [12])

	Relatives Letalitätsrisiko bei	
Risikofaktor	Notfalloperation	Wahleingriff
Reduzierter Allgemeinzustand	10,6	10,5
Ischämische Herzerkrankung	18	11,8
Chronisch- pulmonaler Infekt	13,2	8,5
Herzversagen	31,1	25
Adipositas	6,6	3,3
Niereninsuffizienz	23	15,3
Diabetes mellitus	12,7	10,8

Mit zunehmendem Alter nimmt auch die perioperative Letalität bei Vorliegen einer ischämischen Herzerkrankung zu. Im Gegensatz dazu vermindert sich jedoch das relative Letalitätsrisiko, d. h. die Sterblichkeit wird mit höherem Alter zunehmend durch andere Begleiterkrankungen beeinflußt, so daß der Einzelfaktor „ischämische Herzerkrankung" für das Gesamtrisiko weniger stark zum Tragen kommt ([12]; Abb. 1).

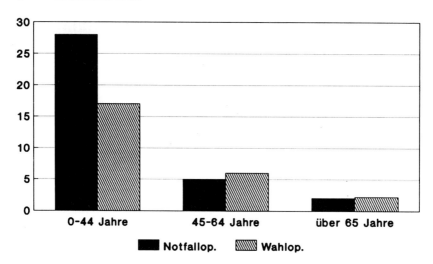

Abb. 1. Altersabhängigkeit des relativen Letalitätsrisikos bei ischämischer Herzerkrankung. Das relative Letalitätsrisiko nimmt – bezogen auf das Vorliegen einer ischämischen Herzerkrankung – ab, weil der Einzelfaktor „ischämische Herzerkrankung" (Angaben in %) in seiner Bedeutung für das Letalitätsrisiko mit zunehmendem Alter von anderen Risikofaktoren in den Hintergrund verdrängt wird. (Die Letalität von Koronarkranken insgesamt nimmt jedoch mit höherem Alter zu.) (Nach Fowkes et al. [12])

Eine Sondergruppe von Patienten ist an dieser Stelle zu erwähnen: die gefäßchirurgisch behandelten Patienten. Aufgrund der hohen präoperativen Inzidenz von rund 40% mit einer ischämischen Herzerkrankung [1] ist der perioperative Myokardinfarkt die dominierende nichtchirurgische Todesursache [16, 35].

Da die Hypertonie einen Risikofaktor für die koronare Herzerkrankung darstellt [17], sollte sie ab dem mittleren Lebensalter stets im Zusammenhang mit den Überlegungen zur koronaren Herzerkrankung betrachtet werden. Nach Strauer weisen bereits Hypertoniker ohne koronare Herzerkrankung eine reduzierte Koronarreserve auf [30]. Deren Bedeutung für die Klinik ist jedoch nicht klar. Besondere Beachtung verdient die Kombination von Hypertonie und koronarer Herzerkrankung, denn diese Patienten neigen offensichtlich vermehrt zu myokardialen Ischämien [24, 29], insbesondere bei Provokation durch Laryngoskopie u. ä.

Koronare Herzerkrankung

Häufigkeit und Risiko perioperativer Myokardinfarkte sind in zahlreichen Studien untersucht worden (Tabelle 2).

Das Risiko, ohne vorbestehende koronare Herzerkrankung einen perioperativen Myokardinfarkt zu erleiden, wird mit 0,1% angegeben. Einschränkend muß jedoch gesagt werden, daß diese Zahl in der Literatur nicht sehr gut belegt ist, vermutlich aufgrund des diagnostischen Aufwandes, der für den sicheren

Tabelle 2. Häufigkeit und Letalität perioperativer Myokardinfarkte ohne und mit vorbestehender koronarer Herzerkrankung, bei nicht kardiochirurgischen Operationen

Nr.	Autor	Jahr	Ohne KHK [%]	Mit KHK [%]	Letalität [%]
1	Brumm u. Willius [6]	1939		4,3	100
2	Arkins et al. [3]	1964		5,0	69
3	Topkins u. Artusio [32]	1964	0,66	6,5	42
4	Mauney et al. [21]	1970		8,0	53
5	Tarhan et al [31]	1972	0,13	6,6	54
6	Vormittag et al. [34]	1975		11,7	92
7	Goldmann et al. [13]	1978		2,97	33
8	Steen et al. [28]	1978		6,1	69
9	Eerola et al. [9]	1980		6,74	50
10	v. Knorring [19]	1981	0,09	17,7	32
11	Schoeppel et al. [27]	1983		3,8	100
12	Rao et al. [26]	1983		7,7 bzw. 1,9	57 bzw. 36
	Median		0,13 (0,09–0,66)	6,5 (1,9–17,7)	54 (32–100)

Ausschluß einer koronaren Herzerkrankung notwendig ist. Die Reinfarktrate bei gesicherter koronarer Herzerkrankung oder präoperativ abgelaufenem Myokardinfarkt ist dagegen sehr gut belegt. Die Häufigkeit von perioperativen Myokardinfarkten bzw. Reinfarkten beträgt dabei im Median 6,5 %. Deutlich aus dem Rahmen fällt die Studie von Rao aus dem Jahr 1983 mit 1,9 % Reinfarktrate bei Patienten einer prospektiven Serie von 1977–1982. Der Autor erklärt die ungewöhnlich niedrige Reinfarktrate mit der sorgfältigen Betreuung der Patienten, dem aufwendigen und ausgedehnten Monitoring in der intra- und postoperativen Phase sowie der aggressiven und konsequenten Therapie auftretender Hypotensionen, Hypertensionen und Tachykardien [26].

Die Sterblichkeit des perioperativen Myokardinfarkts ist hoch und wird im Median mit 54 % angegeben. Über die Jahre ist kein Trend zu einer niedrigeren Letalität hin erkennbar, obwohl sicher die diagnostischen und therapeutischen Möglichkeiten ständig verbessert wurden.

Die Reinfarktrate ist abhängig vom Zeitpunkt des letzten Infarkts; je kürzer der Abstand, desto häufiger der Reinfarkt. Nach Ablauf von 1–2 Jahren liegt die Reinfarktrate in der Größenordnung von Myokardinfarkten bei koronarer Herzerkrankung ohne präoperativen Infarkt (Tabelle 3).

Es gilt die allgemein akzeptierte Regel, daß Wahleingriffe in möglichst großem Abstand zu einem Myokardinfarkt geplant werden sollen. Innerhalb von 6 Monaten nach einem Myokardinfarkt gelten nicht dringliche Wahleingriffe als kontraindiziert.

Ein Großteil der perioperativen Infarkte verläuft klinisch stumm. Nach Untersuchungen von Driscoll waren von 12 postoperativen Infarkten nur 2 von einer Angina pectoris begleitet, d. h. 83 % der Infarkte wäre ohne weitergehende Diagnostik nicht entdeckt worden [8]. In der Studie von v. Knorring waren immerhin 37 % der Myokardinfarkte klinisch stumm [19]. Die meisten Infarkte ereignen sich in den ersten 3 postoperativen Tagen. Dies veranlaßte

Tabelle 3. Perioperative Reinfarktrate in Abhängigkeit zum zeitlichen Abstand zu einem vorausgegangenen Myokardinfarkt. Je kürzer das Intervall, desto häufiger der Reinfarkt.

Autor	Jahr	Intervall (Monate)					
		0–3	4–6	7–12	13–18	19–25	>25
Topkins u. Artusio [32]	1964	54,5%		25%	22,4%		5,9%
Tarhan et al. [31]	1972	37%	16%	5%	4%	5%	5%
Steen et al. [28]	1978	27%	11%	6%	3%	6%	4%
v. Knorring [19]	1981	25%		18%	15%		10%
Rao et al. [26]	1983	36%	26%	5%	5%		5%
		5,8%	2,3%	1%	1,56%		1,7%

Rao, noch während seine Studie lief, besonders gefährdete Patienten bis zum 4. postoperativen Tag unter intensivmedizinischen Bedingungen zu überwachen.

Präoperative Diagnostik zur Risikoeinschätzung

Bei der präoperativen Diagnostik und Therapie hat sich der Anästhesist folgende Fragen zu stellen:
1. Handelt es sich um einen Wahleingriff oder Notfalleingriff?
2. Ist eine koronare Herzerkrankung bekannt oder vermutet?
3. Ist die Angina pectoris stabil oder bestehen Hinweise für eine instabile Angina?
4. Hat eine diagnostische Maßnahme auch therapeutische Konsequenzen?
5. Besteht eine Belastungsischämie, und wie ist die Pumpfunktion?

Das im folgenden beschriebene diagnostische Vorgehen zur Risikoeinschätzung und ggf. Risikominderung, das in Absprache mit den Kardiologen festgelegt wurde, gilt deshalb unter folgenden Voraussetzungen:
– Es handelt sich um einen Wahleingriff.
– Eine koronare Herzerkrankung wird vermutet, oder es besteht eine koronare Herzerkrankung mit stabiler Angina pectoris.
– Die Diagnostik wird vermutlich zu Konsequenzen hinsichtlich Vorbehandlung, Anästhesieverfahren und Monitoring oder hinsichtlich der Operationsindikation und/oder des Operationszeitpunkts führen.

Ist bei bekannter koronarer Herzerkrankung ein kleiner Eingriff geplant und liegt das letzte Belastungs-EKG weniger als ein Jahr zurück, so erübrigt sich eine Diagnostik, die über die Standardbefunde (Ruhe-EKG, Thorax) hinausgeht.
    Bei großen Eingriffen, z. B. in der Gefäßchirurgie, wird ein neues Belastungs-EKG durchgeführt sowie ein Echokardiogramm angefertigt. Ergeben sich keine

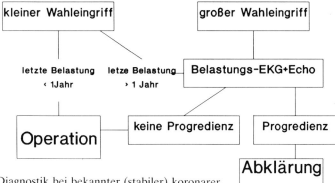

Abb. 2. Präoperative Diagnostik bei bekannter (stabiler) koronarer Herzerkrankung

Hinweise auf Progredienz der Erkrankung, ist die Diagnostik abgeschlossen. Bei Hinweisen auf Progredienz, z. B. Angina auf geringer Belastungsstufe, wird weiter kardiologisch abgeklärt. Die einzelnen Schritte müssen in enger Kooperation zwischen Anästhesie, Chirurgie und Kardiologie individuell festgelegt werden. Die gesamte Palette der kardiologischen Diagnostik hier aufzulisten, würde den Rahmen dieser Übersicht sprengen und wird deshalb nicht weiter beschrieben (Abb. 2).

Besteht bisher nur der Verdacht auf eine koronare Herzerkrankung, aufgrund der Anamnese, aufgrund von Befunden oder auch aufgrund von typischen Risikofaktoren, so wird der Patient belastet. Ergibt die Belastung Hinweise auf eine koronare Herzerkrankung, so wird weiter kardiologisch abgeklärt. Ist die Belastung negativ, vorausgesetzt der Patient war auch ausbelastet nach den üblichen Kriterien, ergeben sich weiter keine klinischen Hinweise auf eine eingeschränkte Ventrikelfunktion und bestehen auch keine Infarktnarben im Ruhe-EKG, ist die Diagnostik abgeschlossen.

Bei dringendem Verdacht auf eine vasospastische Angina pectoris (Variant-Angina) kann ein Langzeit-EKG erwogen werden, da vasospastische Anginen durch eine Belastung nicht immer provozierbar sind [4]. Ansonsten hat das Langzeit-EKG für die Diagnostik von myokardialen Ischämien eine relativ hohe Tag-zu-Tag-Variabilität [23] und liefert nicht selten falsch-positive Befunde ([33]; Abb. 3).

Sind im Ruhe-EKG Infarktnarben vorhanden oder ergeben sich aufgrund geringer Belastbarkeit, d. h. inadäquat schnelles Auftreten einer Dyspnoe, Hinweise für eine eingeschränkte Ventrikelfunktion, wird auch bei negativer Belastung ein Echokardiogramm angefertigt. Ist die Globalfunktion diffus eingeschränkt oder findet man regionale Wandbewegungsstörungen bei gleichzeitig deutlich eingeschränkter Globalfunktion, erfolgt eine weitere kardiologische Abklärung. Liegen regionale Wandbewegungsstörungen bei guter Globalfunktion vor, ist eine koronare Herzerkrankung mit Infarktnarbe wahrscheinlich. Ohne Ischämienachweis und ohne Angina pectoris ergibt sich jedoch keine

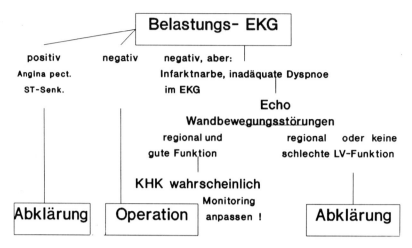

Abb. 3. Präoperative Diagnostik bei vermuteter koronarer Herzerkrankung

Indikation zur Koronarangiographie. Als Konsequenz wird man den Patienten mit einem erweiterten Monitoring überwachen – dies in Abhängigkeit zum geplanten Eingriff – sowie auch postoperativ eine aufwendigere Überwachung vorsehen.

Dieses Schema ist bei planbaren Eingriffen relativ leicht einzuhalten. Schwierigkeiten bei der Festlegung der Schritte ergeben sich aber immer wieder bei dringlichen Eingriffen oder Notfällen. Hier muß in enger Absprache mit den beteiligten Fachgebieten, unter Berücksichtigung der zur Verfügung stehenden Zeit und v. a. Wertung des Einzelfalls das individuelle Vorgehen festgelegt werden.

Im Gegensatz zur stabilen koronaren Herzerkrankung sind Wahleingriffe bei Symptomen der instabilen Angina pectoris, also bei Ruheangina, zunehmender Angina (Crescendoangina) oder neu auftretender Angina grundsätzlich kontraindiziert. Diese Patienten müssen in jedem Fall abgeklärt werden.

Gerechtfertigt sind lediglich Eingriffe aus vitaler Indikation, z. B. Ileus oder akute Gefäßverschlüsse.

Vor einem dringlichen Eingriff wird versucht, durch Kombinationstherapie mit Nitraten, β-Blockern und Kalziumantagonisten eine Symptombesserung und Beschwerdefreiheit zu erreichen. In ausgewählten Fällen kann eine Angioplastie (PTCA) das Risiko vermindern [11].

Zusammengefaßt bedeutet dies, daß bei vermuteter und gesicherter koronarer Herzerkrankung vor Wahleingriffen die myokardialen Perfusionsverhältnisse und die Pumpfunktion abgeklärt werden müssen. Im allgemeinen wird für ersteres ein Belastungs-EKG angefertigt, für letzteres ein Echokardiogramm. Zeichen einer myokardialen Belastungsischämie (i. allg. Angina pectoris oder ST-Streckensenkungen unter Belastung) stellen in der Regel eine Indikation zur Koronarangiographie dar. Eine eingeschränkte Pumpfunktion bedeutet ein erhöhtes Operationsrisiko auch ohne Zeichen der Belastungsischämie und sollte daher ebenfalls einer kardiologischen Abklärung oder Therapieoptimierung zugeleitet werden.

Vorbehandlung der koronaren Herzerkrankung

Für eine Neueinstellung besteht die Basistherapie aus Nitraten, Kalziumantagonisten oder β-Blockern sowie deren Kombinationen. Als Grundsatz gilt, daß eine vorbestehende Therapie nicht unterbrochen werden sollte, auch am Operationstag beibehalten wird und insbesondere postoperativ nicht abgesetzt werden sollte.

Besonders riskant ist das Absetzen von β-Blockern. Es kann zu Zunahme der Angina pectoris, ventrikulären Tachykardien und plötzlichem Herztod kommen [22]. Als Ursachen werden eine erhöhte Empfindlichkeit der β-Rezeptoren für zirkulierende Katecholamine sowie eine höhere Zahl von Rezeptoren unter β-Blockade angegeben. Die Zeitspanne bis zum Auftreten der Probleme nach Absetzen des Medikaments ist nicht voraussehbar. Sie kann von einem Tag bis zu einigen Wochen reichen [25]. Entgegen früherer Befürchtungen ist eine β-Blockertherapie nicht mit einer höheren perioperativen hämodynamischen Instabilität verbunden [18].

Als radikalste Maßnahme zur Diagnostik und Vorbehandlung eines Koronarkranken vor einer geplanten Operation wurde bei gefäßchirurgisch behandelten Patienten die routinemäßige Koronarangiographie und ggf. Bypassoperation vorgeschlagen, weil sich in einem hohen Prozentsatz auch operativ angehbare Koronarstenosen finden [15]. Andere Autoren berichten über eine Reduzierung der Operationsletalität, wenn bei Vorliegen von Koronarstenosen eine Bypassoperation vorgeschaltet wurde [10, 20]. Die Letalität von Patienten mit erfolgreicher Bypassoperation bei nichtkardiochirurgischen Eingriffen soll nicht wesentlich höher sein als bei Patienten ohne koronare Herzerkrankung, sofern ein Abstand von ca. 3 Monaten zur Bypassoperation eingehalten wird [7]. Nach unserer Auffassung ist die Forderung nach einer routinemäßigen Koronarangiographie bei Risikogruppen übertrieben und auch organisatorisch nicht darstellbar. Wir stellen die Indikation zur invasiven kardiologischen Abklärung deshalb nach den schon beschriebenen Kriterien. Ergibt sich dabei eine dringliche Indikation zur Bypassoperation, so wird diese vor dem Wahleingriff durchgeführt.

Arterielle Hypertension

Da die Hypertonie ein Risikofaktor für die koronare Herzerkrankung darstellt, sollte bei Hypertonikern ab dem mittleren Lebensalter die präoperative Diagnostik wie bei Verdacht auf koronare Herzerkrankung durchgeführt werden.

Die differentialdiagnostische Abklärung der arteriellen Hypertension ist nicht Gegenstand dieser Übersicht. Deshalb soll der Hinweis genügen, daß vor Wahleingriffen Hyperthyreose und Phäochromozytom als Hypertonieursachen ausgeschlossen sein müssen.

Eine schwere arterielle Hypertonie sollte präoperativ gut eingestellt sein, da sich damit stabilere perioperative Kreislaufverhältnisse erzielen lassen [24]. Damit vermindert sich das Risiko myokardialer Ischämien.

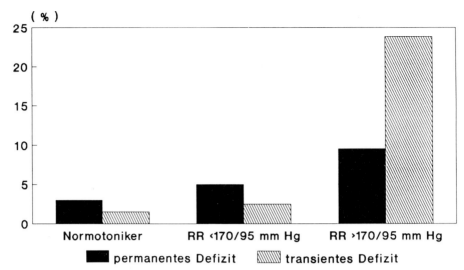

Abb. 4. Vorübergehende (transiente) und dauerhafte neurologische Störungen nach Karotis-desobliterationen in Abhängigkeit zum präoperativen arteriellen Blutdruck. (Nach Asiddao et al. [5])

Nach Karotisoperationen war die Häufigkeit eines neurologischen Defizits geringer, wenn ein vorbestehender Hypertonus ausreichend behandelt war ([4]; Abb. 4).

Andererseits kann eine Blutdrucksenkung auch das Risiko für einen Infarkt erhöhen. In der Studie von Alderman et al. war sowohl die ungenügende Senkung des diastolischen Blutdrucks als auch eine zu starke Blutdrucksenkung mit einer erhöhten Myokardinfarktrate verbunden [2].

Für die Praxis ist davon abzuleiten, daß eine Blutdruckeinstellung nicht zu rasch erfolgen sollte. Bei dringlichen Eingriffen ist zu überlegen, ob mit einer Behandlung überhaupt begonnen werden sollte.

Als Notlösung für dringliche Eingriffe kann man die einmalige Gabe eines β-Blockers in Betracht ziehen.

In einer Studie aus der Arbeitsgruppe von Foex wurde Hypertonikern 2 h vor Narkoseeinleitung einmalig eine kleine Dosis eines β-Blockers per os verordnet (z. B. 50 mg Metoprolol) und perioperativ nach myokardialen Ischämien gefahndet. Die behandelten Patienten hatten eine deutlich niedrigere Inzidenz von myokardialen Ischämien als unbehandelte Hypertoniker, neigten jedoch zu Hypotensionen während der Narkoseeinleitung [29].

In der Praxis gehen wir bei Patienten mit arterieller Hypertension folgendermaßen vor (Abb. 5):

Ist der erhöhte Blutdruck von ≥ 160/95 mm Hg das einzige Symptom, so wird bei Wahleingriffen medikamentös behandelt und die geplante Operation nach ausreichender Einstellung durchgeführt. Sind neben dem Hypertonus zusätzli-

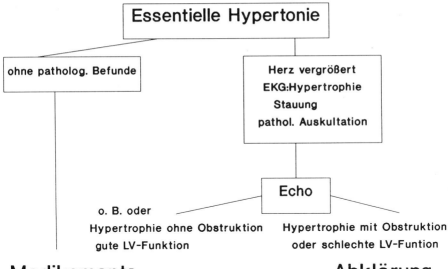

Abb. 5. Präoperative Diagnostik bei arterieller Hypertonie

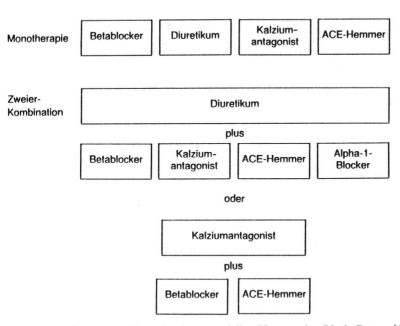

Abb. 6. Medikamentöse Therapie einer arteriellen Hypertonie. (Nach Gotzen [14])

che Befunde vorhanden, nämlich Linkshypertrophiezeichen im EKG, linksverbreitertes Herz- und Stauungszeichen im Thoraxbild, oder ein pathologischer Auskultationsbefund, so wird ein Echokardiogramm angefertigt. Ist dieses unauffällig oder besteht eine Hypertrophie bei guter Ventrikelfunktion und ohne Obstruktion des Ausflußtrakts, so wird auch nur der Blutdruck eingestellt.

Finden sich Zeichen der Ausflußtraktobstruktion oder eine eingeschränkte Ventrikelfunktion, so wird unter medikamentöser Therapie der Therapieerfolg echokardiographisch kontrolliert und erst nach Therapiekontrolle die geplante Operation durchgeführt. Es muß für jeden Einzelfall entschieden werden, ob zusätzlich eine weitergehende kardiologische Diagnostik erfolgen soll.

Die gebräuchlichsten Medikamente für die Behandlung der arteriellen Hypertension sind in Abb. 6 aufgelistet. In vielen Fällen genügt ein Diuretikum, evtl. in Kombination mit einem β-Blocker oder einem Kalziumantagonisten. Als neueres Therapieprinzip werden zunehmend ACE-Hemmer (*A*ngiotensin-*C*onverting-*E*nzym-Hemmer) eingesetzt. Auch bei Hypertonikern gilt der Grundsatz, daß eine vorbestehende Therapie nicht unterbrochen werden darf, auch am Operationstag beibehalten wird und insbesondere postoperativ nicht abgesetzt werden sollte.

Literatur

1. Ahnefeld FW, Heinrich H (1983) Die Analyse und Bedeutung von Risikofaktoren sowie Möglichkeiten einer Vorbehandlung der angiologischen Patienten aus der Sicht der anästhesie. In: Nobbe F, Rudofski G (Hrsg) Probleme der Vor- und Nachsorge und der Narkoseführung bei invasiver angiologischer Diagnostik und Therapie. Pflaum, München
2. Alderman MH, Ooi WL, Madhavan S, Cohen H (1989) Treatment-induced blood pressure reduction and the risk of myocardial infarction. JAMA 262:920–924
3. Arkins R, Smessart AA, Hicks RG (1964) Morbidity and mortality in surgical patients with coronary artery disease. JAMA 190:485–488
4. Arnim TH von (1985) St-Segment Analyse im Langzeit-EKG. Dtsch Med Wochenschr 110:1047–1052
5. Asiddao CB, Donegan JA, Whitesell RC, Kalbfleisch JH (1982) Factors associated with perioperative complications during carotid endarterectomy. Anesth Analg 61:631–637
6. Brumm HJ, Willius FA (1939) The surgical risk in patients with coronary disease. JAMA 112:2377–2380
7. Crawford ES, Morris GC, Howell JF, Flynn WF, Moorhead DT (1978) Operative risk in patients with previous coronary artery bypass. Ann Thorac Surg 26:215–221
8. Driscoll AC, Hobika JH, Etsten BE, Proger S (1961) Clinically unrecognized myocardial infarction following surgery. N Engl J Med 264:633–639
9. Eerola M, Eerola R, Kaukinen S, Kaukinen L (1980) Risk factors in surgical patients with verified preoperative myocardial infarction. Acta Anaesthesiol Scand 24:219–223
10. Ennix CL, Lawrie GM, Morris GC, Crawford ES, Howell JF, Reardon MJ, Weatherford SC (1979) Improved results of carorid endarterectomy in patients with symptomatic coronary artery disease: an analysis of 1546 consecutive carotid operations. Stroke 10:122–125
11. Flaherty JT (1984) Unstable angina: Rational approach to management. Am J Med 76:52–57
12. Fowkes FGR, Lunn JN, Farrow SC, Robertson JB, Samuel P (1982) Epidemiology in anaesthesia. III. Mortality risk in patients with coexisting physical disease. Br J Anaesth 54:819–825

13. Goldman L, Caldera DL, Southwick FS et al. (1978) Cardiac risk factors and complications in non-cardiac surgery. Medicine 57: 357–370
14. Gotzen R (1990) Derzeitiger Stand der medikamentösen Hochdrucktherapie. Herz Kreislauf 22: 129–135
15. Hertzer NR, Young JR, Kramer JR, Phillips DF, de Wolfe VG, Ruschhaupt WF, Beven EG (1979) Routine coronary angiography prior to elective aortic reconstruction. Arch Surg 114: 1336–1344
16. Hertzer NR, Lees DC (1981) Fatal myocardial infarction following carotid endarterectomy. Ann Surg 194: 212–218
17. Kannel WB (1986) Hypertension: Relationship with other risk factors. Drugs [Suppl 1] 31: 1–11
18. Kaplan JA, Dunbar RW (1976) Propranolol and surgical anesthesia. Anesth Analg 55: 1–5
19. Knorring J von (1981) Postoperative myocardial infarctions: a prospective study in a risk group of surgical patients. Surgery 90: 55–60
20. Mahar LJ, Steen PA, Tinker JH, Vliestra RE, Smith HO, Pluth JR (1978) Perioperative myocardial infarction in patients with coronary artery disease with and without aorto-coronary bypass grafts. J Thorac Cardiovasc Surg 76: 533–537
21. Mauney FM, Ebert PA, Sabiston DC (1970) Postoperative myocardial infarction. Ann Surg 172: 497–503
22. Miller RR, Olson HG, Amsterdam EA, Mason DT (1975) Propranolol-withdrawal rebound phenomenon. N Engl J Med 293: 416–418
23. Osterspey A, Eggeling T, Götz C, Treis J, Höpp J, Hombach V, Hilger HH (1988) Diagnostik von Myokardischämien mit der Langzeitelektrokardiographie: Spontanvariabilität und Beeinflußbarkeit durch eine Nitrattherapie. Z Kardiol 77: 103–109
24. Prys-Roberts E (1984) Anaesthesia and Hypertension. Br J Anaesth 56: 711–724
25. Prichard BNC, Tomlinson B, Walden RJ, Bhattacharjee P (1983) The beta-adrenergic blockade withdrawal phenomenon. J Cardiovasc Pharmacol [Suppl 1] 5: S 56–S 62
26. Rao TL, Jacobs KH, El-Etr AA (1983) Reinfarction following anaesthesia in patients with myocardial infarction. Anesthesiology 59: 499–505
27. Schoeppel SL, Wilkinson C, Waters J, Meyers SN (1983) Effects of myocardial infarction on perioperative cardiac complications. Anesth Analg 62: 493–498
28. Steen PA, Tinker JH, Tarhan S (1978) Myocardial reinfarction after anesthesia and surgery. JAMA 239: 2566–2570
29. Stone JG, Foex P, Sear JW, Johnson LL, Khambatta HJ, Triner L (1988) Myocardial ischemia in untreated hypertensive patients: effect of a single small oral dose of a beta-adrenergic blocking agent. Anesthesiology 68: 495–500
30. Strauer BE (1982) Pathophysiologie der Myokardinsuffizienz unter differentialdiagnostischen Gesichtspunkten. Verh Dtsch Ges Herz Kreislaufforsch 48: 67–77
31. Tarhan S, Moffit EA, Taylor WF (1972) Myocardial infarction after general anesthesia. JAMA 220: 1451–1454
32. Topkins MJ, Artusio JF (1964) Myocardial infarction and surgery. Anesth Analg 43: 716–720
33. Treis-Müller J, Osterspey A, Loskamp A, Eggeling T, Günther H, Höpp HW, Hombach V (1988) St-Segment Veränderungen im Langzeit-EKG bei Herzgesunden. Z Kardiol 77: 160–164
34. Vormittag F, Kohn P, Zekert F, Grabner H (1975) Risikofaktoren des postoperativen Myokardinfarktes. Dtsch Med Wochenschr 100: 1365–1368
35. Yeager RA, Weigel RM, Murphy ES, McConnell DB, Sasaki TM, Vetto RM (1986) Application of clinically valid cardiac risk ractors to aortic aneurysm surgery. Arch Surg 121: 278–281

Anästhetika und Koronarzirkulation

H. Sonntag, A. Hoeft und *H. Stephan*

Funktion und Struktur der Herzmuskelzelle sind von einer ausreichenden Energieversorgung abhängig, wobei unter der Energieversorgung im wesentlichen die permanente Verfügbarkeit von O_2 zu verstehen ist, da die Substrate des Myokardstoffwechsels im Überschuß vorhanden und diese zudem untereinander austauschbar sind. Eine ganz entscheidende Voraussetzung für ein ausreichendes O_2-Angebot ist daher eine dem jeweiligen Energieumsatz des Myokards angepaßte Durchblutung. Wie allgemein bekannt, ergibt sich nach Evans, Braunwald, Sonnenblick u. a. der Energiebedarf des Herzenmuskels aus verschiedenen Einzelprozessen, wobei neben dem Basalstoffwechsel und den elektrophysiologischen Prozessen im wesentlichen die Pumpfunktion den Energieumsatz beeinflußt.

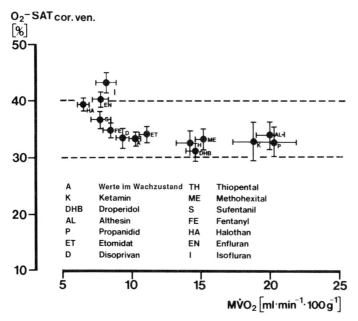

Abb. 1. Koronarvenöse O_2-Sättigung (O_2-$Sat_{cor.ven}$) vs. myokardiale O_2-Aufnahme ($M\dot{V}O_2$). Die koronarvenöse O_2-Sättigung wird über einen weiten Bereich der myokardialen O_2-Aufnahme konstant gehalten. Intravenöse Anästhetika beeinflussen diese Konstanz nicht. Unter volatilen Anästhetika ist im Gegensatz hierzu als Ausdruck der koronardilatierenden Wirkung ein Anstieg der koronarvenösen O_2-Sättigung zu beobachten

Die bestimmende Regelgröße für die Durchblutungsanpassung scheint der koronarkapilläre O_2-Partialdruck bzw. die koronarvenöse O_2-Sättigung zu sein. Die Konstanz der koronarvenösen O_2-Sättigung unter den verschiedensten hämodynamischen Bedingungen weist hier auf ein Grundprinzip hin, das sowohl tierexperimentell bewiesen als auch unter klinischen Bedingungen ein regelmäßig zu beobachtendes Phänomen ist. Im allgemeinen gilt, daß dieser grundlegende Regulationsmechanismus von den meisten Anästhetika – mit Ausnahme der volatilen – nicht direkt beeinflußt wird (Abb. 1).

Aus Abb. 1 wird deutlich, daß über einen weiten Bereich der myokardialen O_2-Aufnahme die koronarvenöse O_2-Sättigung konstant gehalten wird. Lediglich bei den volatilen Anästhetika sind höhere Sättigungswerte zu beobachten.

Die intravenösen Anästhetika üben zwar keinen direkten Einfluß auf die Koronarregulation aus, können jedoch indirekt über ihre hämodynamischen Effekte die Koronardurchblutung beeinflussen. So wird auch bei den relativ hohen linksventrikulären O_2-Verbrauchswerten nach Ketamin, Propanidid oder Althesin kein weiterer Sauerstoff aus dem Koronarblut extrahiert, d. h. die koronarvenöse O_2-Sättigung bleibt auch unter diesen Bedingungen im physiologischen Bereich, der etwa zwischen 30 und 40 % liegt. Daraus geht hervor, daß bei einem höheren O_2-Bedarf eine entsprechende Angebotszunahme über die Koronardurchblutung erreicht wird.

Theoretisch wäre auch denkbar, daß die Anpassung des O_2-Angebots an den Bedarf gleichfalls über eine größere O_2-Extraktion aus dem Koronarblut erfolgt. Dieses würde jedoch eine höhere Durchblutung bereits unter Ruhebedingungen voraussetzen, weil eine weitere Ausschöpfung des Koronarblutes von mehr als 75 % bei Aufrechterhaltung eines ausreichenden Diffusionsgradienten auch am Ende der Kapillarstrecke nicht möglich ist. Eine höhere Ruhedurchblutung mit größeren Ausschöpfungsreserven ist daher aus teleologischen Aspekten nicht sinnvoll, da sie unökonomisch wäre.

Das bedeutet, daß bei allen nichtvolatilen Anästhetika die Anpassung an einen sich ändernden O_2-Bedarf im wesentlichen durch eine proportionale Zu- oder Abnahme des O_2-Angebotes über die Koronardurchblutung erreicht wird (Abb. 2 und 3).

Nach unseren bisherigen Vorstellungen würde die Beeinflussung der Koronardurchblutung durch Anästhetika immer dann eine pathophysiologische Bedeutung erlangen, wenn durch sie der myokardiale O_2-Bedarf stärker gesteigert wird, als es die eingeschränkte Koronarreserve zuläßt. Diese Vorstellung geht u. a. auf Untersuchungen unserer Arbeitsgruppe Mitte der 70er Jahre zurück (Abb. 3), in denen wir während diagnostischer Herzkatheteruntersuchungen nachweisen konnten, daß bei Patienten mit einer koronaren Herzkrankheit unter Dipyridamol nicht die gleiche Steigerung der Myokarddurchblutung bzw. Senkung des Koronarwiderstandes zu erreichen ist wie bei Herzgesunden. Dipyridamol dilatiert durch Blockierung der zellulären Adenosinaufnahme vorwiegend die arteriolären und kapillären Widerstandsgefäße bei gering ausgeprägter systemischer Wirkung, so daß diesen Untersuchungsergebnissen im wesentlichen eine konstante Hämodynamik zugrunde liegt und der Koronarwiderstand nicht durch einen sich ändernden Perfusionsdruck verfälscht wurde.

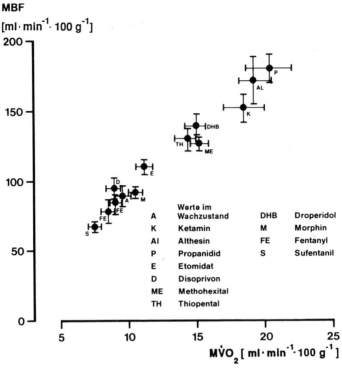

Abb. 2. Myokardialer Blutfluß (*MBF*) vs. myokardiale O$_2$-Aufnahme (*MV̇O$_2$*). Aufgrund der Konstanz der koronarvenösen O$_2$-Sättigung unter physiologischen Bedingungen und unter intravenösen Anästhetika (vgl. Abb. 1) besteht zwischen der Höhe der Koronardurchblutung und der Höhe der myokardialen O$_2$-Aufnahme eine lineare Beziehung

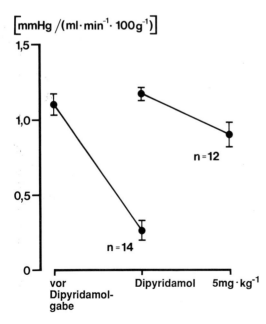

Abb. 3. Koronarvenöser Widerstand (*CVR*) im Dipyridamolprovokationstest bei Koronargesunden und KHK-Patienten. Im Vergleich zu koronargesunden Patienten ist bei Patienten mit einer koronaren Herzkrankheit eine eingeschränkte Abnahme des Koronarwiderstandes unter Dipyridamol zu beobachten

Die pathophysiologische Bedeutung der pharmakologisch induzierten Vasodilatation ist nicht ohne weiteres auf die Problematik der koronarkranken
Patienten unter einer intravenösen Narkose übertragbar, bei der vorwiegend
physiologische Mechanismen der Koronardurchblutungsanpassung an den Bedarf eine Rolle spielen. Darüber hinaus ist die Frage zu stellen, inwieweit die
pharmakologisch erreichbaren minimalen Koronarwiderstände – abgesehen
von Hochleistungssportlern und Schwerstarbeitern – unter physiologischen Bedingungen überhaupt in Anspruch genommen werden [2].

Dem klassischen Konzept der Balance zwischen O_2-Angebot und O_2-Bedarf
ist auch im Rahmen der Anästhesie mit Sicherheit eine entsprechende Bedeutung beizumessen, allerdings mehren sich in letzter Zeit die Hinweise, daß diese
Vorstellungen allein zur Erklärung aller Ischämieereignisse, die unter der Narkose und den verschiedenen Operationsabschnitten auftreten können, nicht
ausreichen. Daher soll im folgenden die bislang als zentral erachtete Bedeutung
der Beziehung zwischen O_2-Bedarf und O_2-Angebot als Auslöser für eine Myokardischämie etwas relativiert werden.

Nach Ergebnissen aus der Arbeitsgruppe um Ross[1] scheint nicht nur der
O_2-Bedarf die Durchblutung zu determinieren, sondern möglicherweise besteht
auch eine umgekehrte Abhängigkeit im Sinne einer Sparschaltung, so daß
bei eingeschränktem Durchblutungsangebot die Myokardfunktion reduziert
wird.

Abbildung 4 zeigt die experimentellen Ergebnisse von Gallagher [1], die in
einem Modell mit Koronarokkludern instrumentierten Hunden und unter Lauf-

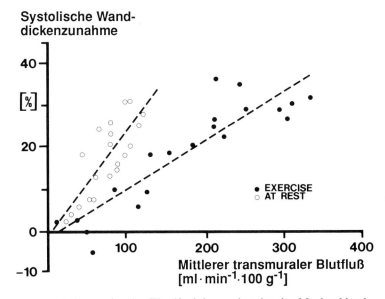

Abb. 4. Zusammenhang zwischen regionaler Wandfunktion und regionaler Myokarddurchblutung. Bei einer Reduktion der regionalen Myokarddurchblutung ist eine konkordante
Einschränkung der regionalen Wandfunktion sowohl in Ruhe („*at rest*") als auch bei Laufbandbelastung („*at exercise*") zu beobachten. (Nach Gallagher et al. [1])

bandversuchen erhoben wurden. Auf der Abszisse findet sich die mit Mikrosphären gemessene transmurale Durchblutung des Myokards, auf der Ordinate ist die mit Ultraschallkristallen gemessene regionale Wandfunktion in Form der systolischen Wanddickenzunahme aufgetragen. Man erkennt, daß sowohl unter Ruhebedingungen als auch unter Laufbandbelastung parallel mit der Durchblutungsabnahme eine Reduktion der regionalen Wandfunktion einhergeht. Diese „Pari-passu-Reduktion" spricht für eine direkte Abhängigkeit der regionalen Wandfunktion von der Durchblutung. Für die Klinik ergibt sich aus diesen Ergebnissen die Überlegung, inwieweit eine solche „Sparschaltung" geeignet ist, einen Ischämieschaden des Myokards zu verhindern oder wenigstens in Grenzen zu halten. Ähnliche Sparschaltungsmechanismen werden auch bei Funktionsstörungen diskutiert, die als „stunned" bzw. „hiberanting myocardium" bezeichnet werden [4] und regelmäßig nach myokardialen Ischämiebelastungen zu beobachten sind, ohne daß sich bislang innerhalb eines definierten Zeitrahmens biochemische oder strukturelle Ursachen nachweisen ließen.

Nach Durchsicht unserer eigenen Daten unter diesen Aspekten könnte zumindest die bislang gültige Hypothese der pathophysiologischen Bedeutung der Balance zwischen O_2-Angebot und O_2-Bedarf in Zweifel gezogen werden. Es lassen sich beim koronarkranken Patienten im Hinblick auf die Regulationsmechanismen der Durchblutungsanpassung an den Bedarf zunächst keine Unterschiede zum gesunden Patienten feststellen.

Betrachtet man den myokardialen O_2-Verbrauch als Maß für den O_2-Bedarf des Herzens, so findet sich auch bei Patienten mit einer gesicherten koronaren Herzkrankheit über einen weiten Bereich eine adäquate Anpassung der Durchblutung an einen gesteigerten Bedarf. Diese scheinbar perfekte Durchblutungsanpassung bedeutet jedoch nicht, daß bei diesen Patienten keine Ischämieereignisse aufgetreten sind.

Abbildung 5 zeigt wiederum auf der Abszisse $M\dot{V}O_2$ als Maß für den myokardialen O_2-Bedarf. Auf der Ordinate ist die myokardiale Laktataufnahme bzw. -freisetzung aufgetragen. Als sichere Ischämiezeichen wurden eine Laktat- und/oder eine Hypoxanthinfreisetzung (mit einem Stern gekennzeichnet) in das koronarvenöse Blut gewertet. Im Vergleich zum Laktat hat Hypoxanthin den Vorteil, daß es vom Myokard nicht verstoffwechselt wird, da das Herz offenbar nicht über eine Hypoxanthinoxydase verfügt. Bei globalen Messungen im Koronarsinus wird eine regionale Ischämie an einer Laktatfreisetzung erst dann erkennbar, wenn die Laktatbildung in den ischämischen Arealen die Laktataufnahme der nichtischämischen Bezirke übertrifft. So wurde auch bei allen Messungen, bei denen es zu einer Nettolaktatabgabe in den Koronarsinus kam, gleichzeitig immer Hypoxanthin freigesetzt. Darüber hinaus findet sich eine Hypoxanthinfreisetzung auch bei den Zuständen, bei denen in der Bilanz Laktat metabolisiert wird.

Als wesentliches Argument gegen die pathophysiologische Bedeutung des myokardialen O_2-Bedarfs als Auslöser einer Myokardischämie könnte angeführt werden, daß diese Ischämiezeichen sowohl unter niedrigen wie auch hohen O_2-Verbrauchswerten zu beobachten sind. Gleiches läßt sich aus Abb. 6 ableiten, nach der auch das O_2-Angebot keine Determinante einer Myokardischämie zu sein scheint. Wenn auf der Abszisse statt des myokardialen O_2-Verbrauchs

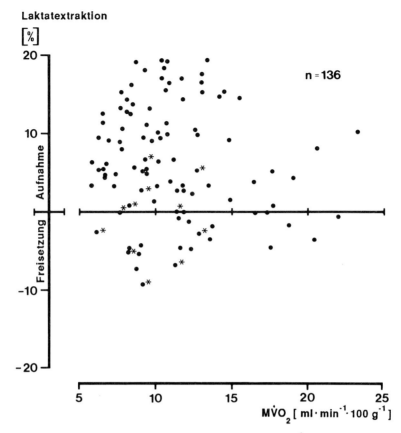

Abb. 5. Myokardiale Laktatextraktion vs. myokardiale O_2-Aufnahme $(M\dot{V}O_2)$. Eine Freisetzung von Laktat als Hinweis auf eine ischämische myokardiale Stoffwechsellage findet sich sowohl bei niedrigen als auch bei hohen Werten der myokardialen O_2-Aufnahme

das myokardiale O_2-Angebot, d. h. das Produkt aus Koronardurchblutung und artiellem O_2-Gehalt aufgetragen wird, ergibt sich auch hier keine Abhängigkeit der myokardialen Ischämieereignisse vom O_2-Angebot. Laktat- oder Hypoxanthinfreisetzung treten sowohl bei hohem als auch bei niedrigem O_2-Angebot auf. Da weder der O_2-Bedarf noch das O_2-Angebot ein Prädiktor für myokardiale Ischämieereignisse zu sein scheint, ist zu fragen, ob und inwieweit das Verhältnis von beiden Größen im Zusammenhang mit Myokardischämien steht.

Als physiologisches Maß für das Verhältnis von Bedarf und Angebot kann die koronarvenöse Sättigung herangezogen werden. Nach dem klassischen pathophysiologischen Konzept des Mißverhältnisses zwischen Angebot und Bedarf wäre zu erwarten, daß v. a. bei niedrigen koronarvenösen Sättigungswerten Ischämiezeichen auftreten. Aus unseren Daten ergibt sich jedoch das Gegenteil (Abb. 7).

Man findet Ischämieereignisse vermehrt bei höheren Sättigungswerten. Es ist allerdings zu beobachten, daß ein gewisser physiologischer Zusammenhang zwi-

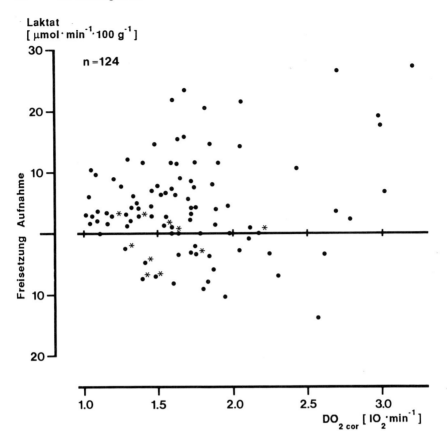

Abb. 6. Myokardiale Laktataufnahme vs. myokardiales O_2-Angebot ($DO_2\,cor$). Die Häufigkeit der myokardialen Laktatfreisetzung als Ischämiehinweis ist unabhängig vom myokardialen O_2-Angebot

schen Laktatextraktion und koronarvenöser O_2-Sättigung möglich ist: Bei einer reinen Koronardilatation würde gleichzeitig mit der O_2-Ausschöpfung auch die Laktatextraktion abnehmen. Ein solcher Verdünnungseffekt bei höherer Koronardurchblutung würde jedoch lediglich eine geringere Laktatextraktion erklären, nicht jedoch eine Laktatumkehr. Darüber hinaus spricht gegen eine Verdünnung als Ursache die Tatsache, daß auch in allen Fällen, in denen Hypoxanthin freigesetzt wurde, höhere koronarvenöse Sättigungswerte gemessen werden konnten.

Diese Ergebnisse stehen in direktem Widerspruch zur Imbalanzhypothese, zumindest solange die globalen Parameter wie der myokardiale O_2-Bedarf und das Angebot durch die Koronardurchblutung betrachtet werden. Auf der anderen Seite muß eine Myokardischämie Ausdruck eines energetischen Defizits sein, so daß bei globaler Laktatfreisetzung zumindest regional ein Mißverhältnis zwischen Energiebedarf und -verfügbarkeit bestehen muß. Die globale Bilan-

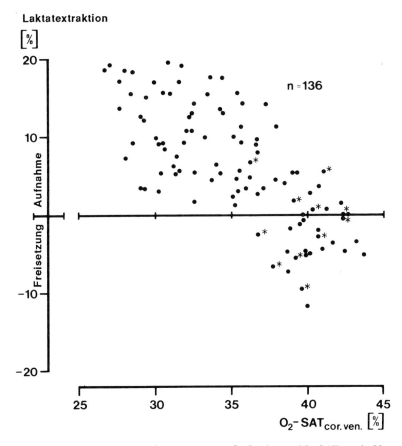

Abb. 7. Myokardiale Laktatextraktion vs. koronarvenöse O_2-Sättigung (O_2-$SAT_{cor.ven.}$). Vor allem bei höheren koronarvenösen O_2-Sättigungswerten sind vermehrt Ischämieereignisse zu beobachten

zierung von O_2-Bedarf und O_2-Angebot scheint jedoch kein geeigneter Ansatz zu sein, um die Wahrscheinlichkeit regionaler Ischämieereignisse abzuschätzen. Demnach sollte die globale myokardiale O_2-Bilanz, der bislang eine zentrale Bedeutung zugemessen wird, als therapeutische Richtlinie für Patienten mit einer koronaren Herzerkrankung relativiert werden.

Es ist daher zu fragen, inwieweit aus globalen Parametern eine Ischämiegefährdung des Patienten abgeleitet werden kann. Die einzigen, mittlerweile auch in der Literatur als gesichert anzusehenden hämodynamischen Veränderungen, die in einem Zusammenhang mit einer Myokardischämie stehen, sind Hypotension und/oder Tachykardie, wobei die Kombination von beiden einen besonderen Stellenwert hat [5].

Die Bedeutung der Herzfrequenz als Ischämiegefährdung begründet sich aus der Tatsache, daß durch sie nicht nur der myokardiale O_2-Verbrauch gesteigert wird, sondern darüber hinaus auch die Durchblutung erheblich eingeschränkt werden kann. Beim herzgesunden Patienten stellt eine Steigerung der Herzfre-

quenz bis zu einer Grenze von mindestens 180 min⁻¹ keine Einschränkung der
Koronardurchblutung dar. Auch wenn die koronarwirksame Diastole deutlich
verkürzt wird, kommt es nicht zu einer Beeinträchtigung der Koronardurchblutung, da bei suffizienter Kontraktion des Herzens und entsprechend schneller
Relaxation ein frühdiastolischer Saugeffekt des während der Systole ausgepreß-
ten koronaren Gefäßsystems die Verkürzung der Durchblutungszeit kompensieren kann. Voraussetzung für einen solchen Mechanismus ist jedoch die
suffiziente Kontraktion des Myokards, so daß die Inotropie als wesentliche
Determinante für die sog. myokardiale Komponente am Gesamtkoronarwiderstand angesehen werden kann.

Die Bedeutung der Inotropie für die Koronardurchblutung läßt sich anhand
tierexperimenteller Befunde demonstrieren (Abb. 8), die von der Arbeitsgruppe um Hellige im physiologischen Institut in Göttingen stammen. Bei
maximaler Dilatation mittels Persantin besteht eine lineare Druck-Durchfluß-
Beziehung für das koronare Gefäßsystem. Man sieht eine deutliche Rechtsverschiebung dieser Druck-Durchfluß-Beziehung für das insuffiziente Myokard,
d. h. es kommt zu einer nicht unerheblichen Zunahme der myokardialen Komponente am Gesamtkoronarwiderstand.

Insbesondere scheint danach die Kombination insuffizientes Myokard und
hohe Herzfrequenz besonders kritisch zu sein, wie Abb. 9 zeigt, die ebenfalls
einer Arbeit von Hellige entnommen ist. Bei maximaler Koronardilatation mit
Persantin weist das koronare Gefäßsystem einen minimalen Widerstand von
0,2 mm Hg/(ml · min⁻¹ · 100 g⁻¹) auf. Wird die Herzfrequenz durch elektrische

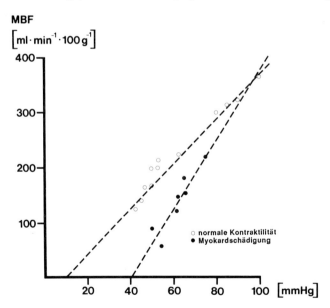

Abb. 8. Einfluß der myokardialen Inotropie auf den myokardialen Blutfluß (MBF). Unter
maximaler Koronardilatation mittels Dipyridamol besteht im Tierexperiment eine lineare
Druck-Fluß-Beziehung für das Koronargefäßsystem. Die Bedeutung der Inotropie für die
extravaskuläre Komponente am Koronarwiderstand wird durch eine Rechtsverschiebung dieser Beziehung bei β-Blockade deutlich

Stimulation gesteigert, so kommt es bei einem durch β-Blockade insuffizienten Herzen bereits ab einer Frequenz von kurz über 100 min⁻¹ zu einer deutlichen Zunahme des Widerstands. Dieses wiederum deckt sich mit den klinischen Ergebnissen von Slogoff u. Keats [6] und anderen, die gerade diese Frequenzgrenze als Schwelle für eine Ischämiegefährdung ansehen. Bei einer kompletten Koronardilatation durch Persantin ist die Zunahme des Koronarwiderstandes als Folge einer Erhöhung der myokardialen Komponente am Gesamtkoronarwiderstand zu interpretieren.

Unter dem Gesichtspunkt, daß viele Patienten mit einer koronaren Herzkrankheit eine latente Herzinsuffizienz aufweisen, sowie der Tatsache, daß alle Anästhetika direkt oder indirekt negativ-inotrope Wirkungen haben, scheint der Koronarkranke eine wesentlich größere Empfindlichkeit seiner Koronardurchblutung gegenüber einer Tachykardie aufzuweisen als der wache Patient unter körperlicher Belastung.

Für jene Areale des Myokards, die aufgrund einer bestehenden Koronarstenose in den nachgeschalteten Gebieten ein vollständig dilatiertes Gefäßbett aufweisen, kann ein Anstieg des myokardialen Anteils am Koronarwiderstand kritisch sein. Insbesondere bei koronarchirurgischen Operationen mit extrakorporaler Zirkulation ist in der Reperfusionsphase der myokardialen Komponente am Koronarwiderstand erhebliche Bedeutung zuzumessen. Nach Kardioplegie und Herzstillstand ist aufgrund einer postischämischen Funktionsstörung in Form eines „stunned myokardium" mit einem insuffizienten Myokard zu rechnen. Darüber hinaus sind die viskoelastischen Eigenschaften des Myokards

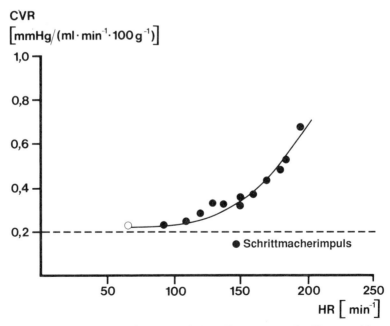

Abb. 9. Einfluß der Herzfrequenz auf die extravaskuläre Komponente des Koronarwiderstands (*CVR*). Beim insuffizienten Herzen ist bereits bei relativ niedrigen Herzfrequenzen eine Beeinträchtigung der Koronardurchblutung zu beobachten

postischämisch durch eine niedrige Temperatur und durch ödematöse Einlage-
rungen ungünstig verändert, so daß die Relaxation erheblich beeinträchtigt ist.
Unter diesen Bedingungen ist eine ausreichend lange Diastolendauer essentiell
für die Vermeidung einer extrem hohen myokardialen Komponente am Gesamtkoronarwiderstand. Eine Herzfrequenz von 80 min⁻¹ ist daher in der
Reperfusionsphase als Obergrenze zu betrachten.

Allerdings läßt sich in unseren Untersuchungen eine Beziehung zwischen
Laktataufnahme und Herzfrequenz nicht erkennen (Abb. 10).

Diese Befunde stammen aus Untersuchungen an Koronarpatienten unter
Morphin oder Opioiden. Mit Zunahme der Herzfrequenz wird zwar eine Ab-
nahme der Laktataufnahme erkennbar. Aber auch Patienten, bei denen die
Herzfrequenz weit unter 110 min⁻¹ lag, zeigten eine Laktat- und Hypoxanthin-
freisetzung. Die Herzfrequenz allein scheint daher für die Erklärung von
Ischämien nicht ausreichend zu sein.

Die hämodynamischen Reaktionen bei diesen Patienten – Hypertension ohne
Herzfrequenzanstieg – weisen auf ein überwiegend α-adrenerges Reaktionsmu-

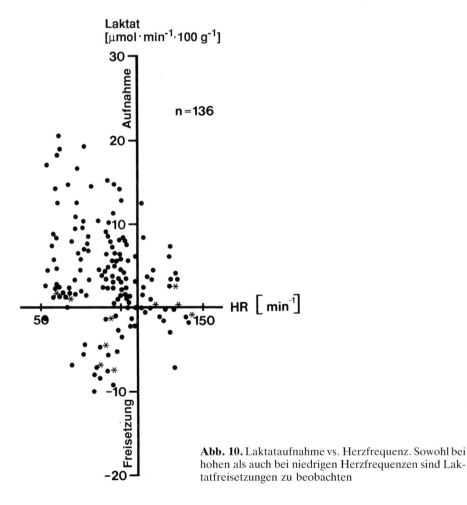

Abb. 10. Laktataufnahme vs. Herzfrequenz. Sowohl bei
hohen als auch bei niedrigen Herzfrequenzen sind Lak-
tatfreisetzungen zu beobachten

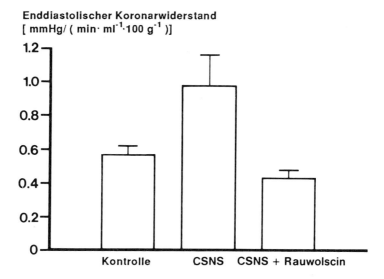

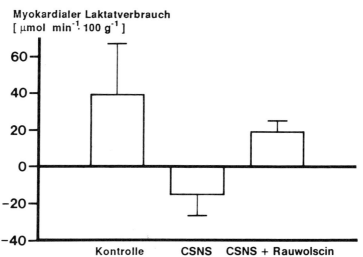

Abb. 11 a, b. Einfluß einer Sympathikusstimulation (*CSNS*) auf den enddiastolischen Koronarwiderstand (**a**) und auf die myokardiale Laktatbilanz (**b**). Bei einer kritischen Koronarstenose führt im Tierexperiment eine Sympathikusstimulation zu einer Zunahme des enddiastolischen distalen Koronarwiderstandes, wobei es gleichzeitig zu einer Freisetzung von Laktat kommt. Eine Blockade der α_2-Rezeptoren durch Rauwolscin verhindert die Auswirkungen einer Sympathikusstimulation. (Nach Heusch [3])

ster hin. Dieses konnte auch durch die Bestimmung der Katecholamine bestätigt werden. Hierbei ist jedoch zu bedenken, daß man mit dem Plasmanoradrenalinspiegel aufgrund der synaptischen Reabsorptionsmechanismen nur eine Art Überlaufphänomen erfassen kann.

Für die häufigen Ischämieereignisse unter Sternotomie und Präparation der Aortenwurzel sind verschiedene pathophysiologische Erklärungen möglich.

Nach neueren Erkenntnissen kann über α_2-Rezeptoren ein erhöhter Tonus der epikardialen Koronararterien ausgelöst werden, so daß speziell regionale Durchblutungsprobleme für die Ischämie verantwortlich sein können. Während an einem gesunden koronaren Gefäßsystem die epikardialen Koronararterien keinen wesentlichen Einfluß auf die Durchblutungsregulation ausüben, kann bei Vorliegen einer kritischen Koronarstenose auch der Tonus der epikardialen Gefäße für die Durchblutungssituation bedeutsam sein.

Unter tierexperimentellen Bedingungen wurde dieses von Heusch et al. belegt ([3]; Abb. 11). Es handelt sich um Versuche, in denen bei Hunden mittels eines Okkluders eine kritische Koronarstenose erzeugt wurde. Hierunter verstanden die Untersucher eine Stenose, die unter Ruhebedingungen noch keine deutliche Reduktion der regionalen Koronardurchblutung bewirkt, die jedoch ausgeprägt genug ist, um eine reaktive Hyperämie nach Okklusion des Gefäßes zu unterdrücken. Unter diesen Bedingungen ist anzunehmen, daß das poststenotische Gefäßgebiet über metabolische Regulationsmechanismen vollständig dilatiert ist, um den Widerstand der Stenose zu kompensieren. Bei Elektrostimulation des kardialen Sympathikus (CSNS) ist trotz der sicherlich kompletten metabolischen Koronardilatation in dem poststenotischen Gefäßgebiet ein Anstieg des distalen Koronarwiderstandes zu beachten. Die gleichzeitige Laktatfreisetzung belegt, daß hierdurch eine Ischämie provoziert wird. Da aber unter Rauwolscin und Sympathikusstimulation diese Veränderungen nicht zu beobachten sind, ist eine Beteiligung von α_2-Rezeptoren an der Auslösung der Ischämie anzunehmen.

Natürlich lassen sich diese tierexperimentellen Ergebnisse nicht ohne weiteres auf die klinische Situation übertragen. Allerdings ist eine gewisse Parallelität zu unseren Befunden nicht zu übersehen.

Da in unserer Untersuchung bei den meisten Patienten die allgemeine Hämodynamik keine schlüssige Erklärung für die Laktat- und Hypoxanthinfreisetzung liefert und gleichzeitig ein ausgeprägtes α-adrenerges Reaktionsmuster vorliegt, könnte eine durch α_2-Rezeptoren vermittelte Konstriktion der poststenotischen Koronargefäße eine der entscheidenden Ursachen für die Ischämieereignisse sein.

Literatur

1. Gallagher KP, Matsuzaki M, Osakada G, Kemper WS, Ross J Jr (1983) Effect of exercise on the relationship between myocardial blood flow and systolic wall thickening in dogs with acute coronary stenosis. Circ Res 52:716–729
2. Habazettl H, Conzen PF, Hobbhahn J, Grantzny T, Goetz AE, Peter K, Brendel W (1989) Left ventricular oxygen tension in dogs during coronary vasodilatation by enflurane, isoflurane and dipyridamole. Anesth Analg 68:286–294
3. Heusch G, Deussen A (1983) The effects of cardiac sympathetic nerve stimulation on perfusion of stenotic coronary arteries. Circ Res 53:8–15
4. Rahimtoola SH (1989) The hibernating myocardium. Am Heart J 117:211–221
5. Rao TK, Jacobs KH, El-Etre AA (1983) Reinfarction following anesthesia in patients with myocardial infarction. Anesthesiology 59:499–505
6. Slogoff S, Keats AS (1988) Does chronic treatment with calcium entry blocking drugs reduce perioperative myocardial ischemia? Anesthesiology 68:676–680

Volatile Anästhetika bei koronarer Herzkrankheit

P. Conzen, H. Habazettl, B. Vollmar, J. Hobbhahn und *K. Peter*

Seit der Jahrhundertwende haben sich Lebenserwartung und Altersstruktur der Bevölkerung in der Bundesrepublik Deutschland erheblich gewandelt. Als Folge hiervon gewinnt auch die anästhesiologische Betreuung älterer Menschen immer mehr an Bedeutung. Diese Patientengruppe ist u. a. durch eine hohe Inzidenz von Gefäßerkrankungen, worunter auch die koronare Herzkrankheit (KHK) fällt, gekennzeichnet. Zweifelsohne besitzen Patienten mit manifester KHK ein höheres perioperatives Infarktrisiko.

Damit ergibt sich die Frage, inwieweit das perioperative Infarktrisiko durch die Narkoseführung beeinflußt werden kann und insbesondere, welche Rolle dabei den volatilen Anästhetika zukommt, die während der meisten Narkosen eingesetzt werden.

O_2-Versorgung des normalen Myokards

Unter Ruhebedingungen beträgt die Durchblutung des Myokards etwa 1 ml/min/g Muskelgewebe. Der Anteil des Herzens am Herzminutenvolumen beträgt 4–5%. Bei Belastung steigen Herzminutenvolumen und Myokardperfusion proportional. Die Durchblutung des Herzens ist unter physiologischen Bedingungen eng mit dessen O_2-Bedarf korreliert (metabolische Kopplung). Dies besagt, daß Veränderungen im O_2-Bedarf mit gleichgerichteten Veränderungen der Durchblutung einhergehen. Darüber hinaus verfügt der Koronarkreislauf in einem weiten Bereich arterieller Drücke über die Fähigkeit zur Autoregulation, d. h. die Durchblutung wird bei gleichem metabolischem Bedarf unabhängig von arteriellen Druckschwankungen konstant gehalten. Die metabolische Kopplung von Durchblutung und O_2-Verbrauch führt zur Abhängigkeit der Myokarddurchblutung von den Parametern des O_2-Bedarfs. Dies sind insbesondere die Herzfrequenz, die myokardiale Kontraktilität, die systolische und die diastolische Wandspannung (speziell im linken Ventrikel) und der periphere Gefäßwiderstand. Durch die metabolische Kopplung geht eine Erhöhung des O_2-Verbrauchs im Herzmuskel mit einer Verbesserung des O_2-Angebots einher und umgekehrt. Als konstante Regelgröße und als Maß für die Intaktheit der metabolischen Kopplung kann der pO_2 des koronarvenösen Bluts angesehen werden, der normalerweise bemerkenswert konstant ist [9]. Hieraus folgt, daß der myokardiale Gefäßwiderstand bei steigendem O_2-Bedarf des Herzens kompensatorisch ab-, bei sinkendem O_2-Bedarf jedoch zunimmt.

Inhalationsanästhetika führen aufgrund ihrer negativ-inotropen Eigenschaften sowie über die Senkung des peripheren Gefäßwiderstands zur Abnahme des myokardialen O_2-Verbrauchs. Bei intakter metabolischer Kopplung von O_2-Verbrauch und Durchblutung müßte demnach die Myokarddurchblutung sinken und der koronarvenöse pO_2 damit unverändert bleiben.

Dies ist jedoch weder bei Enfluran noch bei Isofluran der Fall, die beide den koronarvenösen pO_2 dosisabhängig erhöhen. Unter Halothan wurden teilweise ebenfalls erhöhte koronarvenöse pO_2-Werte gemessen, in einigen Studien blieb der pO_2 jedoch unverändert. Das heißt, daß die volatilen Anästhetika in unterschiedlichem Ausmaß koronardilatierende Eigenschaften besitzen. Damit führen die halogenierten Inhalationsanästhetika – verglichen mit den aktuellen Bedürfnissen – zu einer erhöhten Herzdurchblutung und interferieren mit der metabolischen Kopplung.

Die koronardilatierenden Eigenschaften sind am geringsten unter Halothan, am ausgeprägtesten bei Isofluran. Enfluran nimmt eine Mittelstellung ein. Dabei erscheint allerdings die metabolische Kopplung von O_2-Verbrauch und Durchblutung nicht grundsätzlich unterbrochen (die Steigerung des O_2-Verbrauchs bewirkt bei konstanten Anästhetikakonzentrationen eine weitere Zunahme der Durchblutung), sondern lediglich durch einen geringeren Ruhetonus der Gefäßmuskulatur zu höheren Durchblutungswerten hin verschoben [6]. Darüber hinaus ist auch die Autoregulation der Myokarddurchblutung bei den 3 halogenierten Anästhetika deutlich eingeschränkt und die Perfusion (auch bei gleichbleibendem metabolischem Bedarf) vom arteriellen Druck abhängig [13].

Es muß jedoch bezweifelt werden, daß Mehrdurchblutung und Steigerung des koronarvenösen pO_2 gleichzeitig auch die Qualität der Gewebeoxygenierung im Myokard verbessern. Tierexperimentell konnte für Enfluran und für Isofluran gezeigt werden, daß die Steigerungen des koronarvenösen pO_2 nicht von einer Verbesserung der O_2-Partialdrücke im Myokard gefolgt waren [10]. Anzunehmen ist vielmehr, daß ein Großteil des im Überschuß angebotenen O_2 als „Shuntperfusion" das Herzmuskelgewebe passiert und durch den erhöhten koronarvenösen pO_2 eine entsprechend verbesserte Oxygenierung des Myokards nur vorgetäuscht wird. In der gleichen Studie konnte auch gezeigt werden, daß Dipyridamol, ein deutlich stärkerer Koronardilatator als alle volatilen Anästhetika, zwar den koronarvenösen pO_2 nahezu verdoppelt, den myokardialen O_2-Partialdruck jedoch vermindert. Die oben geforderte Zunahme der Shuntperfusion führt hier also sogar zu einer Abnahme der nutritiven Durchblutung des Myokards (Abb. 1).

Angriffspunkt volatiler Anästhetika im myokardialen Gefäßsystem

Die in ihrer Qualität durchaus vergleichbaren, im Ausmaß jedoch deutlich unterschiedlichen Wirkungen der volatilen Anästhetika auf die myokardiale Durchblutung und Oxygenation im Vergleich zu Dipyridamol oder Adenosin legen die Frage nahe, ob dieser Unterschied lediglich auf einer stärkeren Wir-

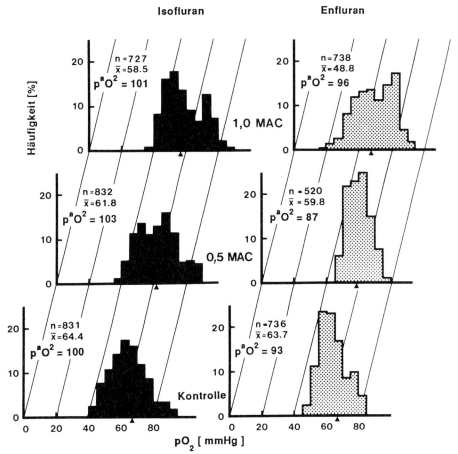

Abb. 1. Myokardialer pO₂ bei Isofluran und Enfluran. Summenhistogramme des myokardialen pO₂ wurden in 14 Hunden während einer Kontrollphase sowie bei Applikation von 0,5 und 1,0 MAC Isofluran bzw. Enfluran bestimmt. Trotz einer Zunahme der Durchblutung und eines Anstiegs des koronarvenösen pO₂ v. a. unter Isofluran kam es zu keiner entsprechenden Zunahme des myokardialen pO₂

kung von Dipyridamol und Adenosin auf die myokardialen Blutgefäße oder auch auf einem unterschiedlichen Angriffspunkt im myokardialen Gefäßsystem beruht.

Sollten sich nämlich die volatilen Anästhetika nur im Ausmaß ihrer Wirkungen, nicht aber im Wirkmechanismus von diesen starken Koronardilatatoren unterscheiden, so wären – zumindest theoretisch – alle negativen Wirkungen der potenten Koronardilatatoren, wenn auch in geringerem Ausmaß, auch für die volatilen Anästhetika zu fordern.

Dieses Problem war Gegenstand von Untersuchungen der koronaren Mikrozirkulation an thorakotomierten Hunden mittels intravitaler Fluoreszenzmikroskopie [7, 11, 12]. Die Wirkung der volatilen Anästhetika Halothan, Enfluran und Isofluran und des starken Koronardilatators Adenosin auf myokardiale

Tabelle 1. Arterioläre Gefäßdurchmesser in Prozent der Kontrollmessung

Gefäßsegment	Halothan	Enfluran	Isofluran	Dipyridamol
20– 40 µm	108 ± 3	122 ± 4	128 ± 3	144 ± 7
40– 60 µm	107 ± 3	121 ± 5	128 ± 5	147 ± 6
60–100 µm	105 ± 2	112 ± 2	119 ± 3	128 ± 4
100–150 µm	110 ± 2	113 ± 3	116 ± 3	124 ± 2
150–200 µm	104 ± 2	112 ± 3	113 ± 4	121 ± 3
> 200 µm	100 ± 1	104 ± 4	107 ± 5	110 ± 5

Arteriolen mit Ruhedurchmessern von 20 µm bis ca. 500 µm wurde bestimmt (Tabelle 1). Wie beim koronarvaskulären Widerstand ergab sich auch bei den Gefäßdurchmessern eine aufsteigende Reihung in der dilatierenden Potenz von Halothan mit der geringsten über Enfluran und Isofluran bis Adenosin mit der stärksten dilatierenden Wirkung. In allen Versuchsphasen zeigten die kleinsten Gefäße mit Ruhedurchmessern von 20–40 und 40–60 µm die stärkste relative Durchmesserzunahme, während sich größere Gefäße jeweils deutlich weniger erweiterten. Dieser Befund scheint darauf hinzudeuten, daß die volatilen Anästhetika und Adenosin an den gleichen Gefäßsegmenten angreifen.

Vergleicht man jedoch die relativen Widerstandsänderungen in den einzelnen Gefäßsegmenten mit der gleichzeitig gemessenen Änderung des gesamten koronaren Gefäßwiderstands, so ergibt sich ein anderes Bild. Bei den volatilen Anästhetika bleibt die Abnahme des Gesamtwiderstands deutlich hinter der Abnahme des Segmentwiderstands in den kleinsten untersuchten Arteriolen von 20–40 µm zurück. Im Gegensatz dazu sinkt unter Adenosin der Gesamtwiderstand deutlich stärker, als es die Widerstandsabnahme in den kleinsten Arteriolen erwarten läßt. Adenosin muß also die arteriolären Gefäße mit Durchmessern < 20 µm bis hinab auf die präkapilläre Ebene noch deutlich stärker erweitern (Abb. 2).

Aus diesen Befunden folgt, daß unter Adenosin selbst die kleinsten muskeltragenden Gefäße des Herzens, nämlich die präkapillären Gefäße, maximal dilatiert sind. Dies kann zu einer inhomogenen Kapillarperfusion und dadurch zu einer Verschlechterung der Gewebeoxygenierung führen. Bei Vasodilatation durch die volatilen Anästhetika ist dies offenbar nicht der Fall.

Durchblutung des ischämiebedrohten Myokards

Isofluran ist tierexperimentell und bei Patienten mit KHK ein potenterer koronarer Vasodilatator als Enfluran oder Halothan. Dementsprechend könnte speziell Isofluran zu einer Umverteilung der Koronardurchblutung im Sinne eines „coronary steal" führen [1]. Als unabdingbare Voraussetzung ist festzuhalten, daß im Rahmen von Untersuchungen zum „coronary steal" der Perfusionsdruck des Herzens konstant sein muß. Der Begriff des „coronary steal" bezieht sich zunächst auf rein kollateralversorgte Myokardareale (im ursprünglichen Versorgungsgebiet einer nun komplett verschlossenen Koronararterie),

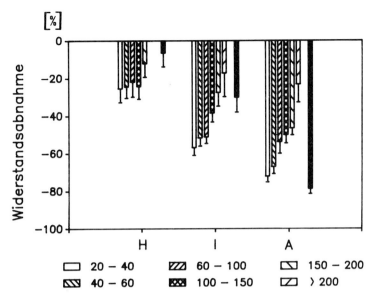

Abb. 2. Segmentwiderstände und koronarer Gesamtwiderstand. Aus den gemessenen Durchmesseränderungen in den angegebenen arteriolären Gefäßsegmenten während Halothan- (*H*), Isofluran- (*I*) und Adenosin- (*A*)-Applikation wurden die daraus resultierenden Widerstandsänderungen berechnet. Die gleichzeitige Abnahme des koronarvaskulären Gesamtwiderstands ist in Form der *schwarzen Säulen* jeweils gegenübergestellt

deren Durchblutung über eine zweite Koronararterie mit einer ebenfalls eingeschränkten Fähigkeit zur Anpassung an wechselnde metabolische Bedürfnisse erfolgt. Wegen der Gewebehypoxie im kollateralabhängigen Myokard seien die versorgenden Kollateralgefäße dabei maximal dilatiert, nicht jedoch die Gefäße im Versorgungsgebiet der zweiten Koronararterie. Dieses Gebiet wird zumindest unter Ruhebedingungen noch ausreichend perfundiert. Die Vasodilatation durch volatile Anästhetika würde in diesem Fall, auch bei konstantem Perfusionsdruck, zu einer Umverteilung der Durchblutung zuungunsten des kollateralabhängigen Myokards führen, da ein Teil der lebenswichtigen Durchblutung über die unnötige Vasodilatation im gesunden Myokard gleichsam „gestohlen" wird (Abb. 3).

Hiervon abzugrenzen ist ein sog. transmurales „coronary steal", bei dem im poststenotischen Myokard eine transmurale Durchblutungsumverteilung mit Bevorzugung der äußeren linksventrikulären Wandschichten auftritt. Diese Umverteilung ist dadurch erklärbar, daß im poststenotischen und kritisch minderperfundierten Myokard die Koronarreserve in den inneren linksventrikulären Wandschichten aufgebraucht, in den äußeren jedoch noch weitgehend erhalten sein kann. Jede pharmakologische Vasodilatation in den äußeren Wandschichten würde dort den Blutfluß steigern und – da der Gesamtfluß über die Koronarstenose nicht mehr gesteigert werden kann – den inneren Schichten einen Teil ihrer Perfusion „stehlen".

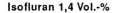

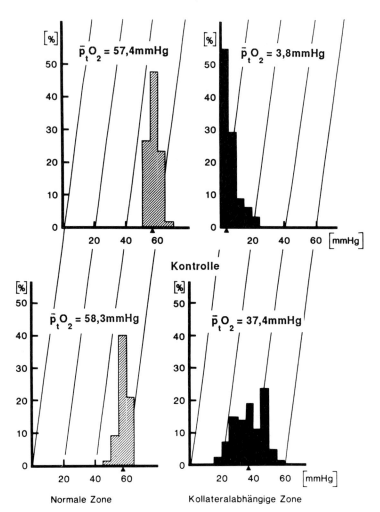

Abb. 3. Fallbeispiel pO_2 im kollateralversorgten Myokard. Die gezeigten Histogramme des pO_2 im normalversorgten und im kollateralabhängigen Myokard wurden gleichzeitig in einem Versuchstier zunächst während einer Kontrollphase und anschließend während 1 MAC Isofluran gemessen. Es kommt zu einer deutlichen Verschlechterung der bereits in der Kontrollphase verminderten Oxygenierung im kollateralabhängigen Myokard, während sich der pO_2 in der normalversorgten Zone nicht ändert. Hingegen wird keine Verschlechterung der Oxygenierung im kollateralversorgten Myokard beobachtet, wenn der arterielle Druck bei Anwendung des Inhalationsanästhetikums konstant bleibt. (Aus Conzen et al. [6])

Vom Begriff des „coronary steal" ist in jedem Fall die perfusionsdruckbedingte Durchblutungsumverteilung abzugrenzen, da bei arterieller Drucksenkung auch unabhängig von anästhetikaspezifischen Effekten Umverteilungen der Durchblutung zwischen normalversorgtem und ischämiebedrohtem Myokard gefunden werden.

Gefährdung der O₂-Versorgung durch hämodynamische Parameter

Aus den bekannten Prinzipien der Regulation der Myokardperfusion läßt sich ableiten, daß das ischämiebedrohte Myokard des koronarkranken Patienten intraoperativ insbesondere in 2 Situationen gefährdet ist:
1. bei Steigerung der Herzfrequenz, z. B. bedingt durch eine unzureichende Narkosetiefe;
2. bei arterieller Hypotension (in Phasen fehlender chirurgischer Stimulation oder bei Überdosierung von Medikamenten), in denen der arterielle Mitteldruck erheblich unterhalb des Werts im Wachzustand liegt.

Als besonders kritisch muß die Situation eingestuft werden, in der hohe Herzfrequenz und niedriger arterieller Druck gleichzeitig vorliegen (z. B. Hypovolämie oder Schock). Als Faustregel kann gelten, daß der Quotient aus arteriellem Mitteldruck und Herzfrequenz bei Patienten mit KHK > 1 sein soll. Diese gilt generell für die Aufrechterhaltung der O₂-Versorgung des ischämiebedrohten Myokards und ist unabhängig vom gewählten Anästhesieverfahren.

Isofluran bei Patienten mit KHK

Die Frage ist, ob bei Verwendung von Isofluran im Rahmen der „balanced anesthesia", also in Kombination mit einem Opiat und mit Lachgas, häufiger intraoperative Myokardischämien zu beobachten sind als bei Enfluran oder Halothan. Diese Frage wird derzeit in der Literatur überaus heftig diskutiert. Dies gilt für die tierexperimentellen Untersuchungen ebenso wie für klinische Studien. Tierexperimentell ergaben sich sowohl Hinweise für [2] als auch gegen [4] isofluraninduzierte Durchblutungsumverteilungen im Myokard. Auch die Studien am Patienten sind, was die Aussagekraft der Ergebnisse betrifft, nicht überzeugend: Oftmals wurde in diesen Studien nur Isofluran untersucht, direkte Vergleiche mit Enfluran oder Halothan erfolgten nicht [16]. Dabei wird jedoch übersehen, daß in früheren vergleichbaren Untersuchungen durchaus auch mit Halothan oder Enfluran Myokardischämien beobachtet wurden und daß sich möglicherweise auch die chirurgische Indikationsstellung zur Operation zu Patienten mit schwererer KHK hin verschoben hat (s. hierzu Hobbhahn et al. [14]). Eine weitere Studie, in der Isofluran mit Halothan verglichen wurde [15], erscheint ebenfalls problematisch, da sich die hämodynamischen Bedingungen, unter denen die Messungen erfolgten, stark unterschieden. Damit kann die Frage, ob Isofluran bei Patienten Durchblutungsumverteilungen im Myokard im Sinne eines „coronary steal" induziert, derzeit weiterhin als offen gelten. Unter Einbeziehung von tierexperimentellen Untersuchungen kann jedoch davon ausgegangen werden, daß Isofluran in einer Dosierung von 0,5 MAC (etwa 0,6 Vol.-% *endexspiratorisch*) unbedenklich ist. In diesem niedrigen Konzentrationsbereich wirkt Isofluran praktisch nicht als Koronardilatator, so daß die pathophysiologischen Voraussetzungen zum Zustandekommen eines „coronary steal" nicht gegeben sind [13]. Dies steht im Einklang mit einer kürzlich publizierten „Outcome"-Studie, in welcher der intra- und der postoperative Verlauf bei Patienten mit manifester KHK unter Halothan, Enfluran, Isofluran und hochdosierter Opiatanästhesie verglichen wurden. Diese Studie fand keine Unterschiede zwischen den Anästhesieverfahren in bezug auf das Auftreten von intraoperativen Myokardischämien oder von Myokardinfarkten. Hingegen wurde ein enger Zusammenhang zwischen Myokardischämien und dem Auftreten von intraoperativen Tachykardien nachgewiesen [17].

Damit kann festgehalten werden, daß wohl keine relevanten Unterschiede zwischen den 3 volatilen Anästhetika bezüglich ihres Potentials bestehen, intraoperativ Myokardischämien auszulösen. Von wesentlich größerer Bedeutung für die Gefährdung des ischämiebedrohten Myokards ist weniger die Wahl des Anästhetikums, sondern sind vielmehr ungünstige hämodynamische Konstellationen. Diese bestehen in erster Linie in intraoperativen Tachykardien und Hypotensionen.

Zusammenfassung

Die volatilen Anästhetika wirken weitaus schwächer vasodilatierend als so potente Koronardilatatoren wie Dipyridamol oder Adenosin. Die geringere Potenz und der unterschiedliche Angriffspunkt im Gefäßsystem führen dazu, daß im normalversorgten Myokard mit einer Beeinträchtigung der Gewebeoxygenierung bei Senkung des arteriellen Druckes nicht gerechnet werden muß. Hingegen überwiegen im ischämiebedrohten Myokard bei Drucksenkung die negativen Effekte der Durchblutungseinschränkung die O_2-einsparenden Effekte der Anästhetika. Diese letzte Aussage ist jedoch nur gültig, wenn gleichzeitig die anderen Parameter der myokardialen O_2-Bilanz, z. B. die Herzfrequenz, unverändert bleiben. Ganz anders kann sich die Situation darstellen, wenn die volatilen Anästhetika eingesetzt werden, um z. B. einer intraoperativen streßinduzierten Tachykardie oder einer hypertensiven Phase entgegenzuwirken: dann kann die Normalisierung der hämodynamischen Parameter durch volatile Anästhetika durchaus eine Verbesserung der myokardialen O_2-Bilanz bewirken.

Literatur

1. Becker LC (1978) Conditions for vasodilator-induced coronary steal in experimental myocardial ischemia. Circulation 57: 1103–1110
2. Buffington CW, Romson JL, Levine A, Duttlinger NC, Huang AH (1987) Isoflurane induces coronary steal in a canine model of chronic coronary occlusion. Anesthesiology 66: 280–292
3. Cahalan MK, Lurz FW, Eger EI, Schwartz LA, Beaupre PN, Smith JS (1987) Narcotics decrease heart rate during inhalation anesthesia. Anesth. Analg 66: 166–170
4. Cason BA, Verrier ED, London MJ, Mangano DT, Hickey RF (1987) Effects of isoflurane and halothane on coronary vascular resistance and collateral myocardial blood flow: their capacity to induce coronary steal. Anesthesiology 67: 665–675
5. Conzen PF, Hobbhahn J, Goetz AE, Habazettl H, Granetzny T, Peter K, Brendel W (1989) Myocardial contractility, blood flow, and oxygen consumption in healthy dogs during anesthesia with isoflurane or enflurane. J Cardiothorac Anesth 3: 70–77

6. Conzen PF, Hobbhahn J, Goetz AE, Gonschior P, Seidl G, Peter K, Brendel W (1989) Regional blood flow and tissue oxygen pressures of the collateral-dependent myocardium during isoflurane anesthesia in dogs. Anesthesiology 70: 442–452
7. Conzen PF, Habazettl H, Christ M et al. (1989) Microvessel diameters of the myocardium during halothane, enflurane and isoflurane anesthesia in dogs. Anesthesiology 71: A534
8. Cripps TP, Jones JG (1989) Preoperative assessment of the patient with preexisting disease of the circulatory system for non-cardiac surgery. In: Nunn JF, Utting JE, Brown BR (eds) General anesthesia. Butterworths, London, pp 366–382
9. Feigl EO (1983) Coronary physiology. Physiol Rev 63: 1–204
10. Habazettl H, Conzen PF, Hobbhahn J, Granetzny T, Goetz AE, Peter K, Brendel W (1989) Left ventricular oxygen tensions in dogs during coronary vasodilation by enflurane, isoflurane and dipyridamole. Anesth Analg 68: 286–294
11. Habazettl H, Conzen P, Vollmar B et al. (1989) Differential action of adenosine and nitroglycerin on the coronary microcirculation. Anesthesiology 71: A482
12. Habazettl H, Conzen P, Vollmar B, Baier H, Christ M, Brendel W (1990) Ein Modell zur Untersuchung der Vasomotorik coronarer Mikrogefäße: Coronare Dilatation durch Adenosin. In: Häring R, Meßmer K, Ungeheuer E (Hrsg) Chirurgisches Forum 1990 für experimentelle und klinische Forschung. Springer, Berlin Heidelberg New York Tokyo, S 47–51
13. Hickey RF, Sybert PE, Verrier ED, Cason BA (1988) Effects of halothane, enflurane, and isoflurane on coronary blood flow autoregulation and coronary vascular reserve in the canine heart. Anesthesiology 68: 21–30
14. Hobbhahn J, Conzen P, Forst H, Peter K (1989) Einfluß von Inhalationsanaesthetika auf das Myokard. Anästhesist [Suppl 2] 38: 561–596
15. Khambatta HJ, Sonntag H, Larsen R, Stephan H, Stone JG, Kettler D (1988) Global and regional myocardial blood flow and metabolism during equipotent halothane and isoflurane anesthesia in patients with coronary artery disease. Anesth Analg 67: 936–942
16. Reiz S, Balfors E, Sorensen MB, Ariola S, Friedman A, Truedsson H (1983) Isoflurane – a powerful coronary vasodilator in patients with coronary heart disease. Anesthesiology 59: 91–97
17. Slogoff S, Keats AS (1989) Randomized trial of primary anesthetic agents on outcome of coronary artery bypass operations. Anesthesiology 70: 179–188

Besonderheiten der Anästhesie beim Koronarkranken und beim Hypertoniker

K. van Ackern und *E. Hohner*

Die epidemiologische Bedeutung von Hypertonie und koronarer Herzerkrankung geht daraus hervor, daß in den Industrieländern Herz- und Gefäßerkrankungen nach wie vor die häufigste Todesursache sind. Etwa 5 % der Erwachsenen dieser Länder leiden an einer koronaren Herzerkrankung (KHK), die Häufigkeit der Hypertonie wird mit 20–25 % angegeben [19].

Ein erhöhter Blutdruck für sich allein genommen hätte nicht unbedingt eine pathologische Bedeutung, und vereinzelte Blutdruckspitzen liegen in der physiologischen Variabilität der Blutdruckregulierung. Der klinische Schweregrad einer Hypertonie wird jedoch neben der absoluten Blutdruckhöhe durch die hypertoniebedingten Organveränderungen und die kardiovaskuläre Instabilität geprägt. Neben den hypertonie-bedingten zerebralen Veränderungen sind die kardialen Folgen ganz besonders auch für die Anästhesie problematisch.

Der pathophysiologische Zusammenhang zwischen koronarer Herzerkrankung und Hypertonie ist in Abb. 1 nach einer Untersuchung von Strauer [16] dargestellt. Aufgetragen ist die Koronarreserve des linken Ventrikels, bestimmt

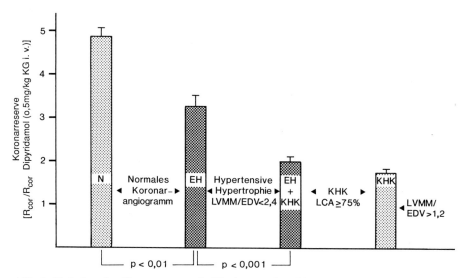

Abb. 1. Verhalten der Koronarreserve bei Patienten ohne Einschränkung der Myokardfunktion (*N* normal); bei Patienten mit Hypertonie, aber ohne Koronarstenosierung im Koronarangiogramm (*EH* essentielle Hypertonie), bei Hypertonie mit koronarangiographisch nachweisbarer Stenosierung (*EH + KHK*) und bei normotoner koronarer Herzerkrankung (*KHK*). (Nach Strauer [16])

durch die Gabe von Dipyridamol. Bei Patienten mit Hypertonie ohne nachweisbare Stenose im Koronarangiogramm ist die Koronarreserve gegenüber der Norm deutlich eingeschränkt. Dieses ist Folge der Mikroangiopathie der Herzgefäße bei Hypertonie, ein Phänomen, das mit dem Ausdruck „small vessel disease" umschrieben wird. Patienten mit Hypertonie und angiographisch nachgewiesenen Koronarstenosen haben eine gleich geringe Koronarreserve wie Patienten mit normotoner koronarer Herzerkrankung; aber Koronarpatienten mit Hypertonie sind bei gleich geringer Koronarreserve ungleich mehr gefährdet als normotone Koronarpatienten, denn jeder Anstieg des Blutdruckes bedeutet eine vermehrte Wandspannung des linken Ventrikels und damit einen vermehrten myokardialen O_2-Bedarf. Die kardiovaskuläre Instabilität der Patienten ist u. a. dadurch geprägt, daß Reize, die bei einem Normotoniker zu geringeren Ausschlägen des Blutdrucks führen, bei Hypertonikern wesentlich größere Blutdruckschwankungen nach oben und unten induzieren. Diese Instabilität bedingt wiederum eine vermehrte Belastung des Myokards.

Die Besonderheit des Faches „Anästhesie" liegt darin, daß sie eine akzessorische Maßnahme ist, die immer in Zusammenhang mit anderen medizinischen Eingriffen einhergeht. Daher ist es nicht möglich, Anästhesie allein, sondern immer in Zusammenhang mit anderen Maßnahmen zu beurteilen. Arthur Keats hat dieses u. a. so beschrieben [7]:

> Bestimmte Operationen sind mit einem höheren Risiko behaftet als andere, nicht durch die Art der Operation an sich, sondern durch das zu operierende Patientengut. Dieses trifft besonders zu bei Patienten, die sich peripheren Gefäßeingriffen unterziehen müssen. Epidemiologische und angiographische Untersuchungen haben gezeigt, daß die Gefäßerkrankung ein generalisierter Prozeß mit häufiger Beteiligung der Koronargefäße ist. Deshalb sollten uns arterielle Läsionen, auch der peripheren Gefäße, als Hinweise dafür dienen, daß immer eine koronare Herzerkrankung bei diesen Patienten ausgeschlossen werden muß.

Bei einer Untersuchung an 1000 Patienten, die sich einer peripheren Gefäßoperation unterziehen mußten, konnten Hertzer et al. präoperativ folgende Befunde feststellen:

90 % litten an einer koronaren Herzerkrankung;

über 60 % hatten eine mehr als 70 %ige Stenose in einer oder mehreren Koronararterien;

25 % wiesen eine so schwere KHK auf, daß sie sich vor der Gefäßoperation einer koronaren Bypassoperation unterziehen mußten [6].

Welche Maßnahmen oder welche Strategien ermöglichen es uns, bei der anästhesiologischen Betreuung von Patienten mit koronarer Herzerkrankung und Hypertonie eine perioperative Myokardischämie zu verhindern oder zumindest das Ausmaß einer Myokardischämie zu reduzieren?

An erster Stelle, und nicht nur zeitlich an erster Stelle, steht die sorgfältige präoperative Voruntersuchung. Da diese Voruntersuchung gemeinsam mit anderen Spezialdisziplinen, etwa den Internisten bzw. Kardiologen, durchgeführt wird und dieses teilweise auch Thema des vorliegenden Bandes ist, soll hier nur auf einige Punkte eingegangen werden. Bei Patienten mit dem Verdacht einer KHK ist das Belastungs-EKG eine unbedingte Voraussetzung, wenn eine Kontraindikation von seiten des Patienten nicht vorliegt. Ein normales Ruhe-EKG schließt das Vorliegen einer KHK oder eines abgelaufenen Infarkts nicht aus.

Nur in etwa 25–50%, je nach untersuchendem Autor, ist ein alter Myokardinfarkt im EKG nachweisbar. Die Koronarangiographie ist inzwischen ein risikoarmes Verfahren, so daß die Indikation hierzu bei dem Verdacht einer Myokardischämie großzügig gestellt werden kann.

Die Frage, ob die Entdeckung präoperativer Myokardischämien auch dann, wenn sie medikamentös nicht behandelbar sind, einen Einfluß auf die perioperrative Betreuung der Patienten hat, beantwortet die Untersuchung von Goehner et al. [5]. Sie untersuchten 40 Patienten, die sich einer koronaren Bypassoperation unterziehen mußten. Dabei wurde prä- und intraoperativ die Häufigkeit von Myokardischämien über die kontinuierliche Holter-EKG-Technik aufgezeichnet. Bei Über- bzw. Unterschreitung der Blutdruckwerte und der Herzfrequenz von 20% gegenüber den Ausgangswerten wurden die entsprechenden therapeutischen Maßnahmen eingeleitet. Elf Patienten hatten präoperrativ Episoden von Myokardischämien, während intraoperativ durch diese Maßnahme nur bei einem Patienten entsprechende Ischämien beobachtet wurden. Das bedeutet, daß bei entsprechender Voruntersuchung und auf die Vorerkrankung vorbereitetem Anästhesisten durch engmaschige Überwachung und rasche Therapie die Häufigkeit intraoperativer Myokardischämien erheblich reduziert werden kann.

Der therapeutischen Empfehlung, Blutdruck und Herzfrequenz in engen Grenzen konstant zu halten und dadurch allein eine Myokardischämie zu verhindern, liegt eine zu vereinfachende und mechanistische Vorstellung zugrunde. Zwar ist es sinnvoll, durch Vermeidung eines Blutdruckabfalls den koronaren Perfusionsdruck möglichst hoch zu halten und durch therapeutisches Eingreifen einen zu hohen Anstieg des Blutdruckes zu verhindern, um die linksventrikuläre myokardiale Wandspannung gering zu halten. Denn myokardiale Wandspannung ist neben der Herzfrequenz und der Kontraktilität einer der entscheidenden Faktoren des myokardialen O_2-Verbrauchs. Das Entstehen von Myokardischämien ist jedoch wesentlich komplexer. Bei der O_2-Versorgung ischämischer Myokardbezirke galt lange Zeit die vereinfachende Erkenntnis, daß in dem ischämischen Gebiet, in dem die Gefäße aufgrund des O_2-Mangels maximal dilatiert sind, der O_2-Antransport an das Myokard im wesentlichen vom koronaren Perfusionsdruck abhängig ist, vorausgesetzt der pulmonale Gasaustausch und der Hämatokrit befinden sich im Normbereich. Neben dieser hochgradig fixierten Koronarstenose als *organische* Ursache für eine Myokardischämie wird als zweiter Mechanismus ein Spasmus epikardialer Koronararterien als *funktionelle* Ursache für das Entstehen einer Myokardischämie angesehen. Auch dieses Bild mußte aufgrund neuerer Erkenntnisse revidiert bzw. modifziert werden, da Faktoren der Mikrozirkulation eine entscheidende Rolle spielen. Ein klinischer Test, unter standardisierten und reproduzierbaren Bedingungen einen Stimulus des täglichen Lebens bei Belastung oder Erhöhung des Sympathikustonus nachzuahmen, besteht darin, Probanden oder Patienten einem Kältetest zu unterziehen. Normale Koronarien dilatieren als Antwort auf diesen Kältestimulus, der koronare Blutfluß wird erhöht. Im Gegensatz dazu antworten nur gering atherosklerotisch vorgeschädigte Gefäße unter den gleichen Bedingungen mit einer Vasokonstriktion. Dieses Verhalten, daß sich auf geringgradig atherosklerotisch veränderten Koronargefäßen eine Vasokonstriktion aufpfropft, wird mit dem Begriff der sog. *dynamischen* Koronarstenose beschrieben. Die Autoren Cox et al. [2] und Drexler et al. [3] veröffentlichten im Jahre 1989 unabhängig voneinander Untersuchungen, in denen sie darstellen konnten, daß die Erhöhung des koronaren Blutflusses bei Patienten mit milder atherosklerotischer Veränderung der Koronargefäße bei Applikation von Adenosin oder Papaverin ausblieb. Die Dilatation bei diesen beiden Substanzen ist abhängig vom „endothel-derived relaxing factor" (EDRF). Damit ist ein Faktor für die Erklärung, warum Patienten mit koronarer Herzerkrankung unter Belastung eine Myokardischämie erleiden können, möglicherweise geklärt. Was für eine milde Arteriosklerose der Koronargefäße beim Menschen schon nachweisbar ist, ist für die Reperfusion nach Ischämie aufgrund von hypertensiven Reaktionen oder beim Diabetes mellitus bisher erst im Tierexperiment nachgewiesen [9, 18]. Es ist jedoch denkbar, daß diese Faktoren, ähnlich wie die atherosklerotischen Veränderungen, auch beim Menschen die Dilatation der Koronargefäße verhindern können. Das Konzept der „dynamischen" Koronarstenose ist eine Vorstellung, die beide oben diskutierten pathogenetischen Mechanismen, nämlich die hochgradige fixierte Koronarstenose und den Spasmus epikardialer Koronararterien aufgrund funktioneller Ursachen, verbindet: Eine Vasokonstriktion pfropft sich bei Belastung einer mäßiggradigen atherosklerotischen Einengung der Koronargefäße auf.

Eine weitere wichtige Frage im Rahmen der Besonderheiten der Anästhesie bei dem hier beschriebenen Patientengut ist es, ob die Anästhetika selbst einen Einfluß auf die koronare Herzerkrankung und das Schicksal dieser Patienten haben. Gibt es ein Anästhetikum oder ein Anästhesieverfahren, das besonders für Patienten mit koronarer Herzerkrankung und Hypertonie indiziert oder kontraindiziert ist?

Im Jahre 1989 wurden 2 prospektive Studien publiziert, bei denen insgesamt 2106 Patienten auf diese Frage hin untersucht wurden [15, 17]. Beide Autoren kommen zu der Feststellung, daß bestimmte Anästhetika bzw. Anästhesietechniken keinen Einfluß auf das „Outcome" der Patienten haben. Obwohl es sich um ein großes Patientengut handelt und obwohl die Untersuchungen prospektiv und randomisiert angelegt waren, blieben einige schwerwiegende Fragen unbeantwortet, so daß Mangano [10] in einem Editorial zu diesen beiden Publikationen feststellte, es handele sich allenfalls um Voruntersuchungen einer Serie von randomisierten prospektiven Studien und die Frage sei deshalb nicht beantwortet.

Für die tägliche Praxis kann daraus bei aller Vorsicht gefolgert werden: Wenn selbst bei randomisierten, prospektiven Untersuchungen an einem großen Patientengut keine Unterschiede zwischen Anästhetika und Anästhesieverfahren festgestellt werden können, so muß dieser Unterschied zumindest sehr klein sein und für die Routine allenfalls eine untergeordnete Rolle spielen.

Die Problematik der Myokardischämie im Zusammenhang mit Anästhesie und Operationen bei den hier zu behandelnden Patienten ist durch eine weitere Besonderheit geprägt: Sowohl die klinische Empirie als auch die vorliegenden Untersuchungen zeigen, daß Myokardischämien gehäuft postoperativ auftreten und daß dieses Auftreten sich in einer großen Zahl als sog. *stumme* Myokardischämie manifestiert.

Bei sorgfältigem Literaturstudium gibt es in der internationalen Literatur zur Frage der postoperativen Myokardischämie zwar retrospektive Studien, aber nur selten prospektiv angelegte [12, 14]. Die Arbeitsgruppe von McCann und Clements [12] stellt folgendes fest: Von 50 Patienten, die postoperativ mit Langzeit-EKG überwacht wurden, entwickelten 19 Patienten deutliche Ischämiezeichen, 31 boten postoperativ keine Zeichen für eine Myokardischämie. Von den 19 Patienten zeigten 4 kardiale Komplikationen mit Herzinfarkt oder plötzlichem Herztod. In einer bisher nicht publizierten Studie der Arbeitsgruppe um D. Mangano, bei der bislang 223 Patienten postoperativ kontinuierlich überwacht wurden, wurde beunruhigenderweise festgestellt, daß das postoperative Auftreten kardialer Komplikationen in keinem statistisch signifikanten Zusammenhang zu einem anamnestisch nachzuweisenden Herzinfarkt des sog. Cardiac-risk-Index nach Goldman standen [12]. Werden diese Ergebnisse durch weitere prospektive Studien untermauert, so bedeutet dies, die postoperative Phase, v. a. die ersten 48–72 h nach der Operation, müssen bei den Risikopatienten weitaus intensiver überwacht werden als bisher.

Warum Myokardischämien gehäuft postoperativ auftreten, läßt sich nur spekulativ beantworten. Zum einen mag sicherlich eine Rolle spielen, daß die Patienten 48 h nach Operation in der Regel nicht mehr in einem Aufwachraum oder in einer Überwachungsstation mit entsprechend hohem Personal- und Monitoraufwand überwacht werden; zum anderen ist bekannt, daß gehäufte Myokardischämien sich bis hin zu einem Infarkt summieren können [1, 4, 8, 11]. Lange Zeit ging man davon aus, daß es grundsätzlich 2 Reaktionen nach Myokardischämien gibt:

1. Beim völligen Verschluß einer Koronararterie von genügend langer Dauer – von mehr als 20 min – kommt es sowohl im Tierexperiment wie in der Klinik zu einer irreversiblen Schädigung von Myokardzellen, gekennzeichnet durch Nekrose und Freiwerden von Enzymen sowie Versagen der Funktion, die auch durch Reperfusion nicht wieder herzustellen ist. Es liegt ein Myokardinfarkt vor.

2. Kürzere Perioden einer Myokardischämie führen zu einer Verminderung der Myokardfunktion, sind jedoch nach Reperfusion völlig reversibel.

Im Jahr 1982 berichten jedoch u. a. Braunwald u. Maroko [1, 11], daß es auch nach Reperfusion eines vorübergehend ischämischen Myokardbezirks bis zu 7 Tage dauert, bis ein entsprechender ATP-Spiegel in der Zelle wieder aufgebaut ist. Dieses äußert sich in der Klinik und im Experiment in einer verminderten Relaxierung, d. h. in einer Wandsteifigkeit des Ventrikels. Daraus ergibt sich die strikte Forderung, jede Myokardischämie im perioperativen Bereich zu vermeiden.

Patienten mit Hypertonie und koronarer Herzerkrankung bedürfen einer besonderen perioperativen Betreuung. Dieses dokumentiert sich in einer sorgfältigen präoperativen Voruntersuchung und Vorbereitung, einem lückenlosen Monitoring des EKG sowie des Blutdruckes. Diese Betreuung soll nach Möglichkeit auch die ersten 2–3 Tage nach Operation und Narkose beinhalten. Eine weitere wichtige Komponente ist das Verständnis der zugrundeliegenden Pathophysiologie und der Reaktionsweise des entsprechend vorgeschädigten Myokards. Hier sind noch viele offene Fragen zu beantworten.

Literatur

1. Braunwald E, Kloner RA (1982) The stunnded myocardium: Prolonged, postischemic ventricular dysfunction. Circulation 66:1146
2. Cox DA, Vita JA, Treasure CB, Fish RD, Alexander RW, Ganz P, Selwyn AP (1989) Atheriosclerosis impairs flow-mediated dilation of coronary arteries in humans. Circulation 80:458
3. Drexler H, Zeiher AM, Wollschläger H, Meinertz T, Just H, Bonzel T (1989) Flow dependent coronary artery dilatation in humans. Circulation 80:466
4. Geft IL, Fisbein MG, Ninomiya K (1982) Intermittend periods of ischemia have a cumulative effect and may cause myocardial necrosis. Circulation 66:1151
5. Goehner P, Hollenberg M, Leung J, Browner W, Cason B, Mangano DT (1988) Hemodynamic control suppresses myocardial ischemia during isoflurane or sufentanyl anesthesia for CABG. Anesthesiology 69:A32
6. Hertzer NR, Beven EG, Young JR et al. (1984) Coronary artery disease in peripheral vascular patients Ann Surg 199:223
7. Keats AL (1979) What do we know about anesthetic mortality? Anesthesiology 50:387
8. Kloner RA, De Boer LWV, Darsee JR, Tugwoll JS, Halle S, Braunwald E (1981) Recovery of cardiac dysfunction and adenosine triphosphate requiring 7 days of reperfusion following 15 minutes of ischemia. Clin Res 29:562A
9. Luscher TF, Vanhoutte PM (1986) Endothelium-dependent contractions to acetylcholin in the aorta of the spontanously hypertensive rat. Hypertension 8:344
10. Mangano DT (1989) Anesthestics, coronary artery disease, and outcome: Unresolved controversies. Anesthesiology 70:175
11. Maroko PR, Kjekshus JE, Sobel BE, Watanabe T, Covell JW, Ross J, Braunwald E (1971) Factors influencing infarct size following experimental coronary artery occlusions. Circulation 43:67
12. Martin E, Zaune U, Boeden G (im Druck) Besonderheiten der Narkoseführung im Alter, speziell in der Gefäßchirurgie. In: Van Ackern K, List W, Albrecht MD (Hrsg) Der geriatrische Patient in der Anaesthesie. Springer, Berlin Heidelberg New York Tokyo
13. McCann RL, Clements FM (1983) Silent myocardial ischemia in patients undergoing peripheral vascular surgery: Incidence and association with perioperative cardiac morbidity and mortality. J Vasc Surg 9:583
14. Rapp HJ, Gasteiger P, Bender HJ, Ellinger K (1989) Perioperative Myocardischämien bei AVK-Patienten. Anästhesist [Suppl 1] 38:131
15. Slogoff S, Keats AS (1989) Randomized trial of primary anesthetic agents on outcome of coronary artery bypass operations. Anaesthesiology 70:179
16. Strauer BE (1983) Das Hochdruckherz. Springer, Berlin Heidelberg New York Tokyo
17. Tuman KJ, McCarthy RJ, Spiess BD, Davalle M, Dabir R, Invankovic AD (1989) Does choice of anaesthetic agent significantly affect outcome after coronary artery surgery? Anaesthesiology 70:189
18. Vabenthuysen KM, McMurty IF, Horowitz LD (1987) Reperfusion after acute coronary occlusion in dogs impairs endothelium dependent relaxation to acetylcholin and augments contractile in vitro. J Clin Invest 79:265
19. Van Ackern K (1983) Anästhesiologische Betreuung von Patienten mit Hypertonie und koronaren Herzerkrankungen. Anaesth Intensivmed 24:246

Besonderheiten der Anästhesie bei koronarchirurgischen Eingriffen

H. Stephan

Nicht zuletzt aufgrund der zunehmenden Bedeutung der kardiologischen Interventionstherapie hat sich das Profil des Patienten, der sich einer chirurgischen Therapie seiner koronaren Herzkrankheit (KHK) unterziehen muß, in den letzten Jahren stark verändert. Bei einem retrospektiven Vergleich zwischen Patienten, die 1975 bzw. 1985 koronarchirurgisch behandelt wurden, fanden Naunheim et al. [10] einen steigenden Anteil alter Patienten, mehr Patienten mit Herzinsuffizienz oder eingeschränkter linksventrikulärer Funktion und mehr Patienten mit starker Anginasymptomatik. Auch eine Zunahme von Notfalloperationen, etwa im kardiogenen Schock oder nach mißglückter PTCA, war zu verzeichnen. Alles dies sind Faktoren, die nach der CASS-Studie [7] mit einer erhöhten Mortalität einhergehen. Mehr Patienten als 1975 litten an Begleiterkrankungen wie Diabetes mellitus, chronisch obstruktiver Lungenerkrankung und Niereninsuffizienz. Es ist daher nicht verwunderlich, daß die Mortalitäts- und Morbiditätsrate koronarchirurgischer Eingriffe insgesamt zugenommen hat, wenn auch die Mortalitätsrate elektiver Eingriffe weiterhin bei 1–2 % liegt. Bei Patienten mit ischämischer Herzerkrankung besteht v. a. unter vermehrter hämodynamischer Belastung, z. B. aufgrund emotionalen oder chirurgischen Stresses, die Gefahr, daß durch ein Mißverhältnis zwischen dem myokardialen Energiebedarf und der myokardialen O_2-Versorgung ein Ischämiezustand ausgelöst wird. In Abb. 1 sind die Größen, die das O_2-Angebot an

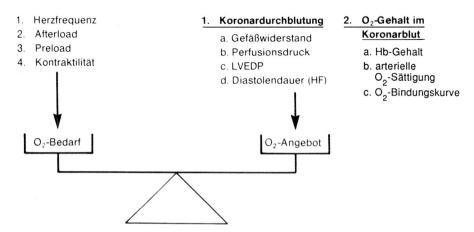

Abb. 1. Determinanten des myokardialen O_2-Angebots und O_2-Bedarfs

das Herz bestimmen, denjenigen gegenübergestellt, die den O_2-Verbrauch determinieren:

Zu den wichtigsten Risikofaktoren, die im perioperativen Verlauf das myokardiale O_2-Gleichgewicht gefährden, gehören:
– präoperative Angst und Aufregung,
– Wirkung von Anästhetika und Adjuvanzien auf die allgemeine Hämodynamik und die Koronardurchblutung,
– Stimulation des Herz-Kreislauf-Systems durch Narkoseführung und Operation.

Damit kommt der Prämedikation des Patienten und dem anästhesiologischen Management eine entscheidende Bedeutung zu bei der Aufrechterhaltung des beim Koronarkranken in hohem Maße labilen Gleichgewichts zwischen O_2-Angebot und O_2-Bedarf.

Prämedikation

Im Hinblick auf Prämedikation und Narkoseführung hat es sich als nützlich erwiesen, die Koronarpatienten in 2 Gruppen einzuteilen.

Gruppe 1: Charakteristika dieser Patienten sind:
– Angina als Hauptsymptomatik,
– häufig hyperton und übergewichtig,
– keine Zeichen der Herzinsuffizienz,
– EF $>0,55$,
– LVEDP <12 mm HG,
– normales HZV,
– keine Ventrikeldyskinesie.

Gruppe 2: Charakteristika dieser Patienten sind:
– mehrere Infarkte in der Vorgeschichte,
– Zeichen der Herzinsuffizienz,
– EF $<0,4$,
– LVEDP >18 mm Hg,
– hypo- oder dyskinetische Ventrikelbezirke,
– CI ≤ 2 l/min/m^2.

Die meisten KHK-Patienten stehen unter einer medikamentösen Dauertherapie mit Nitraten, β-Blockern und/oder Ca-Antagonisten. Man ist sich heute allgemein darin einig, daß die antianginöse Therapie bis zum Morgen einer geplanten Bypassoperation weitergeführt werden sollte, da nach dem Absetzen sowohl von Ca-Antagonisten als auch von β-Blockern Reboundphänomene beobachtet wurden [15, 16]. Zudem haben Untersuchungen von Slogoff u. Keats und von Stone et al. gezeigt, daß Patienten, die mit β-Blockern vorbehandelt worden waren, eine signifikant niedrigere Inzidenz perioperativer Myokardischämien aufwiesen als solche, die keine β-Blocker erhalten hatten [18, 21]. Ähnliches gilt für die Antihypertensiva. So reduziert die Verabreichung von

Clonidin, z. B. bei Koronarkranken, nicht nur den Anästhetikabedarf, sondern sie ist intraoperativ auch mit einer größeren hämodynamischen Stabilität verbunden [3, 5].

Die medikamentöse Prämedikation der Koronarpatienten soll eine streßinduzierte Stimulation des Herz-Kreislauf-Systems verhindern und sollte deshalb bei Patienten der Gruppe 1 stark sein, denn keine Operation ist so sehr mit Angst besetzt wie ein Eingriff am Herzen. Andererseits muß jedoch eine Atemdepression vermieden werden, da ein erhöhter p_aCO_2-Wert ebenfalls zu einer sympathoadrenergen Streßreaktion führen kann. Bewährt hat sich die orale Gabe eines Benzodiazepins (Diazepam, Flunitrazepam) evtl. in Kombination mit der intramuskulären Applikation eines Opiats (Morphin, Piritramid) und eines Neuroleptikums (z. B. Promethazin).

Bei Patienten der Gruppe 2 müssen die Sedativadosen herabgesetzt werden; evtl. muß ganz auf die medikamentöse Prämedikation verzichtet werden, um eine weitere Beeinträchtigung der Herz-Kreislauf-Funktion zu vermeiden.

Monitoring

Ein adäquates Monitoring ist unabdingbar für eine sichere Narkoseführung und kann sich entscheidend auf das Outcome von koronarchirurgischen Patienten auswirken. So fanden Slogoff u. Keats eine enge Korrelation zwischen dem Auftreten intraoperativer Myokardischämien und der Inzidenz postoperativer Myokardinfarkte [17], so daß der Diagnose und Therapie von Myokardischämien im perioperativen Verlauf eine entscheidende Bedeutung zukommt. Zum Routinemonitoring bei koronarchirurgischen Eingriffen gehören:
– EKG (Ableitungen II und V_5),
– arterieller Katheter,
– zentralvenöser Katheter,
– Temperatursonde (rektal, nasopharyngeal),
– Urinkatheter,
– (Pulmonaliskatheter),
– (erstrebenswert: transösophageale Echokardiographie).

Die Frage, inwieweit ein Pulmonaliskatheter zum Standardmonitoring bei koronarchirurgischen Eingriffen gehört, wird auch heute noch kontrovers diskutiert, wobei die Meinungen von „ein Pulmonaliskatheter ist bei allen koronarchirurgischen Patienten indiziert" [24] bis zu „ein Monitoring mit Hilfe eines Pulmonaliskatheters hat keinen Einfluß auf das Outcome koronarchirurgischer Patienten" [23] reichen.

In einer früheren Studie konnte Mangano zeigen, daß Wedgedruck und zentraler Venendruck bei Patienten mit guter Ventrikelfunktion (Patienten der Gruppe 1) ein gleichsinniges Verhalten zeigen [9], so daß die Registrierung des zentralen Venendrucks bei diesen Patienten ausreichend zu sein scheint. Kommt es aufgrund intraoperativer Komplikationen zu hämodynamischer Instabilität in der Postbypassphase, kann der Chirurg einen Linksvorhofkatheter einlegen.

Anders verhält es sich bei Patienten mit eingeschränkter Ventrikelfunktion (Patienten der Gruppe 2), bei denen Wedgedruck und zentraler Venendruck häufig nicht korrelieren. Hier können die mit Hilfe eines Pulmonaliskatheters gemessenen Kreislaufparameter bei der Diagnose und Behandlung hämodynamischer Störungen hilfreich sein. Eine Indikation für die Benutzung eines Pulmonaliskatheters wird daher von vielen Autoren gesehen bei Patienten mit:

– EF <0,4,
– LVEDP >18 mm Hg,
– Ventrikeldyskinesien,
– instabiler Angina,
– vorangegangenem Infarkt,
– Komplikationen nach Infarkt (VSD, MI, Lungenödem, Aneurysma),
– begleitenden Klappenvitien,
– Notfalloperationen (falls möglich!).

Daneben postulierten Kaplan u. Wells, daß Höhe des Wedgedrucks und Form der Druckkurve sensitivere Detektoren einer Myokardischämie seien als das EKG [6]. Frühveränderungen bei einer Ischämie umfassen Wandbeweglichkeitsstörungen und eine erhöhte Ventrikelsteife, die sich in einem erhöhten Wedgedruck, bzw. einer Vergrößerung der Amplituden der A- und C-Wellen äußern sollen. Zudem führt eine akute Mitralregurgitation als Folge einer Ischämie im Papillarmuskelbereich zu einer hohen V-Welle der Wedgedruckkurve. Jedoch sind diese Veränderungen nicht spezifisch für eine Myokardischämie. Ebensowenig konnten wir eine Korrelation zwischen Veränderungen des Wedgedrucks und biochemischen Ischämieparametern (Laktat- und/oder Hypoxanthinfreisetzung in das koronarvenöse Blut) feststellen [20].

Dagegen ist mit Hilfe der transösophagealen Echokardiographie eine kontinuierliche und sehr viel sensitivere Ischämiedetektion möglich. Sie läßt regionale Wandbeweglichkeitsstörungen des linken Ventrikels bereits ab einer 50%igen Reduktion der Koronardurchblutung erkennen. Neben einer qualitativen Beurteilung kann man regionale Wandbeweglichkeitsstörungen auch quantitativ erfassen, indem man z. B. im Querdurchmesser auf der mittleren Papillarmuskelebene die prozentuale systolische Wandverdickung errechnet. Außerdem kann man mit dieser Methode Veränderungen von HZV und EF nicht invasiv bestimmen. Gegenwärtig ist die transösophageale Echokardiographie jedoch mit zu hohen Kosten verbunden, als daß sie als Routinemonitoring möglich wäre.

Narkoseführung in der Präbypassphase

Leider ist bis heute die Frage, welche Art der Narkoseführung die beste sei für koronarchirurgische Eingriffe, nicht gelöst. Untersuchungen von Slogoff u. Keats [19] sowie Tuman et al. [22] implizieren zwar, daß die Wahl des Anästhetikums keine Auswirkungen auf die Inzidenz postoperativer Myokardinfarkte und Todesfälle habe und daß die Hauptaufgabe des Anästhesisten bei

koronarchirurgischen Eingriffen darin bestehe, durch Gabe von β-Blockern das Auftreten intraoperativer Tachykardien zu vermeiden [19], doch scheint das etwas einfach gesehen. Sicherlich sollte das Hauptinteresse des Anästhesisten darin liegen, das Auftreten von Myokardischämien zu vermeiden, da diese mit einer erhöhten Morbidität und Mortalität einhergehen [17]. Doch spielen auch andere Faktoren eine entscheidende Rolle für das Schicksal des Patienten, z. B. die chirurgische Technik, die Qualität der Myokardprotektion oder die Technik der extrakorporalen Zirkulation. Es ist daher sehr schwierig, den Einfluß aller dieser Faktoren voneinander abzugrenzen. Zudem ist aus zahlreichen tierexperimentellen und klinischen Untersuchungen bekannt, daß Anästhetika nicht nur die allgemeine Hämodynamik beeinflussen, sondern auch die Koronardurchblutung über Veränderungen des koronaren Perfusionsdrucks und des Koronarwiderstands. Letzteres geht nicht immer mit Veränderungen der allgemeinen Hämodynamik einher. Umverteilungen der Koronardurchblutung aus subendokardialen zugunsten von subepikardialen Zonen, die mit regionalen Myokardischämien einhergehen, aber aus dem Kreislaufverhalten nicht erkennbar sind, sind mehrfach beschrieben [20]. Das ideale Anästhetikum für koronarchirurgische Eingriffe soll
- möglichst keine kardiovaskulären Nebenwirkungen haben,
- Reaktionen des autonomen Nervensystems auf chirurgische und anästhesiologische Stimuli blockieren,
- die Sympathikusaktivität aber nur soweit einschränken, daß die Pumpfunktion des Herzens den Anforderungen Genüge leisten kann,
- hypnotisch wirksam sein.

Aus dieser Aufstellung erkennt man schon, daß es das ideale Anästhetikum nicht gibt.

Die Opioide Fentanyl, Alfentanil und Sufentanil gewährleisten auch in hoher Dosierung eine gute kardiovaskuläre Stabilität und beeinflussen die Koronardurchblutung und den myokardialen Energiebedarf nur wenig. Sie werden deshalb besonders gern zur Narkoseführung bei Patienten mit eingeschränkter linksventrikulärer Funktion benutzt. Jedoch blockieren sie, wenn sie als Monoanästhetika eingesetzt werden, sympathoadrenerge Reflexreaktionen nur unzureichend und können daher in Streßsituationen, wie sie Intubation, Sternotomie und Manipulation an der Aortenwurzel darstellen, zu einem Ungleichgewicht zwischen myokardialem Energiebedarf und O_2-Angebot führen. Sie sind zudem nur ungenügend hypnotisch wirksam, so daß Patienten, die eine Monoanästhesie mit Opioiden erhalten, diese oft bewußt erleben. Aus diesen Gründen werden die Opioide häufig mit anderen Anästhetika (Lachgas, Inhalationsanästhetika) und Sedativa (Benzodiazepine) sowie anderen Pharmaka (Nitroglycerin, β-Blocker, Antihypertensiva) kombiniert, wobei man aber eventuelle kardiodepressive Effekte oder Reflextachykardien einkalkulieren muß.

Die Inhalationsanästhetika Halothan und Enfluran dagegen sind gut hypnotisch wirksam und blockieren sympathoadrenerge Reflexreaktionen. Doch sind sie als Monoanästhetika bei Patienten mit eingeschränkter linksventrikulärer Funktion wenig geeignet, da sie aufgrund ihrer negativ-inotropen Wirkung bei diesen Patienten zu einer Erhöhung des LVEDP führen können, gefolgt von einer Erhöhung der myokardialen Wandspannung und damit des myokardialen O_2-Bedarfs. Hingegen sind sie zur Narkoseführung bei Patienten mit guter Ventrikelfunktion sehr gut geeignet, da sie hier über ihre negativ-inotrope Wirkung eine Senkung des O_2-Bedarfs bewirken. Auch läßt sich bei diesen meist hypertensiven Patienten der Blutdruck mit Hilfe von Inhalationsanästhetika gut steuern. Beachten muß man jedoch, daß eine ausgeprägte Drucksenkung auch ein Absinken des koronaren Perfusionsdrucks zur Folge hat, wodurch besonders distal kritischer Koronarstenosen die Koronardurchblutung und damit die O_2-Versorgung eingeschränkt sein kann. Isofluran scheint für Koronarpatienten weniger geeignet, da es häufiger als Halothan und Enfluran Reflextachykardien hervorruft und bei Patienten mit guter Kollateralisation der Koronargefäße ein „coronary-steal" bewirken kann [2, 13].

Eine befriedigende Narkoseführung bei koronarchirurgischen Eingriffen in der Präbypassphase ist möglich sowohl mit Opioiden als auch mit primären Anästhetika (kombiniert mit Sedativa, Inhalationsanästhetika oder blutdrucksenkenden Pharmaka) als auch mit Halothan bzw. Enfluran als primären Anästhetika supplementiert mit niedrigen Dosen von Opioiden, um ein Absinken des diastolischen Drucks unter 60 mm Hg zu vermeiden. Welches Anästhesieverfahren gewählt wird, ist dabei hauptsächlich von der Erfahrung des Anästhesisten mit den jeweiligen Substanzen abhängig. Wird intraoperativ eine Myokardischämie im EKG oder Echokardiogramm erkennbar, sollte sie entsprechend ihrer Ursache sofort behandelt werden, entweder durch eine bessere Steuerung der Narkose oder pharmakologische Intervention mit Nitraten, β-Blockern oder Ca-Antagonisten, aber auch durch ein Vermeiden allzu starker Hämodilution, Hyperventilation und Hypoxämie.

Neuere therapeutische Ansätze zielen auf eine Ökonomisierung der O_2-Verwertung durch Hemmung der Fettsäuren- zugunsten einer Kohlenhydratmetabolisierung oder auf eine Verbesserung der Durchblutung poststenotischer Gefäßbezirke durch Einsatz von Thromboxansynthesehemmern oder α_2-Rezeptorblockade mit Hilfe von Nifedipin oder thorakaler Periduralanästhesie. Dies alles befindet sich jedoch noch im experimentellen Stadium, könnte aber in Zukunft unser therapeutisches Konzept beeinflussen.

Narkoseführung während der extrakorporalen Zirkulation

Der Beginn der extrakorporalen Zirkulation (EKZ) ist aufgrund der Primärfüllung der Herz-Lungen-Maschine mit einer 40- bis 50%igen Hämodilution verbunden. Dementsprechend sinken die Plasmakonzentrationen der meisten intravenösen Anästhetika ab. Die Pharmakokinetik der Anästhetika wird weiterhin modifiziert durch Hypothermie, nichtpulsatile Perfusion, Ausschluß der Lunge aus der Zirkulation und eine veränderte Proteinbindung.

Auch die Plasmakonzentration von Fentanyl fällt zu Beginn des Bypasses um bis zu 50% ab, bleibt dann aber relativ konstant. Nach Koska [9] verlängert die EKZ die Eliminationshalbwertszeit und die Clearance von Fentanyl, was auf den Einfluß der Hypothermie und eine verminderte Leberdurchblutung während dieser Zeit zurückzuführen ist. Zudem könnte der Ausschluß der Lunge aus der Zirkulation an den nach dem initialen Konzentrationsabfall stabilen Opiatspiegeln beteiligt sein, da Fentanyl in einem nicht unerheblichen Ausmaß von der Lunge aufgenommen wird [1]. Es ist unklar, ob sich die Opiatspiegel im Gehirn genauso verhalten wie die Plasmaspiegel und ob daher zu Beginn des Bypasses eine zusätzliche Opiatgabe empfohlen werden sollte, zumal der Anästhetikabedarf in Hypothermie herabgesetzt ist. In der klinischen Praxis hat sich gezeigt, daß die Beibehaltung einer konstanten Fentanyldauerinfusion in der Dosierung, die während der Präbypassphase verabreicht wurde, eine Aufwachreaktion in der Aufwärmphase verhindern kann. Ähnliches gilt für die anderen Opiate.

Inhalationsanästhetika können dem Frischgasflow zum Oxygenator beigefügt werden. Sie, und hier besonders Isofluran, haben den Vorteil, daß mit ihrer Hilfe eine kontrollierte Senkung des peripheren Widerstands und damit Drucksteuerung während der Bypassphase möglich ist, wohingegen eine Opiatanästhesie häufig die Gabe von Vasodilatanzien erforderlich macht. Price et al. [12] konnten zeigen, daß bei üblichen Gasflows Isofluran innerhalb von 10 min über den Oxygenator eliminiert wird, so daß bei einer Unterbrechung der Gaszufuhr 10 min vor Beendigung des Bypasses ein myokarddepressiver Effekt nicht zu erwarten ist.

Die Anästhesieführung während der EKZ ist noch unter 2 weiteren Aspekten von Bedeutung: im Hinblick auf die Streßreaktion während und auf die neurologische Entwicklung nach EKZ.

Die EKZ führt zu einer Freisetzung von Streßhormonen, Komplementfaktoren, vasoaktiven Polypeptiden und Prostaglandinen, die an der Genese des sog. Postperfusionssyndroms mitbeteiligt sind.

Anästhetika können die Freisetzung von Kortisol, Adrenalin und Noradrenalin entscheidend hemmen und so evtl. den Schweregrad postperfusioneller pulmonaler, renaler und myokardialer Störungen beeinflussen. Dabei scheint die Tiefe der Narkose ausschlaggebender zu sein als das Anästhetikum selbst, da

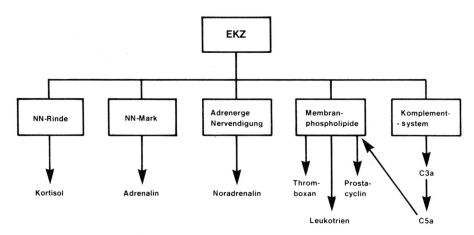

Abb. 2. Reaktionen des Körpers auf die extrakorporale Zirkulation

sowohl für Opiate als auch für Inhalationsanästhetika ein konzentrationsabhängiger Effekt auf die Freisetzung von Streßhormonen beschrieben ist [4, 14].

Hingegen scheint die Wahl des Anästhetikums für die Inzidenz neurologischer Störungen nach EKZ sehr wohl von Bedeutung zu sein. Nussmeier et al. [11] konnten zeigen, daß Thiopental in Dosen von 25–30 mg/kg KG vor Beginn der EKZ verabreicht die Inzidenz neuropsychiatrischer Komplikationen senkt. Einschränkend muß jedoch gesagt werden, daß diese Studie bei Operationen am offenen Herzen in Normothermie durchgeführt wurde und somit unter etwas anderen Bedingungen als die üblichen kardiochirurgischen Eingriffe. Außerdem gibt es viele Faktoren, die während der EKZ die zerebrale Homöostase beeinflussen, z. B. Temperatur, Viskosität des Blutes, Perfusionsdruck und -volumen, nichtpulsatiler Flow, das Säure-Basen-Management, arterielle Blutfilter etc., so daß der Einfluß der Anästhesieführung auf die neurologische Entwicklung nach EKZ schwer abzugrenzen ist.

Postbypassphase

Nach Aufwärmung auf eine Nasopharyngealtemperatur von 36–37°C bzw. auf eine Rektaltemperatur von mindestens 34°C verläuft die Entwöhnung vom Bypass bei Patienten mit guter linksventrikulärer Funktion und unkomplizierter Operation zumeist komplikationslos. Gelegentlich können Luft in den Koronarien und eine lange Bypassdauer eine vorübergehende Gabe von positivinotropen Substanzen evtl. in Kombination mit nachlastsenkenden Pharmaka erforderlich machen. Bei nicht erfolgreicher chirurgischer Revaskularisation und Patienten mit schlechter linksventrikulärer Funktion oder auch nach unzureichender Myokardprotektion während der Ischämie werden häufig sehr hohe Katecholamindosen benötigt. Bei einem Low-output-Syndrom nach Bypassoperation hat es sich als günstig erwiesen, eine intraaortale Ballonpumpe zur Verbesserung der Myokarddurchblutung, der Senkung der Nachlast und der Höhe der Katecholamindosen einzusetzen. Sehr selten werden mechanische Links- oder Rechtsherzunterstützungssysteme benötigt.

In der Aufwachphase sollte Zittern der Patienten wegen des hohen metabolischen Umsatzes und der Freisetzung von endogenen Katecholaminen unbedingt verhindert werden. Hiervon und von postoperativen hypertensiven Episoden sind Patienten nach einer Inhalationsanästhesie häufiger betroffen als solche, die eine intravenöse Anästhesie hatten.

Eine frühzeitige Extubation ist häufig nach einer Inhalationsanästhesie, aber erst nach Erreichen folgender Kriterien möglich:
- ausreichende Spontanatmung,
- wacher, kooperativer Patient,
- normale Temperatur (kein Kältezittern),
- normale Blutgase,
- keine stärkere Nachblutung,
- keine hohen Katecholamindosen.

Literatur

1. Bentley JB, Conahan TJ, Cork RC (1983) Fentanyl sequestration in lungs during cardio-pulmonary bypass. Clin Pharmacol Ther 34:703–706
2. Buffington CW, Romson JL, Leven A, Duttlinger NC, Huang AW (1987) Isoflurane induces coronary steal in a canine model of chronic coronary occlusion. Anesthesiology 66:280–292
3. Flacke JW, Bloor BC, Flacke WE, Wong D, Dazza S, Stead SW, Laks H (1987) Reduced narcotic requirement by clonidine with improved hemodynamics and isoflurane require-ments. Anesthesiology 67:11–19
4. Flezzani P, Croughwell N, McIntyre RW, Reves JG (1986) Isoflurane decreases the cor-tisol response to cardiopulmonary bypass. Anesth Analg 65:1117–1122
5. Ghignone M, Calvillo O, Quintin L (1987) Anesthesia and hypertension: the effect of clonidine on perioperative hemodynamics and isoflurane requirements. Anesthesiology 67:3–10
6. Kaplan JA, Wells PH (1981) Early diagnosis of myocardial ischemia using the pulmonary arterial catheter. Anesth Analg 60:789–793
7. Killip T (ed) (1981) The National Heart, Lung, and Blood Institute Coronary Artery Surgery Study (CASS). Circulation [Suppl I] 63:1–81
8. Koska AJ, Romagnoli A, Kramer WG (1981) Effect of cardiopulmonary bypass on fen-tanyl distribution and elimination. Clin Pharmacol Ther 29:100–105
9. Mangano DT (1980) Monitoring pulmonary arterial pressure in coronary artery disease. Anesthesiology 53:364–370
10. Naunheim KS, Fiore AC, Wadley JJ et al. (1988) The changing profile of the patient undergoing coronary artery bypass surgery. J Am Coll Cardiol 11:494–498
11. Nussmeier NA, Arlund C, Slogoff S (1986) Neuropsychiatric complications after cardio-pulmonary bypass: cerebral protection by a barbiturate. Anesthesiology 64:165–170
12. Price SL, Brown DL, Carpenter RL, Unadkat JD, Crosby SS (1988) Isoflurane elimination via a bubble osygenator during extracorporeal circulation. J Cardiothorac Anesth 2:41–44
13. Reiz S, Balfors E, Sorensen MB, Ariola S Jr, Friedman A, Truedsson H (1983) Isoflurane – a powerful coronary vasodilator in patients with coronary artery disease. Anesthesiology 59:91–97
14. Samuelson PN, Reves JG, Kirklin JK, Bradley E, Wilson KD (1986) Comparison of sufentanil and enflurane – nitrous oxide anesthesia for myocardial revascularization. An-esth Analg 65:217–226
15. Schick EC, Liang C, Heupler FA et al. (1982) Randomized withdrawal from nifedipine placebo controlled study in patients with coronary artery spasm. Am Heart J 104:690–697
16. Shand DG, Wood AJJ (1978) Editorial: Propranolol withdrawal syndrome – why? Circu-lation 58:202–203
17. Slogoff S, Keats AS (1985) Does perioperative myocardial ischemia lead to postoperative myocardial infarction? Anesthesiology 62:107–114
18. Slogoff S, Keats AS (1988) Does chronic treatment with calcium-channel blocking drugs reduce perioperative myocardial ischemia? Anesthesiology 68:676–680
19. Slogoff S, Keats AS (1989) Randomized trial of primary anesthetic agents on outcome of coronary artery bypass operations. Anesthesiology 70:179–188
20. Sonntag H, Stephan H, Lange H, Rieke H, Kettler D, Martschausky N (1989) Sufentanil does not block sympathetic responses to surgical stimuli in patients having coronary artery revascularization surgery. Anesth Analg 68:584–592
21. Stone JG, Foex P, Sear JW, Johnson LL, Khambatta HJ, Triner L (1988) Myocardial ischemia in untreated hypertensive patients: Effects of a single small oral dose of a beta-adrenergic blocking agent. Anesthesiology 68:495–500
22. Tuman KJ, McCarthy RJ, Spiess BD, da Valle M, Dabir R, Ivankovich AD (1989) Does choice of anesthetic agents significantly affect outcome after coronary artery surgery? Anesthesiology 70:189–198

23. Tuman KJ, McCarthy RJ, Spiess BC, da Valle M, Hompland SJ, Dabir R, Ivankovich AD (1989) Effect of pulmonary artery catheterization on outcome in patients undergoing coronary artery surgery. Anesthesiology 70: 199–206
24. Weintraub AC, Barosh PG (1987) A pulmonary artery catheter is indicated in all patients for coronary artery surgery. J Cardiothorac Anesth 1: 358–361

Zusammenfassung der Diskussion zu Teil A

Frage:

Welche Routineuntersuchungen sollten bei Patienten mit koronarer Herzerkrankung und arterieller Hypertonie vor Operationen durchgeführt werden?

Antwort:

Routinemäßig sollten eine Röntgenthoraxaufnahme und ein Ruhe-EKG angefertigt werden.
Ein Belastungs-EKG ist indiziert:
1. Zur Bestätigung oder zum Ausschluß bei Verdacht auf eine koronare Herzerkrankung.
2. Bei bekannter koronarer Herzerkrankung zur Abschätzung der Belastbarkeit.

Wenn ein Belastungs-EKG vor weniger als einem Jahr durchgeführt wurde, der Befund vorliegt und sich weiterhin keine Hinweise auf eine Progredienz der bekannten koronaren Herzerkrankung ergeben, so kann auf ein erneutes Belastungs-EKG verzichtet werden.

Frage:

Was sind typische Symptome, die ein Belastungs-EKG indiziert erscheinen lassen?

Antwort:

Typische Symptome sind Angina pectoris und Dyspnoe unter körperlicher Belastung oder bei Aufregung sowie eine Zunahme von Angina pectoris und Dyspnoe unter Belastung bei bekannter koronarer Herzerkrankung. Von besonderer Bedeutung ist das Belastungs-EKG insbesonders bei Patienten, bei denen die Symptome in letzter Zeit zugenommen haben bzw. neu oder in Ruhe aufgetreten sind.

Frage:

Bei welcher Wattstufe spricht man von geringer Belastbarkeit im Belastungs-EKG?

Antwort:

Treten Insuffizienzsymptome bereits bei 50–75 W auf, so spricht man von geringer Belastbarkeit.

Frage:

Die Sensitivität des Ruhe-EKG beträgt <50%, die Spezifität >80%. Ist es sinnvoll, bei negativem Ruhe-EKG ein Langzeit-EKG durchführen zu lassen?

Antwort:

Ausschließlich stumme Ischämien treten bei weniger als 10% der Patienten mit koronarer Herzkrankheit auf, während 90% der Patienten mit koronarer Herzerkrankung auch klinisch symptomatisch sind. Sie werden im Langzeit-EKG nicht häufiger entdeckt als im Belastungs-EKG. Das Langzeit-EKG mit ST-Segmentanalyse ist – ausgenommen bei vasospastischer Angina pectoris – nicht sensitiver als das Belastungs-EKG. Das Langzeit-EKG ist zudem wesentlich aufwendiger.

Frage:

Wie ist die sog. stumme Ischämie definiert?

Antwort:

Stumme Ischämien („silent ischemia") verursachen die gleichen hämodynamischen Veränderungen wie eine Angina pectoris, sie verlaufen lediglich klinisch ohne typische Angina pectoris und ohne Dyspnoe.

Frage:

Wie ist insgesamt der Stellenwert des Langzeit-EKG zur Diagnostik der koronaren Herzerkrankung zu sehen?

Antwort:

Die Spontanvariabilität der ST-Segmentdiagnostik im Langzeit-EKG ist sehr hoch. Eine Indikation für ein Langzeit-EKG zur Diagnostik der koronaren Herzerkrankung ergibt sich deshalb überwiegend nur bei Verdacht auf vasospastische Angina pectoris, da diese gelegentlich durch einen Belastungstest nicht provozierbar ist. Eine weitere Indikation für ein Langzeit-EKG ergibt sich dann, wenn ein Belastungstest bei einem Patienten nicht möglich ist (z. B. bei peripherer arterieller Verschlußkrankheit).

Alternativ kann in speziellen Fällen auch ein Thalliumszintigramm in Kombination mit einem Dipyridamol-Test durchgeführt werden.

Frage:

Wie ist eine Ausbelastung beim Belastungs-EKG definiert?

Antwort:

Für Männer gilt folgende Formel:
Sollgewicht (kg) · 3; davon [(Altersdekaden − 3) · 10] abziehen (in % des ersten Wertes).
Beispiel: Patient 58 Jahre alt, 70 kg Sollgewicht. Maximale Wattstufe: 70 · 3 − [(6 − 3) · 10 (in %)] = 210 − 30 % = 210 − 63 = 147 W
Als Faustregel gilt, daß ein Patient wahrscheinlich eine hämodynamisch bedeutsame koronare Herzerkrankung hat, wenn er bei weniger als 75 W bereits Symptome zeigt.

Frage:

Wie ist ein Patient zu beurteilen, der wegen körperlicher Erschöpfung nicht über 25 W belastet werden kann, bei dieser niedrigen Belastungsstufe jedoch noch keine Symptome der koronaren Ischämie zeigt?

Antwort:

Ein solches Belastungs-EKG ist nicht verwertbar. In diesen Fällen muß auf alternative Methoden übergegangen werden. Das präoperative Risiko ist ungeachtet des Vorliegens einer koronaren Herzkrankheit in diesem Fall deutlich erhöht, weil auch die Unfähigkeit, mindestens 2 min bei entsprechender Wattstufe eine Belastung auszuhalten, ein unabhängiger Risikofaktor zu sein scheint [1].

Frage:

Welchen Stellenwert hat das Belastungs-EKG bei gefäßchirurgischen Patienten?

Antwort:

Insbesondere bei Patienten mit Karotisstenosen ist die Indikation zum Belastungs-EKG großzügig zu stellen. Aus einem positiven Belastungs-EKG ergibt sich nicht selten die Indikation zur Koronarangiographie. Besteht die Indikation zu einem koronarchirurgischen Eingriff, so sollte dieser vor dem gefäßchirurgischen Eingriff durchgeführt werden. Eventuell ist eine Simultanoperation zu erwägen. Besteht eine koronare Herzerkrankung, jedoch ohne Indikation zum koronarchirurgischen Eingriff, so sollten diese Patienten intra- und postoperativ intensiv überwacht werden.

Frage:

Welche der Patienten mit koronarer Herzerkrankung sind besonders gefährdet, perioperativ einen Myokardinfarkt zu erleiden?

Antwort:

Besonders häufig erleiden diejenigen Patienten einen perioperativen Infarkt, die im Thalliumszintigramm eine Rückverteilung zeigen. Dies gilt auch für Patienten, die im 24-h-Langzeit-EKG unmittelbar präoperativ stumme Ischämien zeigen.

Frage:

Kann man aus dem Belastungstest Rückschlüsse auf die individuelle Infarktgefährdung des Patienten ziehen?

Antwort:

Patienten, die bei niedrigen Wattstufen bereits eine Angina pectoris zeigen, haben ein höheres Risiko, einen perioperativen Infarkt zu erleiden, als Patienten, die erst bei höherer Belastung Symptome zeigen.

Frage:

Wann ist ein Echokardiogramm indiziert?

Antwort:

Das Echokardiogramm ist außer zur Abklärung eines bekannten Vitium cordis zusätzlich dann indiziert, wenn Hinweise auf eine eingeschränkte Ventrikelfunktion bestehen. Bei Zustand nach Infarkt ist ein *routinemäßiges* Echokardiogramm nicht notwendig, wenn ein Belastungs-EKG durchführbar ist.

Frage:

Woraus ergeben sich Indikationen für eine Thalliumszintigraphie oder Koronarangiographie?

Antwort:

Eine Thalliumszintigraphie ist nicht indiziert, wenn ein Belastungs-EKG durchgeführt werden kann und dieses positiv ausgefallen ist. In diesen Fällen ist primär eine Koronarangiographie indiziert. Ist dagegen ein Belastungstest nicht möglich (z. B. periphere arterielle Verschlußkrankheit) und ist primär die Indikation zur Koronarangiographie nicht gegeben, dann wird zuerst ein Thalliumszintigramm durchgeführt. Ist dieses Thalliumszintigramm positiv, so wird anschließend koronarangiographiert.

Frage:

Wann ist ein Thoraxröntgenbild indiziert?

Antwort:

Eine Thoraxröntgenaufnahme ist u. a. nützlich, um die Herzgröße, Herzkonfiguration und Stauungszeichen beurteilen zu können. Daraus können sich dann im Einzelfall evtl. Konsequenzen in bezug auf den Umfang der perioperativen Überwachung ergeben.

Frage:

Bisher wird zwischen abgelaufenem Infarkt und Wahleingriff ein Mindestabstand von 6 Monaten gefordert. Gilt dies auch für Patienten, die erfolgreich katheterdilatiert worden sind?

Antwort:

Für Katheterdilatationen liegen bisher keine Zahlen vor. Als Zeitintervall nach vorangegangener koronarer Bypassoperation werden heute 1–3 Monate Sicherheitsabstand zu einem chirurgischen Eingriff angegeben. Nach unkompliziert verlaufener koronarer Revaskularisationsoperation scheint es kein erhöhtes Risiko zu bedeuten, sofort nach abgeschlossener Wundheilung den nichtkardialen Eingriff (z. B. eine Karotisdesobliteration) durchzuführen.

Nach neueren Untersuchungen [5, 6] scheint es sogar gerechtfertigt, von dem 6-Monate-Intervall in Einzelfällen abzurücken und einen Wahleingriff evtl. schon 3 Monate nach Myokardinfarkt durchzuführen. Eine wichtige Entscheidungshilfe für ein solches Vorgehen ergibt sich aus dem Verhalten unter Belastungsergometrie. Ist die Ergometrie unauffällig bzw. altersentsprechend, so erscheint ein Wahleingriff auch nach 3 Monaten bereits möglich. Ergibt sich jedoch aus dem Belastungs-EKG eine inadäquat frühe Belastungsinsuffizienz, d. h. ein zu früher Abbruch, so ist zunächst eine Koronarangiographie indiziert. Das Ergebnis der Koronarangiographie entscheidet dann darüber, ob ein Patient einem Wahleingriff unterzogen werden kann oder nicht.

Frage:

Mit welchen Medikamenten soll ein Hypertoniker präoperativ eingestellt werden?

Antwort:

Als Medikamente kommen β-Blocker und Kalziumantagonisten in Frage. Mit β-Blockern dauert die Einstellung des Blutdrucks Wochen, mit Kalziumantagonisten dagegen nur 2–3 Tage. Soll der Operationszeitpunkt nicht längerfristig verschoben werden, ist es deshalb sinnvoll, einen Kalziumantagonisten zu verwenden. Eine Therapie mit diesen Medikamenten sollte präoperativ nicht unterbrochen werden, d. h. die antihypertensiven Medikamente sollten auch am Morgen des Operationstags gegeben werden.

Frage:

Welche Bedeutung hat das Auftreten von koronaren Ischämien ohne Nachweis von Koronarstenosen?

Antwort:

Das Krankheitsbild ist bekannt bei langandauernder stark ausgeprägter Hypertonie und bei massiver linksventrikulärer Hypertrophie. Das hierbei auftretende Mißverhältnis zwischen koronarer Perfusion und myokardialem O_2-Bedarf führt zu den Ischämien, ohne daß angiographisch an den Koronargefäßen Stenosen erkennbar wären. Da die Behandlung des Hypertonus heute in der überwiegenden Zahl der Fälle mit Kalziumantagonisten und β-Rezeptorenblockern rechtzeitig und effektiv erfolgt, ist diese relative Minderperfusion des Myokards nur selten zu finden. Aus kardiologischer Sicht scheint das Krankheitsbild nur dann aufzutreten, wenn ein Patient eine hypertensive Krise erleidet.

Speziell wurde auf die Probleme der Narkoseführung bei Patienten mit stark hypertrophiertem linkem Ventrikel hingewiesen. Ein Volumenmangel wirkt sich hier besonders rasch deletär aus, die koronare Perfusion wird limitierend für die Leistung des linken Ventrikels. Dies gilt besonders für die Aortenklappenstenose, da hier die koronare Versorgung poststenotisch zu gewährleisten ist.

Frage:

Ist Isofluran bei Patienten mit koronarer Herzkrankheit wegen seiner koronardilatierenden Eigenschaften (koronarer Steal-Effekt) kontraindiziert?

Antwort:

Sofern Isofluran als Additivum zu einer suffizienten Basisanästhesie (Opiat-Benzodiazepin-Anästhesie) benutzt wird, ist gegen Isofluran auch beim koronarkranken Patienten nichts einzuwenden. Isofluran sollte bei diesen Patienten jedoch nicht als Monoanästhetikum in höheren Konzentrationen verwendet werden, d. h. die Konzentration von Isofluran sollte im Inspirationsgemisch 1 Vol.-% nicht überschreiten.

Frage:

Wie ist der Stellenwert einer hochdosierten Fentanyl- oder Sufentanilanästhesie bei koronarkranken Patienten zu sehen?

Antwort:

Neben der unterschiedlichen analgetischen Potenz beider Substanzen liegt der Unterschied v. a. darin, daß Sufentanil eine deutlich stärkere hypnotische Wirkung als Fentanyl besitzt. Miterleben der Operation, d. h. Erinnerungen der Patienten an die Operation, sind unter Fentanyl eher zu erwarten als unter Sufentanil. Die Halbwertszeit ist bei Sufentanil wegen der unterschiedlichen Eiweißbindung kürzer als die von Fentanyl. Aufgrund der Rezeptorenspezifität der Opioide ist eine hochdosierte Opioidanästhesie (Sufentanil 10 µg/kg KG, Fentanyl 100 µg/kg KG) nicht sinnvoll. Für Fentanyl läßt sich sagen, daß oberhalb von 25 µg/kg KG keine weitere Verbesserung der hämodynamischen Stabilität während der Narkoseeinleitung (Laryngoskopie und Intubation) zu erwarten ist.

Frage:

Ist die Messung des linksventrikulären Füllungsdrucks (pulmonalkapillärer Verschlußdruck) ein empfindlicher Parameter zur frühzeitigen Erkennung einer Myokardischämie?

Antwort:

Erfahrungen mit der Ballondilatation von Koronararterien haben ergeben, daß ein Anstieg des linksventrikulären Füllungsdrucks das früheste Zeichen einer Ischämie während der Dilatation ist. Im EKG (12-Kanal-EKG) zeigen sich die Ischämiezeichen später. Der zeitliche Abstand beträgt ca. 30 s. Da intraoperativ in der Regel kein 12-Kanal-EKG zur Verfügung steht, ist die Messung des linksventrikulären Füllungsdrucks als wertvolle Überwachungsmaßnahme zur frühzeitigen Erkennung einer Ischämie anzusehen. Der Pulmonaliskatheter ist daher bei koronarkranken Patienten mit linksventrikulärer Dysfunktion indiziert, allerdings mit der gewichtigen Einschränkung, daß der pulmonalkapilläre Verschlußdruck (PCWP) dem linksventrikulären Füllungsdruck nicht immer parallel verläuft. Dementsprechend hat sich der PCWP als nicht sehr sensitiv für die Entdeckung von intraoperativen Ischämien erwiesen [2, 8]. Als die empfindlichsten, aber für die Klinik noch nicht verfügbaren Methoden gelten derzeit die Kardiokymographie und die Vektorkardiographie [2, 4]. Deshalb ist zu empfehlen, wenigstens 2 EKG-Ableitungen (II und V_5) simultan zu überwachen einschließlich einer automatischen ST-Segmentanalyse und in schweren, d. h. symptomatischen Fällen zusätzlich einen Pulmonaliskatheter zur PCWP-Messung einzulegen (vergleiche Beitrag Tarnow). Bisher hat sich allerdings nicht nachweisen lassen, daß die Anwendung eines Pulmonaliskatheters das perioperative Morbiditäts- und Mortalitätsrisiko bei koronaren Bypassoperationen reduziert [7].

Frage:

Wie ist der Stellenwert der transösophagealen Echokardiographie für die Überwachung von koronarkranken Patienten zu sehen?

Antwort:

Es ist unbestritten, daß die Echokardiographie eine sehr potente Methode ist, um myokardiale Ischämien zu erkennen. Das früheste Zeichen einer myokardialen Ischämie ist das Auftreten von regionalen Wandbewegungsstörungen [2, 3]. Die Problematik der echokardiographischen Überwachung liegt darin, daß zur Beurteilung der Ventrikelfunktion und zur Erkennung von neu aufgetretenen Wandbewegungsstörungen Erfahrung gehört, da es automatische, quantitativ messende Auswertesysteme noch nicht gibt. Zudem sind die Kenntnisse über die Beziehung zwischen Wandbewegungsstörungen und Ischämie noch lückenhaft und die Kriterien für eine akute Ischämie bisher nur qualitativ bzw. halbquantitativ definiert. Somit ist die Validität der Methode noch nicht hinreichend genau bekannt [9]. Einer weiteren Verbreitung steht außerdem der hohe Preis von Echokardiographiegeräten entgegen. Derzeit kann deshalb die Echokardiographie noch nicht als Routinemaßnahme zur Überwachung von koronarkranken Patienten angesehen werden.

Frage:

Wie lange sollen infarktgefährdete Patienten postoperativ nach Wahleingriffen überwacht werden?

Antwort:

Es wäre wünschenswert, die Patienten bis zum 3. postoperativen Tag intensivmedizinisch zu überwachen, da bekannt ist, daß die Infarkthäufigkeit postoperativ ab dem 2.–3. postoperativen Tag am höchsten ist. In der Praxis scheitert dies jedoch häufig an den Kapazitäten der Intensivstationen.

Frage:

Worauf ist es zurückzuführen, daß Myokardinfarkte bevorzugt am 2.–3. postoperativen Tag auftreten?

Antwort:

Überzeugende Erklärungen für dieses Phänomen gibt es bisher nicht. Möglicherweise sind die Flüssigkeitsverschiebungen um den 3. postoperativen Tag bei grenzwertig niedrigen Blutdruck- und p_aO_2-Werten mitbeteiligt. Eventuell ist die Zunahme des Fibrinogens im postoperativen Verlauf als ein Faktor anzusehen. Möglicherweise spielt auch der in dieser Phase oft unzulänglich behandelte postoperative Schmerz eine Rolle.

Frage:

Wie sollten solche Patienten postoperativ überwacht werden?

Antwort:

Als Minimalprogramm ist eine EKG-Überwachung mit Alarmschaltung sinnvoll. Zusätzlich bietet sich die intermittierende Pulsoximetrie an, die ähnlich wie die routinemäßige Puls- und Blutdruckmessung bei entsprechend gefährdeten Patienten postoperativ durchgeführt werden kann, um sich anbahnende Hypoxämien frühzeitig zu erkennen. Ideal wäre es, im Anschluß an die Intensivtherapie eine Phase des Intermediate-care anzuschließen, bevor die Patienten auf die Allgemeinstation verlegt werden.

Literatur

1. Gerson MC, Hurst JM, Hertzberg VS et al. (1985) Cardiac prognosis in noncardiac surgery. Ann Intern Med 103:832
2. Häggmark S, Hohner P, Östmann M, Friedman A, Diamond G, Lowenstein E, Reiz S (1989) Comparison of hemodynamic, electrocardiographic, mechanical and metabolic indicators of intraoperative myocardial ischemia in vascular surgical patients with coronary artery disease. Anesthesiology 70:19
3. Leung JM, O'Kelly B, Browner WS, Tubau J, Hollenberg M, Mangano DT, the SPI Research Group (1988) Prognostic importance of postbypass regional wall-motion abnormalities in patients undergoing coronary artery bypass graft surgery. Anesthesiology 71:16
4. Reiz S, Näslund U, Häggmark S, Johannson G (1990) Estimation of ischemic territory by continuous vectorcardiography in a closed chest myocardial infarction model. Anesthesiology 73:A418
5. Rao TLK, Jacobs KH, El-Etr AE (1983) Reinfarction following anesthesia in patients with myocardial infarction. Anesthesiology 59:499
6. Shah KB, Kleinman BS, Sami H, Patel J, Rao TLK (1990) Reevaluation of perioperative myocardial infarction in patients with prior myocardial infarction undergoing noncardiac operations. Anesth Analg 71:231
7. Tuman TJ, McCarthy RJ, Spiess BD, daValle M, Hompland SJ, Dabir R, Ivankovich AD (1989) Effect of pulmonary artery catheterization on outcome in patients undergoing coronary artery surgery. Anesthesiology 70:199
8. Van Daele MERM, Sutherland GR, Mitchell MM, Fraser AG, Prakash O, Rulf EN, Roelandt JRTC (1990) Do changes in pulmonary capillary wedge pressure adequately reflect myocardial ischemia during anesthesia? Circulation 80:865
9. Vandenberg BF, Kerber RE (1990) Transesophageal echocardiography and intraoperative monitoring of left ventricular function. Anesthesiology 73:799

B. Akute und chronische Myokardinsuffizienz

Die präoperative Risikoerfassung und medikamentöse Therapie der chronischen Herzinsuffizienz

E. Erdmann

Einleitung

Zunehmend werden ältere Patienten, die noch dazu häufig an mehreren anderen Erkrankungen leiden, für operative Eingriffe eingewiesen. Da eindeutig belegt ist, daß Patienten mit einer bestimmten Risikokonstellation eine deutlich höhere Komplikationsrate und perioperative Mortalität aufweisen, und da zum anderen ebenfalls nachgewiesen worden ist, daß die einer präoperativen Untersuchung folgende adäquate Therapie von großem Nutzen für den Kranken ist, kommt der eingehenden internistischen Untersuchung vor einer geplanten Operation naturgemäß eine große Bedeutung zu.

Die präoperativen Risikofaktoren sind bekannt [1, 9, 10, 14]. Häufig besteht trotz schlechter Voraussetzung eine Operationsindikation. Die meisten Operationen sind zum Glück nicht derart dringlich durchzuführen, daß für die präoperative genaue Abklärung sowie eine therapeutische Beeinflussung des Krankheitszustands nicht noch Zeit bleibt. Da Herz- und Kreislauferkrankungen für die perioperative Mortalität eindeutig die größte Bedeutung haben, sollen im folgenden die Risikoerfassung und die entsprechende präoperative Behandlung bei Patienten mit kardiovaskulären Erkrankungen mit Herzinsuffizienz beschrieben werden.

Welche Erkrankungen beeinflussen die perioperative Mortalität?

Eingehende retrospektive und prospektive Untersuchungen über die präoperativen Faktoren, die für die perioperative Mortalität Bedeutung haben, sind im wesentlichen übereinstimmend zu dem Ergebnis gekommen, daß für den Patienten Herzinsuffizienz, koronare Herzerkrankung, Herzrhythmusstörungen und Vitium cordis neben dem hohen Lebensalter bedeutend sind (Tabelle 1). Auch wenn sich die hohe perioperative Mortalität bei Vorliegen dieser Faktoren in den letzten 10 Jahren deutlich reduziert hat, so bleiben diese häufigen Erkrankungen dennoch die wichtigsten für die Vorbereitung des Patienten zur Anästhesie und Operation [8].

Tabelle 1. Präoperative Faktoren für ein hohes Operationsrisiko (Anzahl der Operationen: n = 1001). (Aus Goldman et al. [2])

	Lebensbedrohliche Komplikationen [%]	Tod [%]
1. 3. Herzton oder Halsvenenstauung	14	20
2. Herzinfarkt <3 Monate her	14	23
3. Arrhythmie	10	9
4. >5 VES/min	16	14
5. Intraperitoneale Operation	7	2,5
6. Alter >70 Jahre	6	5
7. Aortenstenose	4	13
8. Notfall	8	5

Herzinsuffizienz

Patienten mit Symptomen und Zeichen der Herzinsuffizienz (insbesondere mit Jugularvenenstauung und 3. Herzton als Hinweis für die hydropische Herzinsuffizienz und die erhöhten kardialen Füllungsdrücke) haben ein besonders hohes perioperatives Risiko. So betrug die Mortalität bei über 40jährigen prospektiv untersuchten Patienten, die sich einer größeren nicht-kardialen Operation unterzogen, etwa 20 % bei Vorliegen einer manifesten Herzinsuffizienz (NYHA-Grad III und IV). Die gebräuchliche Einteilung der Herzinsuffizienz nach der New York Heart Association (NYHA) beruht auf der vom Patienten mitgeteilten Symptomatik und deren Einschätzung durch den Arzt. Diese Einteilung mag ihre Schwachstellen haben (Indolenz, Nichtübereinstimmung mit hämodynamischen Befunden, Nichtberücksichtigung therapeutischer Interventionen etc.), sie genügt aber in der Regel unseren Ansprüchen in Hinsicht auf die perioperative Prognose und die einzuschlagende Therapie. Das heute akzeptierte Stufenschema der Behandlung der chronischen Herzinsuffizienz umfaßt die kausale Therapie, Diuretika, Herzglykoside und ACE-Hemmer.

Natürlich müssen die Ursachen der Herzinsuffizienz bei der präoperativen Untersuchung unbedingt geklärt werden, da daraus in der Regel eine differenzierte Behandlung resultiert: Senkung des erhöhten Blutdrucks, primäre Diagnostik und entsprechende Therapie des angeborenen oder erworbenen Vitium cordis (das gilt besonders für die Aortenstenose!), Behandlung der Hyperthyreose etc. Wenn ein hämodynamisch wirksamer Herzfehler bereits zur manifesten Herzinsuffizienz geführt hat, muß dieser vor einer elektiven Operation abgeklärt und kardiochirurgisch behandelt werden. Eine Aortenstenose wird im Gegensatz zu anderen Herzfehlern schon beim ersten Auftreten von Symptomen (Rhythmusstörungen, Synkopen, Herzinsuffizienz) invasiv untersucht und dann operativ versorgt werden. Besteht aber die Notwendigkeit einer baldigen nichtkardialen Operation bei einem Patienten mit hämodynamisch wirksamer Aortenstenose, so bietet sich heute die Valvuloplastie als überbrückende Maßnahme an [5].

Die präoperative perkutane transfemorale Ballondilatation der Aortenklappenstenose

Wird präoperativ die Diagnose einer hämodynamisch wirksamen valvulären Aortenklappenstenose gestellt, so liegt eine absolute Kontraindikation gegen eine elektive Operation vor, solange nicht der Druckgradient an der Aortenklappe weitgehend reduziert ist. Andernfalls drohen Synkopen, Lungenödem oder der plötzliche Herztod bei intra- bzw. postoperativen Rhythmusstörungen oder plötzlichen Änderungen des Blutdrucks, wie sie durch Blutverlust, Volumenersatz oder Anästhetikawirkungen hervorgerufen werden können. Deshalb gilt die Regel, daß die Aortenklappenersatzoperation generell vor einer anderen aufschiebbaren Operation zu erfolgen hat. Problematisch wird dies natürlich bei Patienten über 75 Jahren und eventuellen zusätzlichen Risikofaktoren, bei denen eine Aortenklappenersatzoperation mit sehr hohem Risiko verbunden wäre. Bei diesen Patienten wird seit kurzem mit guten Ergebnissen die transfemorale, perkutane Valvuloplastie durchgeführt [6]. Die Dilatation der verkalkten Aortenklappe läßt sich sowohl im höheren Lebensalter als auch beim bereits dekompensierten Patienten mit akzeptablem Risiko durchführen. Leider restenosiert die Klappe in der Regel innerhalb eines halben Jahres. Deshalb ist dieser Eingriff nicht für die Langzeittherapie geeignet, kommt aber bei den hier zu betrachtenden präoperativen Patienten als Eingriff vor einer anderen elektiven Operation durchaus in Frage.

Medikamentöse präoperative Therapie der chronischen Herzinsuffizienz

Die symptomatische präoperative Therapie der chronischen Herzinsuffizienz darf nicht als rasche, am Vorabend der Operation zu erledigende Behandlung mißverstanden werden. Sind Symptome und Zeichen der chronischen Herzinsuffizienz (Ödeme, 3. Herzton etc.) vorhanden, so wird in der Regel eine diuretische Therapie der hydropischen Herzinsuffizienz initiiert, die solange durchgeführt werden muß, wie die klinisch feststellbaren Zeichen der Wassereinlagerungen vorhanden sind. Als Medikamente der Wahl bieten sich auch präoperativ Thiazide und vorzugsweise Schleifendiuretika an. Auf eine Kaliumsubstitution ist zu achten. Auf keinen Fall darf eine Dehydrierung, die am Hautturgor, am Blutdruck bzw. am Hämatokrit erkenntlich wird, entstehen. Bei länger dauernder diuretischer, präoperativer Therapie hat sich eine prophylaktische Antikoagulation mit Heparin (z. B. 2mal 10 000 E s.c./Tag) bewährt. Diskrete Knöchelödeme sind nach unserer Erfahrung keine Kontraindikation gegen eine Operation bei im übrigen ausreichendem körperlichen Zustand.

Reicht die diuretische Therapie bei Patienten mit Sinusrhythmus nicht aus, so werden zusätzlich Herzglykoside gegeben. Bei Patienten mit tachyarrhythmischem Vorhofflimmern sind Herzglykoside immer noch Medikamente der ersten Wahl. Für die präoperative Herzglykosidbehandlung gibt es dieselben Indikationen wie auch sonst bei der chronischen Herzinsuffizienz:

1. tachyarrhythmisches Vorhofflimmern und Vorhofflattern,
2. paroxysmales Vorhofflimmern,
3. manifeste Herzinsuffizienz (NYHA III und IV).

Auch wenn die günstige prophylaktische Wirkung von Digitalis als Monotherapie bei paroxysmalem Vorhofflimmern nicht nachgewiesen ist, so muß doch betont werden, daß beim perioperativen Auftreten von Vorhofflimmern unter korrekt dosiertem Digitalis eine deutlich langsamere Kammerfrequenz resultiert.

Da perioperative Elektrolytstörungen, Hypoxie, erhöhte Katecholaminspiegel und gelegentlich auftretendes postoperatives Nierenversagen die Pharmakokinetik und Pharmakodynamik der Herzglykoside deutlich beeinflussen (in der Regel erhöhte Digitalisempfindlichkeit!), sollte die präoperative Digitalisgabe besonders kritisch überdacht werden. Intra- und postoperativ auftretende Zeichen des myokardialen Versagens lassen sich regelhaft durch Dobutamin oder Dopamin rascher beherrschen. Diese Katecholamine sind auch besser steuerbar.

Da das chronische Cor pulmonale ohne gleichzeitige Linksherzinsuffizienz keine Indikation für eine Herzglykosidbehandlung darstellt, gleichzeitig aber eine besonders hohe Digitalisempfindlichkeit aufweist, empfiehlt sich in dieser Situation das präoperative Absetzen der Herzglykoside. Bei diesen Patienten ist mit der alleinigen Diuretikatherapie und evtl. einer präoperativen mäßigen Aderlaßtherapie (Konservierung des Blutes!) erfolgreich zu intervenieren.

Besonders vor der raschen Gabe hoher Digitalisdosen präoperativ muß gewarnt werden, da dadurch perioperative Herzrhythmusstörungen fast vorprogrammiert werden. Wenn Diuretika und Herzglykoside eine manifeste Herzinsuffizienz nicht oder nicht ausreichend kompensieren können, werden heute als einzige Vasodilatanzien mit gesicherter günstiger prognostischer und symptomatischer Wirkung ACE-Hemmer zusätzlich empfohlen. Diese Behandlung wird langsam und einschleichend erfolgen (z. B. 2mal 6,25 mg Captopril/Tag p. o. oder 2mal 2,5 mg Enalapril). Eine Steigerung der Dosis in etwa wöchentlichen Abständen hat sich bewährt unter genauer Beachtung der Symptomatik und des Blutdrucks. Eine gewisse Abnahme der Blutdruckwerte ist üblich und bei Wohlbefinden des Patienten oft sogar erwünscht. Selbst wenn die systolischen Blutdruckwerte nur knapp über 100 mm Hg liegen, der Patient aber keine orthostatischen Beschwerden angibt, setzen wir den ACE-Hemmer nicht ab. Unbedingt zu beachten gilt es, daß beim diuretisch vorbehandelten Patienten mit stark stimulierten Renin-Angiotensin-Aldosteron-System nach Gabe eines ACE-Hemmers akute Blutdruckabfälle vorkommen können. Die vorherige Unterbrechung der Diuretikatherapie für einige Tage ist gelegentlich erforderlich. Durch die einschleichende ACE-Hemmer-Gabe mit sehr niedrigen Dosen kann dieses Problem in der Regel vermieden werden.

Der Wert neuerer positiv-inotroper Pharmaka bei der Behandlung der chronischen Herzinsuffizienz ist z. Z. nicht erwiesen. Das gilt für die Phosphodiesteraseinhibitoren (Milrinon, Amrinon und Enoximon), Dopaminanaloga (Ibopamin, Levodopa) und alle Katecholamine bzw. deren Abkömmlinge. Zum einen rührt dies daher, daß bei der chronischen manifesten Herzinsuffizienz die β-Adrenozeptoren und das Adenylatzyklasesystem downreguliert bzw. defekt sind, zum anderen ist die Verfügbarkeit des intrazellulären cAMP vermindert. In Langzeitstudien mit Phosphodiesteraseinhibitoren bei chronisch herzinsuffizienten Patienten hat sich keine bessere Prognose ergeben. Die erhöhte Zahl von Herzrhythmusstörungen gibt besonders in der präoperativen Situation Anlaß zu größter Vorsicht.

Herzrhythmusstörungen

Patienten mit chronisch manifester Herzinsuffizienz haben häufig Herzrhythmusstörungen, die sich perioperativ durchaus als Problem darstellen können [3]. Oft wird den zugrundeliegenden Ursachen – Elektrolytstörungen, Medikamenteninteraktionen (Digitalis!), Herzinsuffizienz, Hypoxie, koronare Herzerkrankung, Hypertonie etc. – nicht genügend Aufmerksamkeit gewidmet. Die kausale Therapie, also die Beseitigung oder effektive Behandlung dieser Ursachen, ist in der Regel wirkungsvoller und auch dauerhafter als die rein symptomatische Gabe eines Antiarrhythmikums. Es ist bekannt, daß praktisch alle im präoperativen EKG feststellbaren Rhythmusstörungen mit erhöhter perioperativer Mortalität einhergehen. Einige sollen im folgenden näher besprochen werden.

Vorhofflimmern

Stabiles Vorhofflimmern ist eine gesicherte Indikation auch für die präoperative Digitalistherapie. Gelegentlich besteht bei stabilem Vorhofflimmern trotz hoher Glykosiddosen und hoher Digitalisspiegel eine Tachysystolie, die sich nicht ausreichend senken läßt. Dann sollten weitere hohe Glykosiddosen in der präoperativen Situation vermieden werden und statt dessen eher kleine Dosen eines β-Rezeptorenblockers (z. B. 2mal 50 mg Metoprolol p. o.) oder eines Kalziumantagonisten (z. B. 3mal 40 mg Verapamil p. o.) zusätzlich gegeben werden. Wenn intra- oder kurz postoperativ Vorhofflimmern auftritt, ist Verapamil i. v. schneller und effektiver wirksam als Digitalis. Beide Substanzen sind aber beim WPW-Syndrom auch in dieser Situation kontraindiziert (statt dessen empfiehlt sich Ajmalin 25–50 mg i. v. oder Propafenon).

Bifaszikuläre Blöcke

Wenn im präoperativen EKG ein bifaszikulärer Block (z. B. links-anteriorer Hemiblock bei komplettem Rechtsschenkelblock) festgestellt wird, ist erhöhte Aufmerksamkeit geboten. Nach übereinstimmender Erfahrung ergibt sich nur beim Vorliegen eines zusätzlichen AV-Blocks I. Grades eine Indikation zur passageren Schrittmachersonde [4, 12]. Die dazu vorliegenden Untersuchungen mit dem Ergebnis eines relativ seltenen Auftretens eines totalen AV-Blocks (in 0,6–4,5 % der Fälle) besagen wenig im Einzelfall, den es zumeist zu behandeln gilt [2]. Bei präoperativ bestehendem bifaszikulärem Block und anamnestischen

Synkopen, Angina pectoris oder kürzlich zurückliegendem Myokardinfarkt sollte jedoch auf jeden Fall eine passagere Schrittmachersonde gelegt werden [12].

Bradykarde Herzrhythmusstörungen

Wenn eine Medikamentennebenwirkung (β-Blocker, Digitalis, Verapamil) ausgeschlossen ist, werden alle bradykarden, mit Symptomen einhergehenden Rhythmusstörungen heute mit einem Schrittmachersystem behandelt, da die chronische Gabe von Katecholaminen oder Parasympatholytika in der Regel ineffektiv ist oder wegen erheblicher Nebenwirkungen nicht lange toleriert wird. Präoperativ wird die Indikation für eine passagere Schrittmachertherapie großzügig gestellt, da Einschwemmkatheter mit Stimulationsmöglichkeiten leicht zu plazieren sind und wenige Nebenwirkungen haben.

Indikation zur passageren Schrittmachertherapie

1. Symptomatische Bradykardie:
– AV-Block II. Grades (Mobitz), III Grades,
– Herzinfarkt,
– Sinusknotensyndrom,
– Karotissinussyndrom,
– Digitalisüberdosierung.

2. Prophylaktische Indikation (z. B. präoperativ):
– AV-Blockierungen I. und II. Grades,
– SA-Blockierungen II. Grades,
– bifaszikuläre Blöcke (z. B. Bayley-Block).

Tachykarde Herzrhythmusstörungen

Wie für alle Herzrhythmusstörungen, ist die korrekte präoperative Diagnose und die entsprechende konsequente Einstellung, bis eine stabile Situation eingetreten ist, gerade bei tachykarden Herzrhythmusstörungen wichtig. Anhand des EKG muß entschieden werden, ob es sich um eine supraventrikuläre oder ventrikuläre Tachykardie handelt.

Bei supraventrikulärer Tachykardie ist folgendermaßen vorzugehen:

1. Behandlung der Grundkrankheit.
2. Vagusstimulation,
3. Medikamentös:
– atriale Tachykardie (Verapamil),
– Vorhofflattern (Digitalis, Elektrostimulation),
– Vorhofflimmern (Digitalis, β-Blocker, Verapamil, Chinidin, Propafenon),
– AV-Knoten-Tachykardie (Verapamil, β-Blocker),
– WPW-Syndrom (Ajmalin, Propafenon).

In der Regel gelingt es nicht, am Vorabend der Operation eine rasche Rhythmisierung zu erzielen, da der vermeintliche Erfolg sich perioperativ als gefährlich für den Patienten herausstellen kann. Dementsprechend ist eine mehrtägige Kontrolle des Patienten mit 24-h-EKG und evtl. mit dem Belastungs-EKG notwendig. Ventrikuläre Tachykardien gehen regelhaft mit schenkelblockartig deformierten Kammerkomplexen im EKG einher. Sie sind meist Ausdruck einer ernsthaften kardialen Grunderkrankung [15]. Als therapeutisches Vorgehen empfiehlt sich:

1. Allgemeine Maßnahmen (kausal),
2. Lidocain (Xylocain), 100 mg i. v.,
3. Ajmalin (Gilurytmal), 50 mg i. v.,
4. andere Antiarrhythmika,
5. Defibrillation (anfangs geringe Stromstärke).

Lidocain ist als Mittel der ersten Wahl bei symptomatischen ventrikulären Tachykardien anzusehen. Die intravenöse Applikation von β-Rezeptorenblockern sollte in dieser Situation besonders bei älteren Patienten sehr vorsichtig gehandhabt werden, da bei vorbestehender gering- bis mittelgradiger Herzinsuffizienz immer die Gefahr einer akuten Dekompensation besteht.

Besonders beim herzinsuffizienten Patienten ist darauf hinzuweisen, daß oft eine Hypokaliämie (Diuretikatherapie) wesentlich zur Auslösung von Arrhythmien beiträgt. Für eine Reihe von Medikamenten (Chinidin, Sotalol, Amiodaron etc.) ist eine Hypokaliämie als Kontraindikation anzusehen. Deshalb ist bei damit behandelten Patienten eine sehr genaue Untersuchung bzw. Elektrolytsubstitution angebracht.

Hypertonie

Die Hypertonie mit ihren Folgeerkrankungen (koronare Herzerkrankung) ist als häufigste Ursache einer chronisch manifesten Herzinsuffizienz anzusehen. Bei Patienten mit Hypertonie können perioperativ folgende Komplikationen auftreten:

1. intraoperative Blutdruckschwankungen,
2. Myokardischämie,
3. Myokardinfarkt,
4. Reinfarkt,
5. Arrhythmien,
6. Herzinsuffizienz (oft als Folge der Punkte 1–5).

Nach eigenen Untersuchungen ist das Auftreten einer perioperativen Hypertonie bei Hypertonikern häufiger und mit einer deutlich erhöhten Komplikationsrate und Mortalität verknüpft. Untersuchungen anderer Autoren zeigen eindeutig, daß die linksventrikuläre Hypertrophie (erkenntlich im EKG und im

Herzecho) und die linksventrikuläre Dysfunktion (Herzinsuffizienz!) eine besondere prognostische Wertigkeit haben [7]. Deshalb empfiehlt sich in diesen Fällen eine besonders sorgfältige präoperative Diagnostik zum Nachweis bzw. Ausschluß einer koronaren Herzerkrankung. Man weiß heute, daß beim unbehandelten Hypertoniker während der Intubation extrem hohe Plasmanoradrenalinspiegel gemessen werden. Damit einhergehend findet man teilweise krisenhafte Blutdruckanstiege. Stone et al. [16] konnten zeigen, daß sich derartige krisenhafte Blutdruckanstiege während der Intubation vermeiden ließen, wenn β-Rezeptorenblocker präoperativ gegeben wurden. Diese Maßnahme erwies sich als günstiger als die Einstellung des chronisch erhöhten Blutdrucks durch Diuretika und Kalziumantagonisten. Wichtig in diesem Zusammenhang ist, daß die β-Rezeptorenblocker noch am Morgen der Operation eingenommen werden müssen. War die letzte Einnahme am Abend vorher, ließen sich die Blutdruckanstiege während der Intubation nicht völlig vermeiden. Auch für Kalziumantagonisten gilt, daß sie direkt präoperativ appliziert werden müssen, wenn intraoperative krisenhafte Blutdruckanstiege sicher vermieden werden sollen [13].

Resümee

Das perioperative Risiko hängt von mehreren Faktoren ab, von denen die Art des Eingriffs, die Erfahrung des Anästhesisten und die Vorerkrankungen des Patienten selbst wohl die größte Rolle spielen. Wichtig bei der präoperativen Risikoerfassung ist, daß die Symptome und Zeichen der manifesten Herzinsuffizienz nicht übersehen werden und daß Hinweise für eine Herzerkrankung, die mit Herzinsuffizienz unter besonderen Belastungen einhergehen kann (Hypertonie, Rhythmusstörungen, koronare Herzerkrankung, Vitium cordis) präoperativ klar erfaßt werden. Da Herz- und Kreislauferkrankungen und hier besonders die Herzinsuffizienz als Hauptrisikofaktor perioperativ anzusehen sind, muß eine entsprechende adäquate Therapie initiiert werden, auch wenn diese den Zeitpunkt der geplanten Operation wesentlich hinausschiebt. Gerade von Anästhesisten wird häufig betont, daß entscheidend für die präoperativen Komplikationen die Grundkrankheit und die Vorbereitung des Patienten sind [11]. Da eine bekannte Risikokonstellation in der Regel auch adäquat eingeschätzt und behandelt werden kann, hat die präoperative Diagnostik hier ihre besondere Bedeutung.

Literatur

1. Crawford ES, Bomberger RA, Glaeser DH, Saleh SA, Russel WL (1981) Aortoiliac occlusive disease: factors influencing survival and function following reconstructive operation over a twenty-five year period. Surgery 90:1055
2. Dhingra RC, Palileo E, Strasberg B, Swiryn S, Bauernfeind RA (1981) Significance of the HV interval in 517 patients with chronic bifascicular block. Circulation 64:1265–1271
3. Erdmann E (1986) Therapie der chronischen Herzinsuffizienz mit positiv inotropen Pharmaka. Internist 27:298–305

4. Erdmann E (1986) Der passagere Schrittmacher – Indikation, Komplikation und Art der Stimulation. Anästh Intensivmed 27: 304–307
5. Erdmann E (1989) Die dekompensierte Aortenklappenstenose – Valvuloplastie als Notfalleingriff. Internist 30: 77–81
6. Erdmann E, Scheidt W von (1990) Percutaneous aortic valvuloplasty in 120 patients with severe aortic stenosis. World Rep 3: 10–13
7. Foster ED, Davis KB, Carpenter JA, Abele S, Fray D (1986) Risk of noncardiac operation in patients with defined coronary disease: the coronary artery surgery study (CASS) registry experience. Ann Thorac Surg 41: 42–50
8. Goldman L (1988) Assessment of the patient with known or suspected ischaemic heart disease for non-cardiac surgery. Br J Anaesth 61: 38–83
9. Goldman L, Caldera DL, Nussbaum SR et al. (1977) Multifactorial index of cardiac risk in non-cardiac surgical procedures. N Engl J Med 297: 845
10. Goldman L, Caldera DL, Southwick FS et al. (1978) Cardiac risk factors and complications in non-cardiac surgery. Medicine 57: 357
11. Holland R (1987) Anaesthetic mortality in New South Wales. Br J Anaesth 59: 834–841
12. Pastore JO, Yurchak PM, Janis KM, Murphy JD, Zir LM (1978) The risk of advanced heart block in surgical patients with right bundle branch block and left axis deviation. Circulation 57: 677–680
13. Puri GD, Batra YK (1983) Effect of nifedipine on cardiovascular responses with myocardial infarction. Anesthesiology 59: 499–505
14. Schneider A, Braun L (1983) Alterschirurgie – Untersuchungen zur perioperativen Letalität. Zentralbl Chir 108: 249
15. Steinbeck G, Manz M, Lüderitz B (1984) Neue Möglichkeiten in der Therapie bedrohlicher tachykarder Rhythmusstörungen: Medikamentös – elektrisch – operativ. Internist 25: 351–358
16. Stone JG, Foëx P, Sear JW, Johnson LL, Khambatta HJ, Triner L (1988) Risk of myocardial ischaemia during anaesthesia in treated and untreated hypertensive patients. Br J Anaesth 61: 675–679

Stellenwert der myokardialen Adrenozeptoren und ihre Bedeutung für die Therapie

O.-E. Brodde

Einleitung

Adrenozeptoren sind aufgrund der Tatsache, daß Katecholamine ihre Wirkungen an verschiedenen Organen mit verschiedenen Wirksamkeitsreihenfolgen vermitteln [3], ursprünglich in die Subtypen α und β unterteilt worden. *α-Adrenozeptoren* vermitteln die durch Katecholamine hervorgerufene Vasokonstriktion; an diesen Rezeptoren sind Noradrenalin und Adrenalin wesentlich wirksamer als Isoprenalin. *β-Adrenozeptoren* vermitteln die kardialen Effekte der Katecholamine; an diesen Rezeptoren ist Isoprenalin wesentlich wirksamer als Noradrenalin und Adrenalin. Später wurde klar, daß α- und β-Adrenozeptoren in mindestens 2 weitere Untergruppen unterteilt werden müssen (Tabelle 1): α-Adrenozeptoren in die Subtypen α_1 und α_2, β-Adrenozeptoren in die Subtypen β_1 und β_2 (Übersichten s. [20, 24, 53, 56].

Kardiale β-Adrenozeptoren

Aufgrund der Befunde von Lands et al. [36] wurden β-Adrenozeptoren ursprünglich organspezifisch in die Subtypen β_1 (überwiegend am Herzen lokalisiert) und β_2 (überwiegend in der glatten Gefäßmuskulatur und der Bronchialmuskulatur lokalisiert) unterteilt. Ein charakteristischer Unterschied zwischen β_1- und β_2-Adrenozeptor-vermittelten Effekten liegt in der Wirksamkeit der körpereigenen Transmitter Noradrenalin und Adrenalin (Tabelle 1): Während beide Katecholamine am β_1-Adrenozeptor etwa die gleiche Wirkstärke haben, ist Adrenalin am β_2-Adrenozeptor ca. 10- bis 30mal wirksamer als Noradrenalin. Es wurde jedoch schnell offensichtlich, daß diese organspezifische Unterteilung von β-Adrenozeptorsubtypen zu einfach ist, und es ist nunmehr allgemein anerkannt, daß in einer Vielzahl von Geweben (das Herz eingeschlossen) verschiedener Spezies β-Adrenozeptoren keine homogene Population sind, sondern daß beide, β_1- *und* β_2-Adrenozeptoren zusammen vorkommen [19, 20, 43, 54]. Dies gilt auch für das menschliche Herz; mehrere Gruppen haben hierfür überzeugend gezeigt, daß β_1- und β_2-Adrenozeptoren koexistieren [19, 20, 33, 54]. Beide β-Adrenozeptorsubtypen sind an die Adenylatzyklase gekoppelt [8, 11, 29, 34] und vermitteln die positiv-inotropen Effekte von β-Adrenozeptoragonisten. Unter den klassischen Katecholaminen rufen Isoprenalin und Adrenalin ihre positiv-inotropen Wirkungen am menschlichen Herzen durch Stimulation von β_1- *und* β_2-Adrenozeptoren hervor, während Noradrenalin (der

Tabelle 1. α- und β-Adrenozeptorsubtypen, *A*, Adrenalin, *NA*, Noradrenalin, *ISO*, Isoprenalin

	α_1	α_2	β_1	β_2
Agonistenwirksamkeit	A ≥ NA >>> ISO	A ≥ NA >>> ISO	ISO > A ≥ NA	ISO > A > NA
Selektive Antagonisten	Prazosin Terazosin	Yohimbin Rauwolscin	Metoprolol Atenolol Bisoprolol	ICI 118,551
Physiologischer Effekt	Kontraktion der glatten Gefäßmuskulatur	Kontraktion der glatten Gefäßmuskulatur	*Herz:* Anstieg der Frequenz und Kontraktilität	*Herz:* Anstieg der Frequenz und Kontraktilität
				Dilatation der: glatten Gefäßmuskulatur, Bronchialmuskulatur, Uterus
		Hemmung der Lipolyse	Stimulation der Lipolyse	
		Hemmung der Reninfreisetzung	Stimulation der Reninfreisetzung	
		Hemmung der Insulinsekretion		Stimulation der Insulinsekretion
			Stimulation der Amylasesekretion	Erhöhte Glykogenolyse und Glukoneogenese
		Erhöhte Thrombozytenaggregation		Erniedrigte Thrombozytenaggregation
				Hypokaliämie
		Hemmung der NA-Freisetzung aus sympathischen Nervenendigungen		Stimulation der NA-Freisetzung aus sympathischen Nervenendigungen
Lokalisierung	Postsynaptisch	Postsynaptisch und präsynaptisch	Postsynaptisch	Postsynaptisch und präsynaptisch
Mechanismus	Aktivierung der Hydrolyse von Phosphatidyl Inositolen	Hemmung der Adenylatzyklase	Aktivierung der Adenylatzyklase	Aktivierung der Adenylatzyklase

Haupttransmitter des sympathischen Nervensystems) seine positiv-inotropen Effekte nahezu ausschließlich über Stimulation kardialer β_1-Adrenozeptoren vermittelt [29, 34, 44, 63].

Zahlreiche Untersuchungen der letzten Jahre haben gezeigt, daß bei Patienten mit chronischer Herzinsuffizienz die kardiale β-Adrenozeptordichte und -funktion abnimmt und das Ausmaß dieser Abnahme direkt mit dem Schweregrad der Herzinsuffizienz [dem klinisch-funktionellen Stadium (NYHA)] korreliert [5, 6, 8, 9, 12, 15]. Diese Abnahme könnte sehr gut auf eine endogene „Down-Regulation" durch die erhöhten Katecholamine zurückzuführen sein, da bekannt ist, daß bei Patienten mit chronischer Herzinsuffizienz die Plasmanoradrenalinspiegel erhöht sind [27, 28]. Interessanterweise haben wir in den letzten Jahren gefunden, daß abhängig von der Ätiologie der Herzinsuffizienz (und/oder einem anderen, bisher nicht bekannten Faktor), kardiale β_1- und β_2-Adrenozeptoren in verschiedenen Formen der Herzinsuffizienz unterschiedlich verändert werden: während die kardiale β_1-Adrenozeptordichte und -funktion bei allen Formen der Herzinsuffizienz abnimmt, sind kardiale β_2-Adrenozeptoren bei Patienten mit Endzuständen der idiopathischen dilatativen Kardiomyopathie [5, 6, 12, 15] und bei Patienten mit Aortenklappenvitien [41] unverändert, während sie bei Patienten mit Endzuständen der ischämischen Kardiomyopathie [15], Patienten mit Mitralklappenvitien [16] und bei Patienten mit Fallot-Tetralogie [15] genauso wie β_1-Adrenozeptoren abnehmen.

Aber nicht nur pathologisch erhöhte endogene Katecholamine, sondern auch eine Langzeittherapie mit exogen zugeführten β-Adrenozeptoragonisten kann zu einer solchen „Down-Regulation" der β-Adrenozeptordichte und -funktion führen. Wir haben kürzlich zeigen können [18], daß bei gesunden Probanden eine 14tägige Behandlung mit dem selektiven β_1-Adrenozeptoragonisten Xamoterol zu einer Abnahme der *In-vivo*-Ansprechbarkeit von β_1-Adrenozeptoren (bestimmt als die durch Fahrradergometrie hervorgerufene Tachykardie und die durch Isoprenalininfusion hervorgerufene Zunahme des systolischen Blutdrucks [14, 40, 44, 62]) führte, während sie auf die *In-vivo*-Ansprechbarkeit von β_2-Adrenozeptoren (bestimmt als die durch Isoprenalininfusion hervorgerufene Abnahme des diastolischen Blutdrucks und Zunahme der Plasmanoradrenalinkonzentration [14, 40, 44, 62]) keinen Einfluß hatte. Auf der anderen Seite schwächte eine 9tägige Behandlung gesunder Probanden mit dem selektiven β_2-Adrenozeptoragonisten Procaterol die durch β_2-Adrenozeptorstimulation hervorgerufene *In-vivo*-Effekte ab, hatte aber keinen Einfluß auf die durch β_1-Adrenozeptorstimulation vermittelten *In-vivo*-Effekte. Diese Befunde zeigen, daß offensichtlich generell eine Langzeittherapie von Patienten mit β-Adrenozeptoragonisten (z. B. β_2-adrenerge Bronchodilatanzien in der Therapie von Asthmapatienten oder β_1-adrenerge positiv-inotrope Substanzen in der Therapie der chronischen Herzinsuffizienz) zu einer Desensibilisierung der β-Adrenozeptorfunktion führen, aber in einer subtyp-selektiven Weise: β_1-Adrenozeptoragonisten desensibilisieren nur β_1-Adrenozeptor-vermittelte-Effekte, β_2-Adrenozeptoragonisten nur β_2-Adrenozeptor-vermittelte Effekte.

Im Gegensatz zu der durch Agonisten hervorgerufenen „Down-Regulation" von β-Adrenozeptoren führt Langzeitbehandlung mit β-Adrenozeptorantagonisten (ohne intrinsische sympathomimetische Aktivität, ISA) oft zu einer Zunahme der β-Adrenozeptoranzahl. Dies wurde zuerst in Herz, Lunge und Lymphozyten von Ratten [1, 30] und in menschlichen Lymphozyten gezeigt (Übersicht s. [13, 20, 54]). Wir haben kürzlich zeigen können, daß auch im menschlichen Herzen β-Adrenozeptorantagonisten ähnliche Zunahmen der β-Adrenozeptordichte hervorrufen können. So führte bei Patienten, die sich einer koronaren Bypassoperation unterziehen mußten, die Langzeittherapie mit den nichtselektiven β-Adrenozeptorantagonisten Sotalol und Propranolol zu einer gleichzeitigen Erhöhung der β_1- *und* β_2-Adrenozeptordichte im rechten Vorhof, während β_1-selektive Antagonisten wie Atenolol, Bisoprolol und Metoprolol nur die β_1-Adrenozeptordichte, nicht aber die β_2-Adrenozeptordichte im rechten Vorhof erhöhten [42]. Solch eine (subtyp-selektive) Zunahme kardialer β-Adrenozeptoren, die auch bei Patienten mit schwerer idiopathischer dilatativer Kardiomyopathie zu beobachten ist [31, 60], könnte einer der Gründe für die guten therapeutischen Effekte einer niedrigdosierten Metoprololtherapie bei Endzuständen der dilatativen Kardiomyopathie sein [31, 59, 60]. Zusammengefaßt zeigen diese Befunde, daß offensichtlich generell beim Menschen eine Langzeittherapie mit β-Adrenozeptorantagonisten (ohne ISA) zu einer Zunahme der β-Adrenozeptordichte führt, aber in einer β-Adrenozeptor-subtyp-selektiven Weise: nicht selektive β-Adrenozeptorantagonisten (z. B. Propranolol, Sotalol) erhöhen beide β_1- und β_2-Adrenozeptoren, während selektive β_1- oder β_2-Adrenozeptorantagonisten nur β_1- oder β_2-Adrenozeptoren beeinflussen. Diese subtyp-selektive Regulation von β_1- und β_2-Adrenozeptoren sollte in therapeutische Überlegungen mit einbezogen werden, um eine bessere Effizienz einer Langzeittherapie mit β-Adrenozeptoragonisten oder -antagonisten zu erreichen.

Kardiale α-Adrenozeptoren

In den letzten beiden Jahrzehnten sind zahlreiche Arbeiten erschienen, die gezeigt haben, daß im Herzen verschiedener Spezies [22, 26, 61], der Mensch eingeschlossen [2, 4, 21] neben β-Adrenozeptoren auch α-Adrenozeptoren existieren, deren Stimulation zu einem positiv-inotropen Effekt führt. Im Gegensatz zum β-Adrenozeptor-vermittelten positiv-inotropen Effekt ist der durch Stimulation von α-Adrenozeptoren (die im Herzen ausschließlich dem α_1-Subtyp angehören) vermittelte positiv-inotrope Effekt nicht an das Adenylatzyklase-cAMP-System [10, 22, 26, 61], sondern offensichtlich (über ein pertussistoxin-insensitives G-Protein) an das Phospholipase C-Inosasit-Triphosphat-Diacylglycerol-System gekoppelt [7, 35, 49].

Im menschlichen Herzen ist die *Anzahl* der α_1-Adrenozeptoren sehr gering, und sie scheint sich bei der Herzinsuffizienz nicht zu verändern [4, 7]. Ob jedoch die *Funktion* kardialer α-Adrenozeptoren bei schwerer Herzinsuffizienz unverändert ist, wird bisher kontrovers diskutiert: Während Böhm et al. [4] keinen Unterschied für den durch α-Adrenozeptorstimulation hervorgerufenen positiv-inotropen Effekt bei gesunden und schwer kranken Herzen fanden, zeigten Schmitz et al. [50], daß mit zunehmendem Schweregrad der Herzinsuffizienz nicht nur der β-Adrenozeptor-vermittelte, sondern auch der α-Adrenozeptor-vermittelte positiv-inotrope Effekt abnimmt. Es ist daher z. Z. fraglich, ob Stimulation kardialer α-Adrenozeptoren bei Patienten mit chronischer Herzinsuffizienz in irgendeiner Art und Weise hilfreich sein kann.

α- und β-Adrenozeptoragonisten und -antagonisten in der chronischen Herzinsuffizienz

Die Langzeittherapie von Patienten mit chronischer Herzinsuffizienz mit β-Adrenozeptoragonisten scheint von begrenztem therapeutischem Effekt zu sein, da sie offensichtlich zu einer weiteren „Down-Regulation" der kardialen β-Adrenozeptoren führen würde (s. oben), was schließlich in einem Verlust der therapeutischen Effizienz resultiert. Dies gilt besonders für partielle Agonisten, da deren Effekt wesentlich stärker von der Rezeptoranzahl abhängt und das menschliche Herz nur eine geringe Rezeptorreserve für β-Adrenozeptoragonisten zu besitzen scheint [45]. Auf der anderen Seite könnten β-Adrenozeptorantagonisten u. U. bei Endzuständen der dilatativen Kardiomyopathie von therapeutischem Nutzen sein: sie können offensichtlich die vorher reduzierte β-Adrenozeptordichte wiederherstellen und gleichzeitig das Herz vor den toxischen Effekten der erhöhten Katecholamine schützen. Da kürzlich gezeigt werden konnte, daß β_1-Adrenozeptor-selektive Antagonisten zu einer Zunahme der β_1-Adrenozeptor*anzahl* [15, 17, 42] und gleichzeitig zu einer Zunahme der β_2-Adrenozeptorfunktion [17, 34] im menschlichen Herzen führen, dürften β_1-Adrenozeptor-selektive Antagonisten unter diesen Umständen nichtselektiven β-Adrenozeptorantagonisten vorzuziehen zu sein. Schließlich dürfte Stimulation kardialer α-Adrenozeptoren aufgrund ihrer sehr geringen Anzahl keine therapeutische Bedeutung bei der chronischen Herzinsuffizienz besitzen, zumal es z. Z. keine α-adrenergen Substanzen gibt, die selektiv-kardiale α-Adrenozeptoren stimulieren, ohne gleichzeitig durch Stimulation vaskulärer α-Adrenozeptoren eine Vasokonstriktion und damit eine Erhöhung des Blutdrucks hervorzurufen.

α- und β-Adrenozeptoragonisten und -antagonisten in der myokardialen Ischämie

Im akuten Myokardinfarkt werden große Mengen von Katecholaminen aus den myokardialen sympathischen Nervenendigungen freigesetzt [51]. Wie oben diskutiert, sollte man also erwarten, daß unter diesen Umständen kardiale β-Adrenozeptoren (und möglicherweise auch α-Adrenozeptoren) desensibilisiert werden.

Überraschenderweise ist jedoch das Gegenteil der Fall: Mehrere Arbeitsgruppen haben übereinstimmend gezeigt, daß in der akuten myokardialen Ischämie die β-Adrenozeptordichte im Hunde-, Meerschweinchen- und Rattenherzen erhöht ist [37, 38, 46, 48, 55, 57]. Der Mechanismus, der diesem Anstieg der β-Adrenozeptordichte in Gegenwart erhöhter endogener Katecholamine zugrunde liegt, ist bisher nicht bekannt: er könnte auf einer gesteigerten Externalisierung [37, 38] oder einer gestörten Internalisierung [55] der Rezeptoren beruhen. In der frühen myokardialen Ischämiephase scheint die Erhöhung der β-Adrenozeptordichte mit einer Sensibilisierung der Adenylatzyklaseaktivität einherzugehen [37, 55] während nach langanhaltender Ischämiephase die

Adenylatzyklaseaktivität im Herzen erniedrigt ist [48, 57]. Ob ähnliche Veränderungen auch im menschlichen Herzen vorkommen, ist bisher nicht bekannt. Zumindest spricht die klinische Beobachtung einer persistierenden malignen Arrythmie im akuten Myokardinfarkt, die (wenigstens teilweise) empfindlich auf β-Blockade reagiert, dafür, daß auch im menschlichen Herzen das kardiale β-Adrenozeptorsystem im akuten Myokardinfarkt überaktiv ist [32, 52, 58]. Interessanterweise konnten Maisel et al. [39] kürzlich zeigen, daß im Meerschweinchenherzen Propranolol und Atenolol die durch Ischämie hervorgerufene Zunahme der β-Adrenozeptorenanzahl verhindern. β-Blocker dürften daher aus 2 Gründen einen guten therapeutischen Effekt in der menschlichen myokardialen Ischämie haben:
– Sie können die Überaktivierung der kardialen β-Adrenozeptoren durch die massiv erhöhten endogenen Katecholamine blockieren.
– Sie können darüber hinaus die durch die Ischämie hervorgerufene Zunahme der Rezeptoranzahl unterdrücken.

Ähnlich wie β-Adrenozeptoren sind auch kardiale α-Adrenozeptoren im Katzen- [23], Hunde- [47] und Meerschweinchenherzen [38], nicht aber im Rattenherzen [25], in der akuten myokardialen Ischämie erhöht. Wie oben erwähnt, ist im menschlichen Herzen die kardiale α-Adrenozeptordichte sehr gering und ihre funktionelle Rolle bis jetzt nicht eindeutig geklärt. Es ist daher auch unsicher, ob Veränderungen kardialer α-Adrenozeptoren eine (patho)physiologische Rolle für das ischämische menschliche Myokard spielen.

Literatur

1. Aarons RD, Molinoff PB (1982) Changes in the density of beta-adrenergic receptors in rat lymphocytes, heart and lung after chronic treatment with propranolol. J Pharmacol Exp Ther 221:439–443
2. Aass H, Skomedal T, Osnes J-B et al. (1986) Noradrenaline evokes an α-adrenoceptor-mediated inotropic effect in human ventricular myocardium. Acta Pharmacol Toxicol 58:88–90
3. Ahlquist RP (1948) A study of the adrenotropic receptors. Am J Physiol 153:586–600
4. Böhm M, Diet F, Feiler G, Kemkes B, Erdmann E (1988) α-adrenoceptors and α-adrenoceptor-mediated positive inotropic effects in failing human myocardium. J Cardiovasc Pharmacol 12:357–364
5. Böhm M, Pieske B, Schnabel P, Schwinger R, Kemkes B, Klövekorn W-P, Erdmann E (1989) Reduced effects of dopexamine one force of contraction in the failing human heart despite preserved β₂-adrenoceptor subpopulation. J Cardiovasc Pharmacol 14:549–559
6. Bristow MR, Ginsburg R, Umans V et al. (1986) β₁- and β₂-adrenergic-receptor subpopulations in nonfailing and failing human ventricular myocardium: coupling of both receptor subtypes to muscle contraction and selective β₁-receptor down-regulation in heart failure. Circ Res 59:297–309
7. Bristow MR, Minobe W, Rasmussen R, Hershberger RE, Hoffman BB (1988) Alpha-1 adrenergic receptors in the nonfailing and failing human heart. J Pharmacol Exp Ther 247:1039–1045
8. Bristow MR, Hershberger RE, Port JD, Minobe W, Rasmussen R (1989) β₁- and β₂-adrenergic receptor mediated adenylate cyclase stimulation in nonfailing and failing human ventricular myocardium. Mol Pharmacol 35:295–303

9. Bristow MR, Port JD, Hershberger RE, Gilbert EM, Feldmann AM (1989) β-Adrenergic receptor-adenylate cyclase complex as a target for therapeutic intervention in heart failure. Eur Heart J [Suppl B] 10:45–54

10. Brodde O-E, Motomura S, Endoh M, Schümann HJ (1978) Lack of correlation between the positive inotropic effect evoked by α-adrenoceptor stimulation and the levels of cyclic AMP and/or cyclic GMP in the isolated ventricle strip of the rabbit. J Mol Cell Cardiol 10:207–219

11. Brodde O-E, O'Hara N, Zerkowski H-R, Rohm N (1984) Human cardiac β-adrenoceptors: both β_1- and β_2-adrenoceptors are functionally coupled to the adenylate cyclase in right atrium. J Cardiovasc Pharmacol 6:1184–1191

12. Brodde O-E, Schüler S, Kretsch R et al. (1986) Regional distribution of β-adrenoceptors in the human heart: coexistence of functional β_1- and β_2-adrenoceptors in both atria and ventricles in severe congestive cardiomyopathy. J Cardiovasc Pharmacol 8:1235–1242

13. Brodde O-E, Beckeringh JJ, Michel MC (1987) Human heart β-adrenoceptors: a fair comparison with lymphocyte β-adrenoceptors? Trends Pharmacol Sci 8:403–407

14. Brodde O-E, Daul A, Wellstein A, Palm D, Michel MC, Beckeringh JJ (1988) Differentiation of β_1- and β_2-adrenoceptor-mediated effects in humans. Am J Physiol 254:H199–206

15. Brodde O-E, Zerkowski H-R, Borst HG, Maier W, Michel MC (1989) Drug- and disease-induced changes of human cardiac β_1- and β_2-adrenoceptors. Eur Heart J [Suppl B] 10:38–44

16. Brodde O-E, Zerkowski H-R, Doetsch N, Motomura S, Khamssi M, Michel MC (1989) Myocardial beta-adrenoceptor changes in heart failure: Concomitant reduction in beta₁- and beta₂-adrenoceptor function related to the degree of heart failure in patients with mitral valve disease. J Am Coll Cardiol 14:323–331

17. Brodde O-E, Motomura S (1989) Effects of chronic β-adrenoceptor antagonist treatment on β-adrenergic and muscarinic receptor function in the human heart. J Mol Cell Cardiol [Suppl III] 21:S3 (abstr)

18. Brodde O-E, Daul A, Michel-Reher M, Boomsma F, Man in't Veld AJ, Schlieper P, Michel MC (1990) Agonist-induced desensitization of β-adrenoceptor function in man. Subtype-selective reduction in β_1- or β_2-adrenoceptor-mediated physiological effects by xamoterol or procaterol. Circulation 81:914–921

19. Brodde O-E (1987) Cardiac beta-adrenergic receptors. ISI Atlas Sci Pharmacol 1:107–112

20. Brodde O-E (1989) β-Adrenoceptors. In: Williams M, Glennon RA, Timmermans PBMWM (eds) Receptor pharmacology and function. Dekker, New York, pp 207–255

21. Brückner R, Meyer W, Mügge A, Schmitz W, Scholz H (1984) α-Adrenoceptor-mediated positive inotropic effect of phenylephrine in isolated human ventricular myocardium. Eur J Pharmacol 99:345–347

22. Brückner R, Mügge A, Scholz H (1985) Existence and functional role of alpha₁-adrenoceptors in the mammalian heart. J Mol Cell Cardiol 17:639–645

23. Corr PB, Shayman JA, Kramer JB, Kipnis RJ (1981) Increased α_1-adrenergic receptors in ischemic cat myocardium. J Clin Invest 67:1232–1236

24. Daly MJ, Levy GP (1979) The subclassification of β-adrenoceptors: evidence in support of the dual β-adrenoceptor hypothesis. In: Kalsner S (ed) Trends in autonomic pharmacology, vol 1. Urban & Schwarzenberg, Baltimore, pp 347–382

25. Dillon JS, Gu XH, Nayler WG (1988) Alpha-1 adrenoceptors in ischaemic and reperfused myocardium. J Mol Cell Cardiol 20:725–735

26. Endoh M (1982) Adrenoceptors and the myocardial inotropic response: Do alpha and beta receptor sites functionally coexist? In: Kalsner S (ed) Trends in autonomic pharmacology, vol 2. Urban & Schwarzenberg, Baltimore Munich, pp 304–322

27. Francis GS (1985) Neurohumoral mechanisms involved in congestive heart failure. Am J Cardiol 55:15A–21A

28. Francis GS, Cohn JN (1986) The autonomic nervous system in congestive heart failure. Annu Rev Med 37:235–247

29. Gille E, Lemoine H, Ehle B, Kaumann AJ (1985) The affinity of (−)-propranolol for β_1- and β_2-adrenoceptors of human heart. Differential antagonism of the positive inotropic

effects and adenylate cyclase stimulation by (–)-noradrenaline and (–)-adrenaline. Naunyn-Schmiedebergs Arch Pharmacol 331: 60–70

30. Glaubiger G, Lefkowitz RJ (1977) Elevated beta-adrenergic receptor number after chronic propranolol treatment. Biochem Biophys Res Commun 78: 720–725

31. Heilbrunn SM, Shah P, Bristow MR, Valantine HA, Ginsburg R, Fowler MB (1989) Increased β-receptor density and improved hemodynamic response to catecholamine stimulation during long-term metoprolol therapy in heart failure from dilated cardiomyopathy. Circulation 79: 483–490

32. Hjalmerson A, Elmford D, Herlitz J et al. (1981) Effect on mortality of metoprolol in acute myocardium infarction. Lancet II: 823–827

33. Jones CR, Molenaar P, Summers RJ (1989) New views of human cardiac β-adrenoceptors. J Mol Cell Cardiol 21: 519–535

34. Kaumann AJ, Hall JA, Murray KJ, Wells FC, Brown MJ (1989) A comparison of the effects of adrenaline and noradrenaline on human heart: the role of β_1- and β_2-adrenoceptors in the stimulation of adenylate cyclase and contractile force. Eur Heart J [Suppl B] 10: 29–37

35. Kohl C, Schmitz W, Scholz H, Scholz J, Toth M, Döring V, Kalimar P (1989) Evidence for $alpha_1$-adrenoceptor-mediated increase of inositol trisphosphate in the human heart. J Cardiovasc Pharmacol 13: 324–327

36. Lands AM, Arnold A, McAuliff JP, Luduena FP, Brown TG (1967) Differentiation of receptor system activated by sympathomimetic amines. Nature 214: 597–598

37. Maisel AS, Motulsky HJ, Insel PA (1985) Externalization of β-adrenergic receptors promoted by myocardial ischemia. Science 230: 183–186

38. Maisel AS, Motulsky HJ, Ziegler MG, Insel PA (1987) Ischemia- and agonist-induced changes in α- and β-adrenergic receptor traffic in guinea pig hearts. Am J Physiol 253: H1159–H1167

39. Maisel AS, Motulsky HJ, Insel PA (1987) Propranolol treatment externalizes β-adrenergic receptors in guinea pig myocardium and prevents further externalization by ischemia. Circ Res 60: 108–112

40. McDevitt DG (1989) In vivo studies on the function of cardiac β-adrenoceptors in man. Eur Heart J [Suppl B] 10: 22–28

41. Michel MC, Maisel AS, Brodde O-E (1980) Mitigation of β_1- and/or β_2-adrenoceptor function in human heart failure. Br J Clin Pharmacol 30 [Suppl 1]: 37S–42S

42. Michel MC, Pingsmann A, Beckeringh JJ, Zerkowski H-R, Doetsch N, Brodde O-E (1988) Selective regulation of β_1- and β_2-adrenoceptors in the human heart by chronic β-adrenoceptor antagonist treatment. Br J Pharmacol 94: 685–692

43. Minneman KP, Pittman RN, Molinoff PB (1981) β-Adrenergic receptor subtypes: properties, distribution and regulation. Annu Rev Neurosci 4: 419–461

44. Motomura S, Zerkowski H-R, Daul A, Brodde O-E (1990) On the physiologic role of $beta_2$-adrenoceptors in the human heart: *in vitro* and *in vivo* studies. Am Heart J 119: 608–619

45. Motomura S, Khamssi M, Zerkowski H-R, Brodde O-E (1989) Is there a receptor reserve for isoprenaline in the human heart? Eur Heart J [Suppl] 10: 427 (abstr)

46. Mukherjee A, Wong TM, Buja LM, Lefkowitz RJ, Willerson JT (1979) Beta-adrenergic and muscarinic cholinergic receptors in canine myocardium. J Clin Invest 64: 1423–1428

47. Mukherjee A, Hogan M, McCoy K, Buja LM, Willerson JT (1980) Influence of experimental myocardium ischemia on $alpha_1$-adrenergic receptors. Circulation [Suppl III] 64: 111–149 (abstr)

48. Mukherjee A, Bush LR, McCoy KE, Duke RJ, Hagler H, Buja LM, Willerson JT (1982) Relationship between ß-adrenergic receptor numbers and physiological responses during experimental canine myocardial ischemia. Circ Res 50: 735–741

49. Schmitz W, Scholz H, Scholz J, Steinfath M, Lohse M, Puurunen J, Schwabe U (1987) Pertussis toxin does not inhibit the $alpha_1$-adrenoceptor-mediated effect on inositol phosphate production in the heart. Eur J Pharmacol 134: 377–378

50. Schmitz W, Kohl C, Neumann J, Scholz H, Scholz J (1989) On the mechanism of positive inotropic effects of alpha-adrenoceptor agonists. Basic Res Cardiol [Suppl 1] 84: 23–33

51. Schoemig A, Dart AM, Dietz R, Mayer E, Kübler W (1984) Release of endogenous catecholamines in the ischemic myocardium of the rat, part A: locally mediated release. Circ Res 55:689–701
52. Sleight PC (1986) Use of beta-adrenoceptor blockade during and after acute myocardial infarction. Annu Rev Med 36:415–425
53. Starke K (1981) α-Adrenoceptor subclassification. Rev Physiol Biochem Pharmacol 88:199–236
54. Stiles GL, Caron MG, Lefkowitz RJ (1984) β-Adrenergic receptors: biochemical mechanisms of physiological regulation. Physiol Rev 64:661–743
55. Strasser RH, Krimmer J, Marquetant R (1988) Regulation of β-adrenergic receptors: impaired desensitization in myocardial ischemia. J Cardiovasc Pharmacol [Suppl 1] 12:S15–S24
56. Timmermans PBMWM (1989) α-Adrenoceptors. In: Williams M, Glennon RA, Timmermans PBMWM (eds) Receptor pharmacology and function. Dekker, New York, pp 173–205
57. Vatner DE, Knight DR, Shen YT, Thomas JX, Homcy CJ, Vatner SR (1988) One hour of myocardial ischemia in conscious dogs increases β-adrenergic receptors, but decreases adenylate cyclase activity. J Mol Cell Cardiol 20:75–82
58. Vedin JA, Wilhelmsson CE (1983) Beta-receptor blocking drugs in the secondary prevention of coronary heart disease. Annu Rev Pharmacol Toxicol 23:29–44
59. Waagstein F, Hjalmarson A, Swedberg K, Wallentin I (1983) Beta-blockers in dilated cardiomyopathy: they work. Eur Heart J 4:173–178
60. Waagstein F, Caidahl K, Wallentin I, Bergh C-H, Hjalmarson A (1989) Long-term β-blockade in dilated cardiomyopathy. Effects of short- and long-term metoprolol treatment followed by withdrawal and readministration of metoprolol. Circulation 80:551–563
61. Wagner J, Brodde O-E (1979) On the presence and distribution of α-adrenoceptors in the heart of various mammalian species. Naunyn-Schmiedeberg's Arch Pharmacol 302:239–254
62. Wellstein A, Belz GG, Palm D (1988) Beta adrenoceptor subtype binding activity in plasma and beta blockade by propranolol and beta-1 selective bisoprolol in humans. Evaluation with Schildplots. J Pharmacol Exp Ther 246:328–337
63. Zerkowski H-R, Ikezono K, Rohm N, Reidemeister JC, Brodde O-E (1986) Human myocardial β-adrenoceptors: demonstration of both β1- and β2-adrenoceptors mediating contractile responses to β-agonists on the isolated right atrium. Naunyn-Schmiedeberg's Arch Pharmacol 332:142–147

Besonderheiten der Anästhesie und perioperativen Pharmakotherapie bei Myokardinsuffizienz

G. F. Karliczek

Unter *Myokardinsuffizienz* versteht man, strenggenommen, nur die *Kontraktionsschwäche des Herzmuskels*. Der Begriff *Herzinsuffizienz* geht weiter: Man versteht darunter nicht nur die Pumpschwäche des Herzens unterschiedlichster (auch extrakardialer) Ursachen, sondern auch die dadurch entstehenden Folgen wie venöser Rückstau, Retention von Wasser und Na$^+$. „Herzinsuffizienz" ist also ein *Syndrom*.

Bei fortschreitendem Herzversagen kommt es zum *Kreislaufversagen*. Wir verstehen darunter einen krankhaften Zustand, bei dem der Kreislauf auch in Ruhe nicht in der Lage ist, den An- und Abtransport von Metaboliten zu bzw. von den Geweben in genügendem Maße durchzuführen.

Pathophysiologie

Ursachen

Die Ursachen für die *Herz*insuffizienz sind vielfältig. Für nähere Details sei auf einschlägige Werke verwiesen (z. B. [4, 11, 12]).

1. *Erkrankungen des Myokards:*
   Hierunter fallen u. a. Kardiomyopathien, Entzündungen und z. B. Rejektion nach Herztransplantation. Am häufigsten sind aber die ischämischen Veränderungen durch die koronare Herzkrankheit. Durch plötzlichen Verschluß eines Koronarastes kann es je nach Kollateralfluß zur Hypokinesie bis zur Dyskinesie (Stillstand oder paradoxe Pulsation) des betroffenen Myokardareals kommen. Anhaltende Ischämie führt zum Infarkt bzw. zu diffus verstreuten Nekroseherden. Folgen davon sind umschriebene oder diffuse Narben. Die übrigen Herzmuskelfasern müssen die Funktion der ausgefallenen Fasern mit übernehmen, wodurch sie überbelastet werden.

2. *Metabolisch/toxisch:*
   In diese große Rubrik ist u. a. auch der O_2-Mangel bei Hypoxämie oder Ischämie einzureihen.
   Eine Besonderheit ist das Phänomen des „stunning". Nach einer akuten Koronarokklusion kommt es nach kurzer Zeit zu einer Kontraktionsstörung im ischämischen Bezirk. Nach Wiederfreigabe der Zirkulation kommt es – auch nach nur kurzdauernder Ischämie – trotz Normalisierung aller biochemischen und ultrastrukturellen Parameter zu einer Stunden bis Tage dauernden Kontraktilitätsabnahme [13]. Diese wird als Schutzmechanismus des

bedrohten Myokardareals interpretiert. Durch Erhöhung der ionisierten extrazellulären Kalziumkonzentration oder durch Stimulation mit β_1-adrenergen Substanzen kann die Kontraktilität des „sich schonenden" Myokards wieder hergestellt werden. Möglicherweise trägt dieses interessante Phänomen zu der nach Herzoperationen regelhaft auftretenden Funktionsstörung bei.

Zum Punkt „metabolisch-toxisch" können wir auch den Effekt der Anästhetika rechnen (mehr darüber im folgenden Abschnitt). Neben den myokardialen Erkrankungen führen zahlreiche andere zur *Herzinsuffizienz:*

3. *Übermäßige Belastung:*
   Volumenbelastung: z. B. durch Klappeninsuffizienzen, Links-rechts-Shunts, Thyreotoxikose, extreme Anämie;
   exzessive Druckbelastung: z. B. durch Pulmonal- oder Aortenklappenstenose, Isthmusstenose, Hypertonie.

4. *Extreme Herzfrequenz:*
   Sowohl durch extrem niedrige (z. B. totaler AV-Block) als auch durch extrem hohe Herzfrequenzen kann die Pumpleistung des Herzens stark absinken.

5. *Herzrhythmusstörungen:*
   Die Synchronisation von Vorhof- und Kammerkontraktion ist v. a. dann wichtig, wenn die Kammerfüllung ohne die Vorhofkontraktion nicht mehr ausreicht; dies ist z. B. der Fall bei höheren Herzfrequenzen, oder wenn die Herzkammern (z. B. durch Hypertrophie und/oder Fibrosierung) vermindert *dehnbar* sind (*verminderte Compliance*).

6. *Beeinträchtigung von außen:*
   Krankhafte Zustände wie z. B. Herzbeuteltamponade, Panzerherz etc. verhindern weniger die Kontraktion als vorwiegend die Füllung der Herzkammern.

Kompensationsmechanismen

Verschiedene physiologische Reaktionen können eine Herzinsuffizienz kompensieren:

1. *Frank-Starling-Mechanismus:* Über diesen Mechanismus kann durch größere Vordehnung der Myokardfasern mehr Kraft entwickelt werden; mit Einschränkungen kann dies auch auf die „Ventrikelfunktionskurve" übertragen werden (s. Abb. 1).

2. Zunahme der Herzfrequenz.

3. Zunahme der Sympathikusaktivität und der Plasmakatecholaminspiegel: Dadurch wird die Kontraktilität verbessert. Der Noradrenalingehalt im Myokard nimmt ab. Erhöhte Katecholaminspiegel führen, wie dies ausführlich im Beitrag von Brodde beschrieben wird, sehr schnell zu einer verminderten Ansprechbarkeit der myokardialen β_1-Rezeptoren. Dies bedeutet u. a., daß sowohl endogene wie auch therapeutisch verabreichte Katecholamine am Herzen vermindert wirksam sind.

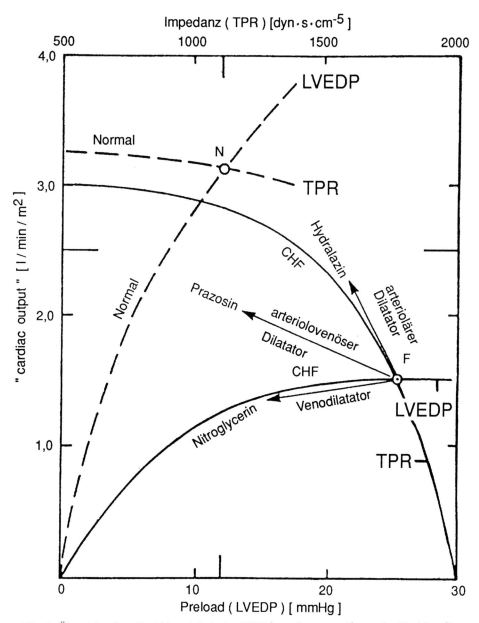

Abb. 1. Übersicht über die Abhängigkeit des HZV (*„cardiac output"*) von der Nachlast (Impedanz, *TPR*) bzw.von dem linksventrikulären enddiastolischen Druck (Preload, *LVEDP*) beim normalen (*gestrichelte Linien*) und insuffizienten (*durchgezogenen Linien*) Herz. Beim gesunden Herz (Position *N*) wird das HZV kaum von der Nachlast beeinflußt – dagegen sehr stark bei Herzinsuffizienz (Position *F*). Arterielle Vasodilatoren können deshalb bei der Insuffizienz zur Erhöhung des HZV führen. (Aus Mason [10])

4. Die Herzmuskelfasern nehmen an Dicke zu – sie hypertrophieren. Dadurch sinkt die Compliance: Für eine normale Füllung des Ventrikels in der Diastole wird ein wesentlich höherer Füllungsdruck (LVEDP oder PCWP) benötigt („diastolisches Versagen").

Weitere Folgen der Herzinsuffizienz

Bei nicht ausreichendem HZV wird der Blutfluß auf die *vitalen* Organe umverteilt. Der periphere Widerstand und die O_2-Extraktionsrate steigen, d. h. die gemischt-venöse O_2-Sättigung ($S_{\bar{v}}O_2$) sinkt. Durch die renale Minderdurchblutung wird das Renin-Angiotensin-Aldosteron-System aktiviert. Das zirkulierende Plasmavolumen sowie das Körper-Na^+ steigen an [12].

Diese an sich sinnvolle Anpassung an eine *kurzfristige* Kreislaufinsuffizienz verschlechtert langfristig die Auswurfbedingungen für das insuffiziente Herz. Ein *Circulus vitiosus* entsteht.

Differentialdiagnose der Herzinsuffizienz in Narkose

Die Anwendung von Anästhetika führt immer zu Kreislaufveränderungen. Häufig kommt es zum Abfall von Blutdruck und Herzzeitvolumen. Vielfach werden diese Phänomene als „Myokarddepression" durch den „negativ-inotropen" Effekt der Anästhetika gedeutet. Dies ist aber zu stark vereinfacht.

Neben dem myokardialen Angriffspunkt haben die Anästhetika mannigfaltige Effekte auf die übrigen Stell- und Regelglieder der Kreislaufregulation. Dies wird häufig übersehen.

An dieser Stelle sollen nur zwei Aspekte herausgegriffen werden:

Senkung des O_2-Verbrauchs

Die enge Koppelung zwischen O_2-Verbrauch und HZV zeigt Tabelle 1: Die Anästhesie bewirkt eine fast 30 %ige Abnahme der O_2-Aufnahme, während der Herzindex nur um 16 % bzw. 24 % sinkt. Dadurch *steigt* die gemischt-venöse O_2-Sättigung leicht an bzw. die O_2-Extraktionsrate *sinkt*. Trotz abgefallenem Herzindex besteht also eher ein Trend zur „Luxusdurchblutung". Solange also die gemischt-venöse Sättigung nicht sinkt bzw. die Extraktionsrate nicht steigt, bedeutet das Absinken des HZV unter Anästhesie *keine* Herz- oder Kreislaufinsuffizienz, sondern es ist als *Anpassungsvorgang* an den in Narkose abgesunkenen O_2-Verbrauch aufzufassen.

Abnahme des venösen Rückstroms

Neben der Kontraktilität wird das Schlagvolumen in ganz entscheidendem Maße von Veränderungen von Vor- und Nachlast bestimmt. Als Beispiel hierfür

Tabelle 1. Verhalten von Herzindex (*CI*), O$_2$-Verbrauch ($\dot{V}$O$_2$), gemischtvenöser O$_2$-Sättigung (S$_{\bar{v}}$O$_2$) und O$_2$-Extraktionsrate (*OER*) vor und in totaler intravenöser Anästhesie mit Alfentanil in Kombination mit Methohexital (*Mx*) oder Midazolam (*Mi*). # p <0,05 (paarweiser t-Test)

		Wach	In Anästhesie
CI	Mx	2,5 ± 0,4	1,9 ± 0,22*
[l/min/m²]	Mi	2,5 ± 0,6	2,1 ± 0,05*
$\dot{V}$O$_2$	Mx	106 ± 13	76 ± 11*
[ml/min/m²]	Mi	100 ± 18	71 ± 9*
S$_{\bar{v}}$O$_2$	Mx	75 ± 2,5	78 ± 3,2
[%]	Mi	73 ± 4,3	81 ± 5,2*
OER	Mx	23 ± 3	23 ± 3
[%]	Mi	23 ± 5	20 ± 5

sei der anästhetikabedingte „relative Volumenmangel" genannt: Viele Narkotika wie Inhalationsanästhetika, Opioide, viele intravenöse Anästhetika etc. führen zu einer *Venodilatation*. Dadurch wird der venöse Rückstrom zum Herzen vermindert. Dies bewirkt eine ungenügende Kammerfüllung und eine Abnahme des Schlagvolumens.

Mehr als das gesunde ist das insuffiziente Herz zur Förderung eines ausreichenden Schlagvolumens auf die Erhaltung optimaler Füllungsvolumina bzw. -drücke angewiesen.

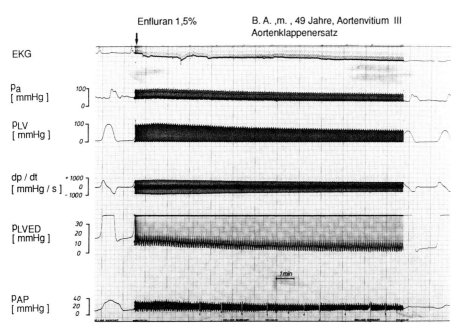

Abb. 2. Einfluß von *Enfluran* auf den Arteriendruck (*Pa*), den linksventrikulären Druck (*P$_{LV}$*), auf die maximale Druckanstiegsgeschwindigkeit (*dp/dt*), auf den LVEDP (*P$_{LVED}$*) und auf den Pulmonalarteriendruck (*P$_{AP}$*). *Enfluran* führt zu einer deutlichen *Abnahme* des LVEDP

Abbildung 2 zeigt, wie z. B. unter dem Einfluß von Enfluran der LVEDP absinkt. Wäre Enfluran tatsächlich nur *negativ-inotrop*, dann wäre der LVEDP als Zeichen des zunehmenden Versagens *angestiegen* und nicht *abgesunken*.

Diese venendilatierende Wirkung von Enfluran hat bei herzinsuffizienten Patienten auch günstige Effekte; z. B. bewirkt die Narkoseeinleitung bei diesen Patienten (*Überfüllung* des Herzens) eine *Entlastung* des dilatierten Ventrikels, ähnlich wie die in Abb. 1 (Situation F) dargestellten Effekte von Nitroglycerin oder Prazosin.

Daraus ergibt sich, daß eine zielgerichtete Akutbehandlung bei schwerer Herzinsuffizienz nicht ohne entsprechendes *Monitoring* möglich ist.

Monitoring

Bei schwerer Herzinsuffizienz, v. a. wenn während des Eingriffs zusätzlich mit größerem Blutverlust oder der Einwirkung von Noxen (z. B. Knochenzement, Endotoxin etc.) zu rechnen ist, erscheint derzeit der thermistorbestückte Swan-Ganz-Katheter als die zweckmäßigste Ergänzung des Monitorings. Nur mit seiner Hilfe können optimale Vorlasten (zentraler Venendruck, pulmonal-kapillärer Druck), der optimale Blutfluß (HZV, $S_{\bar{v}}O_2$) sowie die Kreislaufwiderstände ermittelt werden.

ZVD und PCWP vermitteln bei veränderter Compliance des Myokards allerdings ein verzerrtes Bild des *Füllvolumens* – hier wäre die Überwachung mittels transösophagealer Echokardiographie (TEE) die ideale Ergänzung. Diese ist auch die am schnellsten einsetzbare Methode bei einem unerwarteten schweren intraoperativen Herzversagen [5].

Strategie der Anästhesieführung

Bei der Anästhesie herzinsuffizienter Patienten spielt die Wahl der Anästhetika nicht *die* entscheidende Rolle. Wichtiger ist eine *Vorgehensweise*, die darauf abzielt, vor, während und nach dem Eingriff möglichst vollständig *Streß*- und *Schmerzstimuli* zu unterdrücken und hohe, kreislaufdepressive Anästhetikakonzentrationen zu vermeiden. Hierzu einige Bemerkungen:

Zu flache Anästhesie

Es ist eine weitverbreitete Ansicht, daß die Anästhesie bei herzinsuffizienten Patienten grundsätzlich „flach" gehalten werden müsse. Die zu flache Anästhesie kann Tachykardie und/oder Herzrhythmusstörungen provozieren und dadurch das HZV weiter reduzieren. Auch kann sie zu Blutvolumenverschiebungen von extra- nach intrathorakal führen, wodurch es zur Ventrikeldilatation und Dekompensation evtl. mit Lungenödem kommen kann. Aber auch die *Nachlasten*, die Widerstände im kleinen und großen Kreislauf, können akut ansteigen, was wiederum verschlechterte Auswurfbedingungen (s. Abb. 1) mit

evtl. kritischer Abnahme des Schlagvolumens bis hin zur Dekompensation bedeutet. Durch zu flache Anästhesie steigt der O_2-Verbrauch des Körpers, was
bei Zuständen mit hochgradigem Pumpversagen zu einer mangelnden O_2-Ver-
sorgung einzelner Organe führen kann.

Die durch übermäßige Streßreaktionen hervorgerufene Hormonantwort
(Anstieg von ADH, Renin u. a.) bewirkt eine weitere (schädliche) Zunahme
des peripheren Widerstandes und eine weitere Na^+-Retention – also nimmt die
Herzinsuffizienz zu.

Zu tiefe Anästhesie

Im Verlauf einer Anästhesie wechseln „streßreiche" mit „streßarmen" Phasen.
Entsprechend muß die Anästhesietiefe angepaßt werden können – insbesondere
muß sie *kurzfristig* vertieft werden können, z. B. zur Unterdrückung des Intu-
bationsstresses. Dagegen reicht in der Zeit danach, bis zum Beginn der Operation, eine „leichtere" Anästhesie. Würde man die für die Intubation erreichte
Anästhesietiefe auch *nach* der Intubation beibehalten, müßte mit erheblicher
und *unnötiger* Kreislaufdepression gerechnet werden.

Applikationsform

Wenn unnötig überhöhte Serumspiegel vermieden werden, können herzinsuf-
fiziente Patienten auch mit Anästhetika mit *negativ-inotroper* Wirkung sicher
anästhesiert werden. So können trotz ihrer nachgewiesenerweise myokarddepressiven Effekte selbst *Barbiturate* zur Narkoseeinleitung und -unterhaltung
herzinsuffizienter Patienten eingesetzt werden [7]. Die wichtigste Voraussetzung dafür ist allerdings die *extrem* langsame Injektion – also die *Infusion*.
Bolusinjektionen führen viel eher zu unerwünscht hohen Plasmaspiegeln.

Auch wegen der mit der Herzinsuffizienz verbundenen langen Kreislaufzeiten
ist die *extrem langsame* Applikation durch Infusion ratsam. Die langen Kreislaufzeiten verführen nämlich zur vorschnellen Nachinjektion eines weiteren
Anästhetikumbolus, denn in der Annahme, das Anästhetikum wirke ungenügend, läßt man sich häufig zu schnell zu einer überflüssigen Nachinjektion
verleiten.

Kombination mehrerer Anästhetika

Die Forderung nach genügender Anästhesietiefe bei vertretbarer Kreislaufdepression ist mit einem *einzigen* Anästhetikum i. allg. nicht erreichbar. Deshalb
werden Anästhetika zweckmäßigerweise kombiniert – meist mit Opiaten. Diese
zeichnen sich durch minimale negativ-inotrope Wirkung aus [9] – nur bei (zu)
schneller Gabe wirken sie kurzfristig Vorlast und Nachlast senkend. Im allgemeinen müssen sie aber mit einem Hypnotikum (i. v.- oder Inhalationsanäs-
thetikum) kombiniert werden, da Opiate *allein* auch in extrem hoher Dosie-

runghäufig ungenügend anästhetisch wirken. Außerdem bedingen die dann extrem hohen Dosierungen wegen der damit verbundenen Atemdepression vielstündige Nachbeatmungszeiten.

Ausleitung der Anästhesie

Eine bedrohliche Situation entsteht häufig bei Anästhesieende.

Bei rascher Elimination der Anästhetika kommt es nämlich nach größeren Eingriffen und/oder längerer Exposition an das Operationssaalklima zu *Muskelzittern, Zentralisation* und arterieller *Hypertension* [6]. Schuld daran sind *mehrere* Faktoren wie akzidentelle Hypothermie durch Wärmeverlust im Operationssaal, Kreislaufinstabilität, Zentralisation, erhöhter O_2-Bedarf usw. Dadurch können die Kompensationsmechanismen eines herzinsuffizienten Patienten schnell überfordert werden. Unsere Strategie sollte eine derartige Kreislaufüberbelastung vermeiden und in derartigen Fällen Anästhesie und Beatmung bis in den Aufwachraum (oder die Intensivstation) fortsetzen und diese erst nach Wiederaufwärmung und Stabilisation des Kreislaufs beenden.

Therapeutische Maßnahmen

Bei der perioperativen Behandlung der Herzinsuffizienz besteht meist eine ganz andere Situation als bei der *Langzeitbehandlung*, da hier die Möglichkeit besteht, die wichtigsten Faktoren, die die Herzleistung bestimmen, also Vorlast, Nachlast, Kontraktilität, Herzrhythmus und in gewissem Grad auch den O_2-Verbrauch zu *optimieren*.

Einstellung der optimalen Vorlast

Der optimale Füllungsdruck, bei Linksversagen der diastolische Pulmonalarteriendruck oder der Wedgedruck, muß *immer individuell* ermittelt werden. Die „Erfolgskriterien" sind u. a. das Schlagvolumen bzw. Herzzeitvolumen, oder die gemischt-venöse O_2-Sättigung. Beim Herzinsuffizienten liegt der erforderliche Füllungsdruck häufig *höher* als beim Herzgesunden, aber es gibt auch Situationen, bei denen ein *normaler* Füllungsdruck bereits zu einer übermäßigen Ventrikelfüllung führt. Die Maßnahmen zur *Anhebung* zu niedriger Füllungsdrücke sind Volumengabe, evtl. Sympathomimetika mit α-agonistischem Effekt. Zur *akuten Senkung* erhöhter Werte (Gefahr der Ventrikeldilation) wird i. allg. Nitroglycerin verwendet, danach Diuretika.

Erhöhung der Kontraktilität

Wegen ihrer schlechten Steuerbarkeit, ihrer geringen therapeutischen Breite und ihres begrenzten Effektes haben sich im Bereich der Anästhesie und Intensivmedizin die Digitalispräparate zur Erhöhung der Kontraktilität nicht behaupten können. Sie sind aber nach wie vor bei der Behandlung mancher *Rhythmusstörungen*, wie z. B. die tachykarde Form des Vorhofflimmerns, von Bedeutung. Die wichtigsten Medikamente zur Erhöhung der Kontraktilität sind die i. v. *per infusionem* verabreichten *Katecholamine* (Übersicht in Tabelle 2). Aufgrund ihrer unterschiedlichen Wirkungsmuster und Nebenwirkungen werden an vielen Zentren *Kombinationen* mehrerer Katecholamine höheren Dosierungen einzelner Substanzen vorgezogen [3]. Eine Sonderstellung besitzt dabei das *Dopamin*. Es bewirkt in niedriger Dosierung eine Zunahme des renalen Plasmaflusses (Effekt „dopaminerger" Rezeptoren), während höhere Dosierungen in zunehmendem Maße neben der Stimulation der β_1- auch die der α-Rezeptoren bewirken. Wegen der günstigen Effekte auf die Nierenfunktion wird daher Dopamin in „Nierendosis" (2–5 µg/kg KG/min) mit anderen Katecholaminen kombiniert. Bei *zu niedrigem* peripheren Widerstand bevorzugen viele Kliniken *Adrenalin* oder *Noradrenalin*, bei erhöhten Werten erscheinen Substanzen wie *Dobutamin* (oder neuerdings *Dopexamin*) durch ihren gefäßerweiternden β_2-Effekt günstiger.

Tabelle 2. Zusammenstellung der wichtigsten Katecholamine. (Nach Chatterjee [2], ergänzt)

Wirkstoff Dosierung	α_1	α_2	β_1	β_2	DA_1	DA_2	Perfusordosierung z. B.	Bolus (Erwachsene)
Phenylephrin	+++	+++	+	−				0,1–0,2 mg
Noradrenalin 0,025–<0,1µg/ kgKG/min	+++	+++	+	(+)	∅	∅		
Adrenalin (Epinephrin) <0,1 µg/kgKG/min	+	+	+++	+++	∅	∅	3 mg/50 ml ≙ 60 µg/ml	5–10 µg
Adrenalin (Epinephrin) >0,1 µg/kgKG/min	+++	+++	+++	+++	∅	∅		
Dopamin 1–4 µg/kgKG/min					+++	+++		
Dopamin 2–5 µg/kgKG/min			++	(+)	+++	+++	125 mg/50 ml 250 mg/50 ml	1,5–3,5 mg
Dopamin <5 µg/kgKG/min	+++	+++	++	(+)	+	+		
Dobutamin 2–15 µg/kgKG/min	++		+++	+			125 mg/50 ml 250 mg/50 ml	
Dopexamin 0,5–6 µg/ kgKG/min			++	++	++			
Isoproterenol 0,01–0,1 µg/ kgKG/min			+++	+++				
Orciprenalin 0,1–1 µg/kgKG/min			+++	+++				

Eine sinnvolle Ergänzung der Katecholamintherapie bietet die gleichzeitige Verabreichung mit *Phosphodiesterasehemmern* (PDE-Hemmer). Wie bereits oben erwähnt, kommt es bei Herzinsuffizienz zu einer Unempfindlichkeit myokardialer β_1-Rezeptoren („down regulation"). Katecholamine können daher trotz Dosissteigerung in der Herzmuskelzelle nicht mehr in erforderlichem Maße die Synthese von zyklischem AMP (cAMP) stimulieren [8]. Da die Resynthese von cAMP begrenzt ist, kann die Abbauhemmung durch PDE-Hemmer helfen, die cAMP-Konzentrationen anzuheben. Genau dies ist eines der Wirkprinzipien der PDE-Hemmer. Der erfolgreichste Vertreter dieser Stoffklasse ist derzeit das Enoximon [1, 14]. Die wichtigste Nebenwirkung und zugleich Wirkprinzip dieser Substanz ist die Gefäßerweiterung (deshalb zählt man Enoximon zu den „Inodilatoren").

Tabelle 3. Pharmakologische Klassifizierung einiger Vasodilatanzien. *NPN* Nitroprussid-Natrium, *NTG* Nitroglycerin. (Mod. nach Kraupp [8])

Pharmakologische Klassifizierung	Medikament	Wirkort *a* arteriell *v* venös	Perfusor	Bolus
Guanylcyclase-aktivatoren	Nitrate	a < v	*NTG:* 50 mg/50 ml (1–10 mg/h)	0,1–0,2 mg
	NPN	a = v		
	Hydralazin	a > v		
	Minoxidil	a > v		
	Molsidomin	a < v	*NPN:* 50 mg/50 ml	
	β_2-Rezeptorenagonisten (Isoproterenol, Salbutamol, Terbutalin)	a = v	(0,5–8 µg/ kgKG/h)	–
α-Adrenorezeptorenantagonisten	Prazosin	a = v	*Phentol-* 50 mg/ *amin:* 50 ml	5–10 mg
	Trimazosin	a = v	(2–6 mg/h)	
	Phentolamin	a > v	*Urapidil:* 250 mg/50 ml	15–30 mg
	Urapidil	a = v	(9–120 mg/h)	
Renin-Angiotensin-Antagonisten	Saralasin	a = v		
	Captopril	a = v		
	Enalapril	a = v		
	Renininhibitoren	?		
Kalzium-antagonisten	z. B. Verapamil	a > v	*Nifedipin:* 5 mg/50 ml (0,6–1,2 mg/h)	–
	Diltiazem	a > v		
	Nifedipin	a > v		
Phosphodiesterase(III, IV)-inhibitoren	Amrinon	a = v	*Enoximone:* 100 mg/ 40 ml (5–20 mg/ kgKG/min)	0,5–1,5 mg/kgKG
	Milrinon	a = v		
	Enoximon	a = v		
	Piroximon	a = v		
Serotonin-antagonisten	Ketanserin	a > v	50 mg/50 ml (4 mg/h)	10 mg

Nachlastsenkung

Klassischerweise geht die Herzinsuffizienz mit einem erhöhten Kreislaufwiderstand einher. Wie Abb. 1 zeigt, führt der erhöhte Kreislaufwiderstand zu einer Behinderung der linksventrikulären Auswurffunktion. Das Wirkprinzip der sog. *Nachlastsenker* ist die Umkehr dieses deletären Mechanismus. Das für diese Indikation verwendete Nitroprussidnatrium sollte wegen seiner zahlreichen Nebenwirkungen nicht mehr eingesetzt werden. Für die Akutbehandlung eignen sich u. a. Nitroglycerin, Nifedipin, Urapidil, Ketanserin und Regitin (s. Tabelle 3). Vasodilatoren führen – auch wenn sie vorwiegend die *Arteriolen* erweitern, durch Venodilatation *auch* zu einer Vorlastsenkung. Dadurch kann es – insbesondere bei Hypovolämie – zu einem Absinken des Schlagvolumens kommen. Nachlastsenkung erfordert daher häufig Volumensubstitution. Umgekehrt haben vorwiegend venös wirkende Vasodilatoren wie z. B. Nitroglycerin meist auch einen dilatierenden Effekt auf der arteriellen Seite. Häufig müssen Katecholamine und Vasodilatoren kombiniert werden. In diesem Falle empfiehlt sich auch der primäre Einsatz eines PDE-Hemmers.

Die Herzinsuffizienz in der Anästhesie ist aber nicht immer mit *erhöhtem* Widerstand verbunden. Aus zahlreichen Gründen (Anästhesieverfahren, Freisetzung von Toxinen und Mediatoren etc.) kann der Kreislaufwiderstand extrem erniedrigt sein. In diesem Falle sind u. a. Vasokonstriktoren, wie z. B. α-Agonisten, indiziert.

Der Vollständigkeit halber sei erwähnt, daß zur erfolgreichen Behandlung einer schweren perioperativen Herzinsuffizienz neben den dargestellten spezifischen Therapiemaßnahmen häufig das gesamte Spektrum der Intensivtherapie und -pflege aufgeboten werden muß.

Literatur

1. Boldt J, Kling D, Schuhmann E, Dapper F, Hempelmann G (1989) Hämodynamische Effekte des neuen Phosphodiesterasehemmers Enoximone bei kardiochirurgischen Patienten. Anästhesist 38: 238–244
2. Chatterjee K (1988) Mechanism of action of inotropic agents in heart failure. In: Perret C, Vincent JL (eds) Acute heart failure update in intensive care and emergency medicine, 5. Springer, Berlin Heidelberg New York Tokyo
3. Gattiker R, Schmid E (1978) Haemodynamic effects of dopamine, epinephrine and orciprenaline (alupent) in patients early after cardiac surgery. Intensive Care Med 4: 1
4. Kaplan JA (ed) (1987) Cardiac anaesthesia, 2nd edn. Saunders, Philadelphia
5. Karliczek GF, Hempelmann G, Piepenbrock SA (1975) Comparison of the cardiovascular effects of enflurane, halothane, methoxyflurane and fluroxene during open cardiac surgery. Acta Anaesthesiol Begl 26: 81–93
6. Karliczek GF, Birks RJS, Brenken U, Agnew M (1980) Termination of anaesthesia – Do we pay enough attention to its consequences? Anästhesist 29: 370–375
7. Karliczek GF, Brenken U, Schokkenbroek R, Broeke JJW van der, Richardson FJ, Homan van der Heide JN (1982) Etomidate – Analgesic combinations for the induction of anaesthesia incardiac patients. Anästhesist 31: 213–220
8. Kraupp O (1988) Pharmakodynamische Beeinflussung der Rhythmik, Dynamik und Durchblutung des Herzens. In: Forth W, Henschler D, Rummel W (Hrsg) Allgemeine und spezielle Pharmakologie und Toxikologie. Wissenschaftsverlag, Mannheim Wien Zürich

9. Lowenstein E, Hallowell P, Levine FH, Dagget WM, Gerald Austen W, Laver MB (1969) Cardiovascular response to large doses of intravenous morphine in man. N Engl J Med 281:1389

10. Mason DT (1980) Treatment of acute and chronic congestive heart failure by vasodilator – afterload reduction. Arch Intern Med 140:1577–1581

11. Perret C, Vincent JL (eds) (1988) Acute heart failure update. In: Perret C, Vincent JL (eds) Intensive care and emergency medicine 5. Springer, Berlin Heidelberg New York Tokyo

12. Roskamm H, Reindell H (Hrsg) (1989) Herzkrankheiten, 3. Aufl. Springer, Berlin Heidelberg New York Tokyo

13. Schott RJ, Schaper W (1989) Effects of transient coronary occlusion: experience with myocardial stunning and preconditioning. Isr J Med Sci 25:479–482

14. Thormann J, Kremer P, Mitrovic V, Neutzner J, Schlepper M (1989) Wirkungen von Enoximon bei koronarer Herzerkrankung: Verbesserte Ventrikelfunktion und regionale Wandbeweglichkeit und Verhinderung pacing-induzierter Angina pectoris. Herz Kreislauf 21:332–340

Anästhesiologische und therapeutische Besonderheiten bei Rechtsherzinsuffizienz

P. Neidhart und *T. Fuchs*

Einleitung

Die Bedeutung des rechten Ventrikels für die globale Herz-Kreislauf-Funktion wurde lange Zeit unterschätzt. In der Tat wurde von verschiedenen Autoren im Tierexperiment nachgewiesen, daß die Ausschaltung des rechten Ventrikels aus der venösen Rückstrombahn durch direkte Anastomose zwischen V. cava und Pulmonalarterie praktisch keine Auswirkungen auf die Herz-Kreislauf-Funktion hat [10]. Aus diesen Versuchen und ihrer palliativen Anwendung bei komplizierten kongenitalen Herzvitien und in neuerer Zeit bei irreversibler Rechtsherzinsuffizienz wurde gefolgert, daß der rechte Ventrikel lediglich dazu diene, den venösen Rückfluß in die Lungengefäße weiterzuleiten.

Allerdings wurde auch schon sehr früh erkannt, daß diese vermeintliche passive Funktion des rechten Ventrikels in hohem Maße von normalen Druckverhältnissen im Lungenkreislauf abhängig ist. Steigt der pulmonalarterielle Druck bzw. der pulmonale Gefäßwiderstand an, so kann die bedarfsadaptierte Funktion des rechten Ventrikels plötzlich zur kritischen Determinanten der gesamten Herz-Kreislauf-Funktion werden.

Daraus abzuleiten, daß nur bei erhöhtem pulmonalen Gefäßwiderstand die rechtsventrikuläre Funktion kritisch zur Aufrechterhaltung normaler Kreislaufverhältnisse ist, wäre falsch. Wie nachfolgend dargelegt werden soll, gibt es auch andere pathologische Zustände, die zu einem Versagen der rechtsventrikulären Pumpleistung und somit zu einer eingeschränkten Herz-Kreislauf-Funktion führen können.

Physiologische und Pathophysiologische Aspekte der rechtsventrikulären Funktion

Genauso wie die linksventrikuläre ist die rechtsventrikuläre Funktion abhängig von den Determinanten: Nachlast – Vorlast – Kontraktilität – Rhythmus. Von diesen ist die Nachlast weitaus der wichtigste Faktor. Steigt sie an, verfügt der rechte Ventrikel über 2 in ihrem Ausmaß allerdings begrenzte Kompensationsmechanismen:
1. Die kontraktile Reserve ist wegen der geringen Myokardmasse begrenzt.
2. Die Vorlastreserve ist wegen der hohen Compliance des rechten Ventrikels nur bedingt ausschöpfbar.

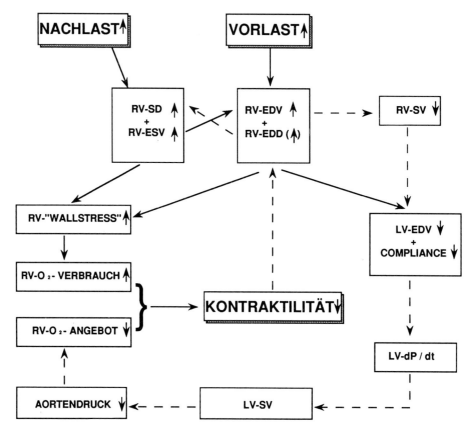

Abb. 1. Kompensationsmechanismen des rechten Ventrikels (*RV*) sowie deren Einfluß auf rechts- und linksventrikuläre Funktionsparameter (*ESD* endsystolischer Druck, *ESV* endsystolisches Volumen, *EDD* enddiastolischer Druck, *EDV* enddiastolisches Volumen, *SV* Schlagvolumen). Veränderungen können obligat (⟶) oder fakultativ (--➤) erfolgen

Trotzdem reagiert der rechte Ventrikel in der akuten Phase auf eine erhöhte Anforderung (Anstieg der Nachlast) oder auf einen Verlust der Kontraktilität (Rechtsherzischämie oder -infarkt) immer mit dem gleichen Kompensationsmechanismus (Abb. 1): Er mobilisiert seine Vorlastreserve; d. h. das enddiastolische Volumen nimmt zu, was gemäß dem von Frank und Starling beschriebenem Mechanismus zu einer Verbesserung der Pumpleistung führen sollte [2]. Diese kompensatorische Volumenzunahme ist jedoch begrenzt, und zwar anatomisch durch die den rechten Ventrikel einschließenden Strukturen wie Perikard [9] und Lunge [5] und funktionell, weil sich aus einer Erhöhung der rechtsventrikulären Volumina 2 Konsequenzen ergeben.
1. Weil rechter und linker Ventrikel zusammen in derselben Perikardhöhe liegen, führt eine Volumenzunahme des rechten Ventrikels zu einer Abnahme des entsprechenden linksventrikulären Volumens [11] und der linksventrikulären Compliance [18]. Diese beiden Mechanismen führen zu einem Abfall des linksventrikulären Schlagvolumens.

2. Die enddiastolische Volumenzunahme erhöht die Wandspannung (Nachlast) und beeinträchtigt das Gleichgewicht zwischen O_2-Bedarf und O_2-Angebot, was um so größere Folgen hat, je mehr die Koronarperfusion zuvor schon begrenzt war (z. B. Stenose der rechten Koronararterie).

Kann der rechte Ventrikel nicht genügend Funktionsreserve mobilisieren, führt dies zu einem Abfall der rechtsventrikulären Pumpleistung. Der rechtsventrikuläre systolische Druck bleibt trotz angestiegenem enddiastolischem Volumen unverändert oder fällt ab, was zu einer Abnahme des rechtsventrikulären Schlagvolumens führt. Nur das Vorliegen dieser 3 Befunde: erhöhtes enddiastolisches Volumen, unveränderter oder abfallender endsystolischer Druck und vermindertes Schlagvolumen, erlaubt es, die Diagnose Rechtsherzinsuffizienz zu stellen.

Anästhesiologische und therapeutische Besonderheiten bei (drohender) Rechtsherzinsuffizienz

Die Kontroverse um die optimale Anästhesietechnik beim Patienten mit drohender Rechtsherzinsuffizienz dreht sich um folgende 3 Fragen:
1. Allgemeinanästhesie oder Regionalanästhesie,
2. Inhalationsanästhesie oder intravenöse Anästhesie,
3. Halothan oder Isofluran.

Unserer Meinung nach ist es aber, wie bei anderen Problempatienten, nicht entscheidend, *welche* Technik angewendet wird, sondern *wie* diese angewendet wird. Die Durchführung einer Anästhesie beim Patienten mit Rechtsherzinsuffizienz verlangt also nicht nur fundierte Kenntnisse der pathophysiologischen Zusammenhänge, sondern auch viel Erfahrung im Umgang mit den zur Verfügung stehenden Mitteln. Diese sollten so eingesetzt werden, daß sie möglichst wenig die oben zitierten Kompensationsmechanismen beeinflussen. Wenn dies nicht möglich ist, muß mit geeigneten kardial und vasoaktiv wirksamen Medikamenten die rechtsventrikuläre bzw. linksventrikuläre Funktion unterstützt werden.

Monitoring

Zur sicheren Anästhesieführung bei diesen Patienten gehört eine sorgfältige Überwachung möglichst aller die rechtsventrikuläre Funktion bestimmenden Variablen. Dazu gehören:
- Elektrokardiogramm zur Überwachung von Rhythmus und Rechtsherzischämie (Ableitung avR und V_{1-2})
- Arterieller Blutdruck zur Überwachung des systemischen und somit auch koronaren Perfusionsdrucks.
- Pulmonalarterienkatheter zur Überwachung der systolischen Funktion des

rechten Ventrikels und zur Bestimmung des Herzzeitvolumens. Das Verhältnis zwischen rechts- und linksventrikulärem Füllungsdruck läßt sich damit optimalisieren. Bei der Messung des linksventrikulären Füllungsdrucks ist darauf zu achten, daß beim Patienten mit Rechtsherzinsuffizienz, wie schon erwähnt, die linksventrikuläre Compliance verändert ist, und somit Veränderungen des enddiastolischen Drucks, gemessen als pulmonaler kapillärer Okklusionsdruck, nur ungenau Veränderungen des enddiastolischen Volumens wiedergeben. Und die Bestimmung des Herzzeitvolumens mit der Thermodilutionsmethode liefert ungenaue, nicht reproduzierbare Resultate, wenn eine Trikuspidalklappeninsuffizienz vorliegt, was bei Rechtsherzinsuffizienz sehr häufig der Fall ist.

– Zentralvenendruck zur Überwachung des rechtsventrikulären Füllungsdrucks. Nicht nur, weil dies die wohl älteste Methode ist, einen der rechtsventrikulären Funktionsparameter zu überwachen, sondern auch, weil sie ubiquitär verfügbar ist, hat die Zentralvenendruckmessung einen ganz besonderen Stellenwert. Allerdings genügen diese beiden Qualitäten nicht, diese Methode kritiklos anzuwenden:

1. Der rechte Ventrikel hat, wie erwähnt, eine ausgesprochen hohe Compliance; große enddiastolische Volumenveränderungen haben somit nur kleine Druckveränderungen zur Folge. Enddiastolische Druckveränderungen sind daher ein ungenügender Parameter, um Veränderungen der Vorlast exakt zu bestimmen. Diese Unzulänglichkeit läßt sich durch kontinuierliches Aufzeichnen der zentralvenösen Druckkurve teilweise kompensieren. Das Auftreten einer akzentuierten a-Welle ist typischerweise bei hohem endsystolischem Volumen im rechten Ventrikel anzutreffen, und die y-Welle erreicht tiefere Werte als die x-Welle bei einer akuten Verschlechterung der Compliance, wie sie bei Rechtsherzischämie auftreten kann [13].

2. Der Übergang von Spontanatmung zur intermittierend positiven Druckbeatmung verändert die Meßwerte des Zentralvenendrucks nicht nur, weil sich während der Beatmung die Vorlast des Ventrikels verändert, sondern auch, weil der transpulmonale Druck individuell unterschiedlich den gegen die Atmosphäre gemessenen zentralvenösen Druck beeinflußt. Idealerweise würde man also nicht nur den zentralvenösen Druck überwachen, sondern das rechtsventrikulär enddiastolische Volumen direkt bestimmen können. Mit Hilfe eines Pulmonalarterienkatheters, der mit einem extrem sensiblen Thermistor zur Bestimmung der Temperatur ausgerüstet ist, ist dies heute möglich [6]. Eine abschließende Beurteilung des Stellenwerts dieser Methode zur intraoperativen Überwachung der rechtsventrikulären Funktion ist zum heutigen Zeitpunkt noch nicht möglich, da dazu noch nicht genügend Daten vorliegen [20].

Da Hyperkapnie und Hypoxämie potente pulmonale vasokonstriktorische Stimuli sind, ist es unerläßlich, daß diese beiden Parameter in der perioperativen Periode regelmäßig kontrolliert werden. Die Überwachung der Gasaustauschparameter (arterielle und zentralvenöse Blutgasanalyse, Pulsoxymetrie und Kapnographie) sowie bei längeren Interventionen eine regelmäßige Kontrolle des Urinvolumens erscheint uns obligat.

Auf die erste der weiter oben erwähnten Kontroversen bezüglich der Anästhesieführung soll jetzt noch kurz eingegangen werden. Dies erlaubt, auf gewisse Aspekte der Anästhesie und der Therapie näher einzugehen.

Regionalanästhesie

Die Regionalanästhesie kann beim Patienten mit (drohender) Rechtsherzinsuffizienz sowohl für die peroperative Anästhesie als auch für die postoperative Analgesie wertvolle Dienste leisten. Jedoch kann auch diese Technik nur empfohlen werden, wenn eine sorgfältige Überwachung des Herz-Kreislauf-Systems und die Möglichkeit, Veränderungen der rechtsventrikulären Funktion adäquat zu therapieren, gewährleistet sind. Bekanntlich kommt es besonders bei ausgedehnter Regionalanästhesie zu einer Vasodilatation. Sowohl der Blutdruckabfall als auch die Verminderung des venösen Rückflusses können sich auf die rechtsventrikuläre Funktion negativ auswirken.

Die Reduktion des venösen Rückflusses führt zu einer Abnahme der Vorlast. Dies kann, in Abhängigkeit vom Ausgangswert, eine mehr oder weniger ausgeprägte Abnahme des rechts- und folglich auch des linksventrikulären Schlagvolumens zur Folge haben. Die Volumenzufuhr ist bei diesen Patienten aus verschiedenen Gründen häufig problematisch und sollte nicht zu großzügig gehandhabt werden.

Die Abnahme des arteriellen Drucks führt zu einer Verminderung des koronaren Blutflusses. Beim Patienten mit erhöhter rechtsventrikulärer Auswurfimpedanz und Koronarstenose wirkt sich dies negativ auf die Kontraktilität aus [21]. Zusätzlich mögen Faktoren, wie ein direkter negativ-inotroper Effekt des zirkulierenden Lokalanästhetikums, die Höhe bzw. Ausbreitung der rückenmarksnahen Anästhesie, die Verminderung der zirkulierenden Katecholamine und der reflexbedingte Vagotonus die Kontraktilität direkt beeinflussen. Verschiedene, zumeist tierexperimentelle Arbeiten haben gezeigt, daß bei erhöhter Auswurfimpedanz eine rechtsventrikuläre Dekompensation verzögert eintritt, wenn der koronare Perfusionsdruck oberhalb der Norm gehalten wird [3, 14]. Deshalb wird die Verminderung des koronaren Blutflusses in dieser Situation am besten mit einem α-Mimetikum (Neosynephrin, Noradrenalin) behandelt.

Neosynephrin und Noradrenalin wirken auch auf die Kapazitätsgefäße und fördern den venösen Rückfluß. Damit läßt sich die kompensatorische Volumenzufuhr auf ein vernünftiges Maß reduzieren.

Häufig wird aber der Eingriff ein regionales Anästhesieverfahren nicht zulassen. Die Patienten müssen voll anästhesiert, intubiert und beatmet werden.

Allgemeinanästhesie

Bei praktisch allen Patienten mit (drohender) Rechtsherzinsuffizienz, bei denen ein Allgemeinanästhesieverfahren gewählt wird, besteht die Notwendigkeit zur vorübergehenden mechanischen Beatmung. Dies führt zu Konsequenzen für die Funktion des rechten Ventrikels.

Seit über 40 Jahren ist bekannt, daß die positive Druckbeatmung zu einem Abfall des Herzzeitvolumens führt. Die Ätiologie dieser eingeschränkten Herz-Kreislauf-Funktion ist multifaktoriell. In allen Fällen aber führt der Anstieg des intrapleuralen Drucks zu einem Abfall des venösen Rückstroms. Dieser kann durch Volumenzufuhr kompensiert werden. Bei erhöhter rechtsventrikulärer Nachlast [8] oder bei Rechtsherzinsuffizienz [19] sind der Volumentherapie zur Anhebung der Vorlast enge Grenzen gesetzt. Eine übermäßige Volumenzufuhr hat 2 Folgen:

1. Die erhöhte Wandspannung erhöht den O_2-Verbrauch des rechten Ventrikels bei gleichzeitiger Verminderung des Perfusionsdrucks. Dies führt zu einer Abnahme der Kontraktilität.
2. Ein überhöhtes rechtsventrikuläres enddiastolisches Volumen vermindert die linksventrikuläre Füllung und führt somit zu einer Abnahme der linksventrikulären Pumpleistung [1] und somit zu einer weiteren Abnahme der koronaren Perfusion.

Diese beiden unerwünschten Effekte der Volumentherapie lassen sich mit kardio- und vasoaktiven Medikamenten kompensieren. Noradrenalin allein [14] oder in Kombination mit Nitroglycerin [16] ist wegen seiner potenten α-stimulierenden Wirkung das Mittel der Wahl. Die daraus resultierende verbesserte Koronarperfusion führt trotz ansteigendem pulmonalarteriellem Druck zu einer Verbesserung der rechtsventrikulären Funktion [8]. Auch Dopamin und Dobutamin können die rechtsventrikuläre Funktion positiv beeinflussen [4]. Ferner ist auch denkbar, daß die Phosphodiesterasehemmer einen ganz besonderen Platz bei der Therapie des (drohenden) Rechtsherzversagens einnehmen werden. In der Tat wurde gezeigt, daß die mit Hilfe von Phosphodiesterasehemmern erzielte Verbesserung der rechtsventrikulären Funktion beim Patienten mit Herzinsuffizienz v. a. auf deren die Nachlast senkenden Effekt zurückzuführen ist [7, 12].

Der Einsatz von Nachlast senkenden Medikamenten zur Therapie der rechtsventrikulären Insuffizienz darf jedoch nicht kritiklos erfolgen. Alle zur Verfügung stehenden Vasodilatoren haben einen mehr oder weniger differenzierten Effekt auf das systemische und pulmonale arterielle Gefäßsystem, auf die systemischen und pulmonalen venösen Kapazitätengefäße sowie auf die ventrikuläre Kontraktilität und Compliance. Einige dieser Vasodilatoren werden somit im besten Fall, nämlich dann, wenn das pulmonale Gefäßbett medikamentös noch dilatierbar ist, zwar die rechtsventrikuläre Nachlast senken, gleichzeitig aber auch die anderen rechtsventrikulären Funktionsparameter beeinflussen. Die Venodilatation verändert die Vorlast, und die Senkung des arteriellen Blutdrucks vermindert den koronaren Perfusionsdruck und beim Patienten mit Koronarstenose den koronaren Blutfluß und somit die Kontraktilität [15].

Andererseits kann eine verbesserte rechtsventrikuläre Compliance, die unter gegebenen Umständen während der Verabreichung von Vasodilatoren beobachtet werden kann, zu einer Abnahme der myokardialen Wandspannung und somit zu einer Verbesserung des koronaren Blutflusses führen [17]. Auf Grund dieser die rechtsventrikulären Funktionsparameter gegensätzlich beeinflussenden Effekte der Vasodilatoren sind bei ihrem Einsatz zur Therapie der (drohenden) Rechtsherzinsuffizienz der therapeutische Nutzen sorgfältig gegen die unerwünschten Nebenwirkungen abzuwägen.

Zusammenfassend läßt sich sagen, daß der Patient mit drohendem Rechtsherzversagen während und nach der Anästhesie besonderen Belastungen ausgesetzt ist. Mehrere Faktoren, z. B. die Wahl des Anästhetikums, die Gefahr umfangreicher Volumenverschiebung, der Einfluß der mechanischen Beatmung und die häufig aufgehobene Autoregulation, drohen diese Patienten in besonderem Maße aus dem labilen Gleichgewicht zu bringen. Das Verständnis der Pathophysiologie dieses Krankheitsbilds erlaubt dem Anästhesisten, diese Patienten sicher durch die per- und postoperative Phase zu führen.

Literatur

1. Belenkie I, Dani R, Smith ER et al. (1989) Effects of volume loading during experimental acute pulmonary embolism. Circulation 80:178–188
2. Bhatia SJS, Kirshenbaum JM, Shemin RJ et al. (1987) Time course of resolution of pulmonary hypertension and right ventricular remodeling after orthotopic cardiac transplantation. Circulation 76:819–826
3. Brooks H, Kirk ES, Vokonas PS et al. (1971) Performance of the right ventricle under stress: relation to right coronary flow. J Clin Invest 50:2176–2183
4. Brown KA, Ditchey RV (1988) Human right ventricular end-systolic pressure-volume relation defined by maximal elastance. Circulation 78:81–91
5. Butler J (1990) The heart is not always in good hands. Chest 97:453–460
6. Dhainaut J-F, Brunet F, Monsallier JF (1987) Bedside evaluation of right ventricular performance using a rapid computerized thermodilution method. Crit Care Med 15:148–152
7. Eichhorn EJ, Konstam MA, Weiland DS (1987) Differential effects of milrinone and dobutamine on right ventricular preload, afterload and systolic performance in congestive heart failure secondary to ischemic or idiopathic dilated cardiomyopathy. Am J Cardiol 60:1329–1333
8. Ghignone M, Girling L, Prewitt RM (1984) Volume expansion vs. norepinephrine in treatment of a low cardiac output complicating an acute increase in right ventricular afterload in dogs. Anesthesiology 60:132–135
9. Glantz DA, Misbach GA, Misbach A et al. (1978) The pericardium substantially affects the left ventricular diastolic pressure-volume relationship in the dog. Circ Res 42:433–441
10. Haller JA, Adkins JC, Worthington M et al. (1966) Experimental studies on permanent bypass of the right heart. Surgery 59:1128–1132
11. Jardin F, Farcot J-C, Boisante L et al. (1981) Influence of positive end-expiratory pressure on left ventricular performance. N Engl J Med 304:387–392
12. Konstam MA, Cohen SR, Salem DN (1986) Effect of amrinone on right ventricular function: predominance of afterload reduction. Circulation 74:359–366
13. Lopez-Sendon J, Coma-Canella I, Gamallo C (1987) Sensitivity and specificity of hemodynamic criteria in the diagnosis of acute right ventricular infarction. Circulation 64:515–525
14. Molloy WD, Lee KY, Girling L et al. (1984) Treatment of shock in a canine-model of pulmonary embolism. Am Rev Respir Dis 130:870–874
15. Priebe H-J (1989) Regional right ventricular dysfunction during vasodilator therapy. Anesthesiology 71:A523
16. Qvist J, Mygind T, Crottogini A et al. (1988) Cardiovascular adjustments to pulmonary vascular injury in dogs. Anesthesiology 68:341–349

17. Radermacher P, Santak B, Wüst HJ (1990) Prostacyclin and right ventricular function in patients with pulmonary hypertension associated with ARDS. Intensive Care Med 16:227–232
18. Santamore WP, Constantinescu M, Vinten-Johansen J et al. (1988) Alterations in left ventricular compliance due to changes in right ventricular volume, pressure and compliance. Cardiovasc Res 22:768–776
19. Schulman DS, Biondi JW, Matthay RA et al. (1989) Differing responses in right and left ventricular filling, loading and volumes during positive end-expiratory pressure. Am J Cardiol 64:772–777
20. Spinale FG, Smith AC, Carabello BA et al. (1990) Right ventricular function computed by thermodilution and ventriculography. J Thorac Cardiovasc Surg 99:141–152
21. Vlahakes GJ, Turley K, Hoffman JI (1981) The pathophysiology of failure in acute right ventricular hypertension: hemodynamic and biochemical correlation. Circulation 63:87–95

Die temporäre mechanische Kreislaufunterstützung: Pumpen mit kontinuierlichem oder mit phasischem Blutfluß

L. K. von Segesser und *M. Turina*

Prinzipiell wird bei der temporären mechanischen Kreislaufunterstützung zwischen 2 initialen Behandlungszielen unterschieden. Entweder erfolgt der Einsatz primär bis zur Erholung des Myokards oder aber als Brücke zur Herztransplantation. Bei der Indikationsstellung kann des weiteren zwischen Patienten, welche im Rahmen von herzchirurgischen Eingriffen nicht von der Herz-Lungen-Maschine entwöhnt werden können, und Patienten, welche in einem anderen Zusammenhang eine nicht beherrschbare Verschlechterung der Herzleistung aufweisen, unterschieden werden. Die für die mechanische Kreislaufunterstützung zur Verfügung stehenden Systeme und deren Anwendung können nach den verschiedensten Kriterien klassifiziert werden. Bei der Einteilung nach Anwendungshäufigkeit müssen insbesondere die Herz-Lungen-Maschine, die intraaortale Gegenpulsation, Blutpumpen mit kontinuierlichem Fluß sowie Blutpumpen mit phasischem Fluß unterschieden werden.

Herz-Lungen-Maschine

In der Herzchirurgie ist sicher die Herz-Lungen-Maschine das am häufigsten verwendete System für die kurzzeitige mechanische Kreislaufunterstützung; gehört es doch zur klinischen Routine bei ungenügender Herzleistung, nach Kardiotomie an die Herz-Lungen-Maschine zurückzugehen. In der Zeit der Bläschenoxygenatoren waren die Überlebenschancen nach 6 h Herz-Lungen-Maschine bei offenem Thorax minimal. Diese obere Grenze ist heute, dank der modernen Membranoxygenatoren mit reduziertem Bluttrauma [12, 13], etwas aufgeweicht. Allerdings kann auch heute noch, bei Anwendung der Herz-Lungen-Maschine über 24 h mit offenem Thorax, kaum mit Überlebenden gerechnet werden. Dies muß auf das über die Zeit kumulierte Bluttrauma [14] und die bei voller systemischer Heparinisierung immer noch nicht kontrollierbare entzündliche Ganzkörperreaktion [4] zurückgeführt werden. In naher Zukunft sollte aber durch die Verbesserung der Biokompatibilität der dem Blut ausgesetzten Oberflächen [16] die oberen Zeitgrenzen weiter angehoben werden können. Erste klinische Anwendungen von heparinbeschichteten Ausrüstungen im Rahmen einer extrakorporalen Lungenunterstützung sind sehr ermutigend [1]. Als relativ neuer Aspekt, muß außerdem dank der nun möglichen perkutanen Kanülationstechniken mit einer zunehmenden Verwendung der Herz-Lungen-Maschine außerhalb des und auf dem Weg zum Operationssaal gerechnet werden. Eigene experimentelle und klinische Untersuchungen haben ergeben, daß mit relativ kleinen perkutanen Kanülen (venös 21 Charr, arteriell 17 Charr) unter Verwendung einer transportablen Herz-Lungen-Maschine im geschlossenen System ein Pumpenfluß von über 4 l/min erzielt werden kann. Dies erlaubt den Transfer eines Patienten aus dem Herzkatheterlabor in den Operationssaal auch bei Kammerflimmern. Im angelsächsischen Schrifttum ist diese Art der temporären Kreislaufunterstützung unter dem Begriff CPS („cardiopulmonary support") bekannt [11].

Intraaortale Gegenpulsation

Die von Kantrovitz [3] eingeführte intraaortale Gegenpulsation ist heute wohl auf jeder herzchirurgischen Abteilung vorhanden und ist sicher die am häufigsten verwendete Form der mechanischen Kreislaufunterstützung auf der Intensivstation. Die Gegenpulsation kann tage- und wochenlang angewendet werden. Ihre Hauptwirkung beruht auf einer diastolischen Umverteilung des intraaortalen Blutvolumens nach kranial (Verbesserung der Koronardurchblutung) sowie auf einer systolischen Entlastung des linken Ventrikels. Zu den Vorteilen der heutigen Gegenpulsationssysteme gehören sicher auch der periphere Zugang, die perkutane Anwendbarkeit, die Transportierbarkeit (auch im Helikopter), die relative Thromboseresistenz und das mäßige Bluttrauma. Letzteres wird allerdings teilweise durch die beschränkte Pumpleistung erkauft. Als Faustregel kann man bei optimalen Verhältnissen mit einer durch die Gegenpulsation erbrachten Pumpleistung von 20 % des Herzzeitvolumens rechnen. Bei Tachykardien und Arrhythmien ist der Nutzen der Gegenpulsation jedoch oft sehr fraglich. In Anbetracht der anatomischen Gegebenheiten vermochte sich die Gegenpulsation auf der rechten Seite trotz Verwendung spezieller Ballone oder Anlage eines pulmonalarteriellen Reservoirs [6] im Gegensatz zur linken Seite nie durchzusetzen.

Einige Anhaltspunkte über die aktuellen Anwendungen der intraaortalen Gegenpulsation nach Kardiotomie am Universitätsspital Zürich vermag folgende Aufstellung zu geben:

Patienten	
– Anzahl	35
– Alter	62 ± 9 Jahre
– Männer	28/35 (80 %)
– Frauen	7/35 (20 %)
Diagnosen	
– Koronare Herzkrankheit	24/35 (69 %)
– Klappenvitien	9/35 (26 %)
– Herztransplantationen	2/35 (6 %)
Resultate	
– Spitalmortalität	14/35 (40 %)
– Morbidität: Faszienspaltung	3/35 (9 %)
Embolektomien	2/35 (6 %)
Amputation	1/35 (3 %)
– Ballonleck	1/35 (3 %)

Bei einer Herz-Lungen-Maschinenzahl von 827 im gleichen Zeitraum entsprechen die 35 Einsätze der intraaortalen Gegenpulsation 4,2%. Es kann kein
Zweifel bestehen, daß die Verwendung der Gegenpulsation keine harmlose
Maßnahme ist. Besonders bei älteren Patienten mit generalisierter Arteriosklerose sind Probleme mit den peripheren Gefäßen trotz Verwendung immer
dünnerer perkutaner Systeme relativ häufig. Ballon- und/oder Systemversagen
kommen auch heute noch vor. Bei unserem schwierigen Krankengut konnten
schließlich 60% der Patienten, welche die Gegenpulsation benötigten, aus der
Spitalbehandlung entlassen werden. Ähnliche Zahlen sind aus der Literatur
bekannt [5].

Blutpumpen mit kontinuierlichem Fluß

Der Links- und/oder Rechtsherzbypass mittels Rollerpumpen oder Zentrifugal-
pumpen ist weltweit verbreitet, obwohl keine vollständigen Statistiken darüber
vorhanden sind, und die am häufigsten angewendete Art invasiver temporärer
mechanischer Kreislaufunterstützung über Stunden und Tage. Dank zentraler
Kanülation kann durch die Blutpumpen die ganze Ventrikel- oder Herzarbeit
übernommen werden. Bei der Verwendung okklusiver Rollerpumpen kann die
Problematik des Kavitationsphänomens bei ungenügender Vorlast mittels automatischer Steuerung des Pumpenflusses durch den Einlaßdruck reduziert
werden. Damit gelingt es auch, das Bluttrauma in annehmbaren Grenzen zu
halten [14].

Auch bei Verwendung einer bezüglich Vorlast selbstadaptierenden Zentrifugalpumpe [18] ist jedoch zur Erzielung akzeptabler Resultate eine permanente
Überwachung durch ein spezialisiertes Team unbedingt notwendig, denn zu den
bekannten Problemen gehören neben den schwer zu kontrollierenden Blutungen und den daraus folgenden Hypovolämien alle Komplikationen des schweren
Schocks. In Zukunft erhofft man sich sowohl bei der klassischen Rollerpumpe
als auch bei der Zentrifugalpumpe eine Verbesserung der Hämostase und in der
Folge auch der Hämodynamik durch die Verwendung von biokompatibleren
Oberflächen, welche eine Reduktion der Antikoagulation erlauben [17, 18].

Als neueste Entwicklung muß in dieser Gruppe sicher auch die miniaturisierte
Archimedische Schraube mit transfemoralem Antrieb erwähnt werden [20].
Abbildung 1 zeigt den Pumpenkopf, welcher mit einer flexiblen Kanüle das Blut
aus dem linken Ventrikel in die Aorta pumpt. Der dazu notwendige Elektro-
motor wird über den Pumpenschaft geschoben und von einer einfachen Konsole
gesteuert. Wir haben diese axiale Blutpumpe in vitro und in vivo getestet [19].
Dabei zeigte sich eine relativ mäßige Bluttraumatisierung. Nach 6 h mechanischer Kreislaufunterstützung mit maximaler Leistung fand sich ein Plasmahä-
moglobinspiegel, der ungefähr dem 3fachen des Ausgangswertes entsprach,
sowie praktisch unveränderte LDH- und Thrombozytenspiegel. Dies ist insofern erstaunlich, weil die miniaturisierte Archimedische Schraube bei maximaler Leistung mit einer Drehzahl von 25 000 Umdrehungen pro Minute arbeitet.
Zu den Hauptvorteilen des axialen Systems gehören sicher die transfemorale
oder transiliakale Anwendbarkeit bei einem Pumpenkopfdurchmesser von

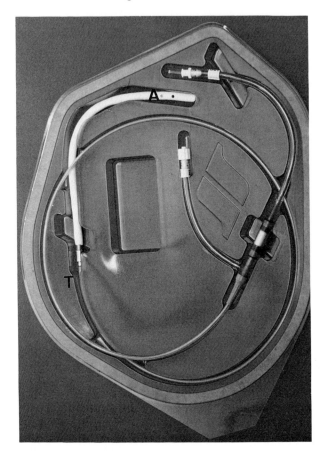

Abb. 1. Pumpenkopf der axialen Blutpumpe für die linksventrikuläre mechanische Kreislaufunterstützung: Ansaugkanüle (*A*), Turbine (*T*) und flexibler Antriebsschaft mit Spülsystem

7 mm und die relativ einfache Bedienbarkeit der Antriebseinheit. Aufgrund des für die A. femoralis doch respektablen Kalibers ist die axiale Blutpumpe in der Klinik auch transiliakal und transaortal eingesetzt worden [8]. Gemäß dem Hersteller ist jedoch ein neues Gerät mit kleineren äußeren Abmessungen und doppelt so hohen Drehzahlen (50 000 Umdrehungen pro Minute) in Entwicklung. Unter den Nachteilen muß die Nichtpassierbarkeit einer mechanischen Aortenklappe, die nur linksventrikuläre Anwendbarkeit und die damit unmögliche Übernahme der gesamten Herzarbeit berücksichtigt werden. Dies ist auch bei unseren experimentellen Untersuchungen bei Kammerflimmern klar zu Tage getreten, gibt es doch bei einem mittleren arteriellen Druck von 30 mm Hg über längere Zeit kaum Überlebende. Biventrikulär einbaubare pulsatile Blutpumpen sind in dieser Beziehung klar überlegen. Außerdem haben unsere Flußmessungen in vitro mittels volumetrischem Tank, Zeitnehmer und elektromagnetischen Flußmessern im Vergleich zum eingebauten Flußrechner der axialen Pumpe Abweichungen bis zu 50 % ergeben. Bei klinischer Anwendung kann im weiteren bei offenem Foramen ovale ein signifikanter Rechts-links-Shunt auftreten.

Tabelle 1. Weltweit am meisten verwendete künstliche Ventrikel gemäß Angaben der Hersteller (in alphabetischer Reihenfolge)

System	Antrieb	Einsätze	Datum
Abiomed BVS 5000	Pneumatisch	100	Mai 1989
Novacor	Elektrisch	48	September 1989
Symbion VAD	Pneumatisch	104	Oktober 1989
Symbion TAH	Pneumatisch	154	Oktober 1989
Thoratec	Pneumatisch	<u>204</u>	April 1989
Gesamt		610	

Blutpumpen mit phasischem Fluß

Analog zur Einteilung des totalen Kunstherzens bestimmt auch bei den für temporäre Anwendung gebauten Systemen der Grad der Implantierbarkeit über den Komfort des Gerätes, und zwar sowohl für den Patienten als auch für das behandelnde Team. In dieser Beziehung sind wir bezüglich klinischer Anwendung jetzt ungefähr auf halbem Weg, denn bei den in Tabelle 1 aufgeführten weltweit am meisten verwendeten Systemen ist nur bei einem einzigen auch der Pumpenantrieb implantierbar (Novacor). Bei allen anderen Systemen sind entweder nur die Anschlüsse an das Gefäßsystem oder im besten Fall die Blutpumpen implantierbar. Allein die in Tabelle 1 aufgeführten 5 häufigsten Systeme sind bis heute weltweit in über 600 Fällen angewendet worden. Gemäß dem kombinierten Register für die klinische Anwendung von künstlichen Ventrikeln und Kunstherzen bei Herztransplantierten wurden bis Ende 1988 bei 219 Patienten (Männer 82%, Alter 43 ± 1 Jahre; Frauen 18%, Alter 30 ± 2 Jahre) solche Geräte als Brücke zur Transplantation angewendet [15]. Dabei wurden 3 Hauptindikationen unterschieden:
1. eine medikamentös nicht beherrschbare hämodynamische Verschlechterung vor der Herztransplantation (197/219: 90%),
2. eine hämodynamische Dekompensation bei akuter Abstoßung nach Herztransplantation (22/219: 10%) und
3. sofortiges Spenderorganversagen anläßlich der Herztransplantation [24].

Bei der letzteren Gruppe wird aber eine Erholung des Organs erwartet, und in der Folge handelt es sich primär nicht um eine Brücke zur Retransplantation. Von den 219 Patienten, welche künstliche Ventrikel mit dem Ziel einer späteren Transplantation erhielten, konnten 159 (73%) nach einer mittleren Dauer von 16 ± 3 Tagen transplantiert und schließlich 99 (45%) aus dem Spital entlassen werden. Diese Resultate sind bedeutend besser als jene, die bei den 24 Patienten mit sofortigem Spenderorganversagen anläßlich der Herztransplantation registriert wurden. In dieser Gruppe waren 9/24 (38%) von den künstlichen Ventrikeln entwöhnbar, und 4/24 (16%) konnten schließlich aus dem Spital entlassen werden. Allerdings sind diese letzteren Resultate etwas weniger gut als jene, die mit invasiver mechanischer Kreislaufunterstützung bei Unmöglichkeit, von der Herz-Lungen-Maschine wegzukommen, zu erwarten sind [5, 9].

Dies geht auch aus folgender Übersicht mit den entsprechenden Züricher Resultaten hervor:

– Anzahl Patienten	20	(100 %)
– entwöhnt	14	(70 %)
– transplantiert	2	(10 %)
– primärer Erfolg	16	(80 %)
– 30-Tage-Überlebenszeit	11	(55 %)
– Spitalentlassung	5	(25 %)

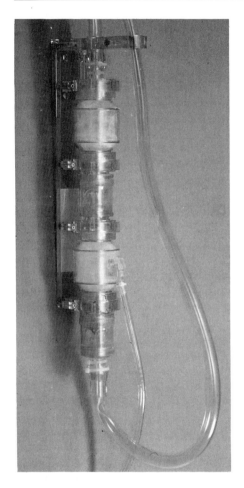

Abb. 2. Parakorporale Blutpumpe (Abiomed) mit künstlichem Vorhof (*oben*), Einlaßklappe, pneumatisch angetriebenem künstlichem Ventrikel und Auslaßklappe (*unten*). Alle beweglichen Teile sind aus Polyurethan gefertigt

In unseren Händen konnte bei Verwendung künstlicher Ventrikel nach Kardiotomie eine primäre Erfolgsrate von 80 %, eine 30-Tage-Überlebensrate von 55 % und schließlich eine Spitalentlassungsrate von 25 % erzielt werden. In Abb. 2 ist ein pneumatisch angetriebenes parakorporales System mit künstlichem Vorhof und künstlichem Ventrikel ersichtlich, das relativ kostengünstig ist und das auch bei uns klinisch eingesetzt wurde. Der Kostenvorteil ist bei diesem System hauptsächlich auf die Verwendung von kostengünstigen Polyurethanklappen zurückzuführen. Die bei Verwendung dieses Systems aufgetretenen Komplikationen sind in folgender Übersicht zusammengestellt:

– Anzahl Patienten	14	(100 %)
– chirurgische Blutung	13/14	(93 %)
– Nierenversagen	7/14	(50 %)
– Sepsis	7/14	(50 %)
– zerebrovaskulärer Insult (evtl. systembedingt)	6/14	(43 %)
– Leberversagen	2/14	(14 %)
– Pumpen- und/oder Systemversagen	0/14	(0 %)

Bei einem Patienten sind mehrere Komplikationen möglich.

Diese Zahlen entsprechen ungefähr jenen der Weltstatistik [5], in der ebenfalls postoperative Blutungen und Nierenversagen die häufigsten Komplikationen waren. Auch auf diesem Gebiet ist deshalb die Verbesserung der Biokompatibilität der dem Blut ausgesetzten Oberflächen ein dringendes Anliegen, da zwischen Blutung, Antikoagulation und zerebrovaskulären Ereignissen ein direkter Zusammenhang besteht. Neben der bereits erwähnten Bindung von Heparin an glatte Oberflächen [16] ist auch die Verwendung von texturierten Oberflächen, welche die Ausbildung einer körpereigenen Schicht ermöglichen [2], und schließlich die Endothelialisierung [7] erfolgversprechend.

Zusammenfassend kann gesagt werden, daß für eine differenzierte Anwendung der mechanischen Kreislaufunterstützung bereits heute, analog zu den pharmakologischen Möglichkeiten, ein ganzes Arsenal von verschiedenen Systemen zur Verfügung stehen muß.

Literatur

1. Bindslev L, Eklund J, Norlander O et al. (1987) Treatment of acute respiratory failure by extracorporeal carbon dioxide elimination performed with a surface heparinized artificial lung. Anesthesiology 67:117
2. Graham TR, Dasse K, Coumbe A et al. (1990) Neo-intimal development on textured biomaterial surfaces during clinical use of an implantable left ventricular assist device. Eur J Cardiolthorac Surg 4:182
3. Kantrovitz A, Tjonneland S, Freed PS et al. (1968) Initial clinical experience with intra-aortic balloon pumping in cardiogenic shock. JAMA 203:135
4. Kirklin JK, Westaby S, Blackstone EH et al. (1983) Complement and the damaging effects of cardiopulmonary bypass. J Thorac Cardiovasc Surg 86:845
5. Miller CA, Pae WE, Pierce WS (1990) Combined registry for the clinical use of mechanical ventricular assist devices. J Heart Transplant 9:453
6. Miller DC, Moreno-Cabral J, Stinson EB et al. (1980) Pulmonary artery balloon counterpulsation for acute right ventricular failure. J Thorac Cardiovasc Surg 80:760
7. Müller-Glauser W, Lehmann KH, Bittmann P et al. (1988) A compliant small-diameter vascular prosthesis lined with functional venous endothelium. Trans Am Soc Artif Intern Organs 34:528
8. Nakatanj T, Frazier OH, Parnis SM et al. (1989) Clinical application of intraarterial axial-flow blood pump. Artif Organs 13:343
9. Pae WE (1987) Temporary ventricular support: current indications and results. Trans Am Soc Artif Intern Organs 32:4

10. Pae WE, Miller CA, Pierce WS (1989) Combined registry for the clinical use of mechanical ventricular assist pumps and the total artificial heart: third official report. J Heart Transplant 8:277
11. Reichman RT, Joyo CI, Dembitsky WP et al. (1990) Improved patient survival after cardiac arrest using a cardiopulmonary support system. Ann Thorac Surg 49:101
12. Segesser LK von (1987) Determination of significant differencies in performance of the Bentley BOS-CM 40 hollow fibre oxygenator and the Polystan VT5000 venotherm bubble oxygenator. Perfusion 2:289
13. Segesser LK von, Krähenbühl R, Beux M et al. (1987) La circulation extracorporelle de longue durée à l'aide d' oxygénateurs a fibres creuses. Cahiers CECEC 28:103–105
14. Segesser LK von, Neidhart P, Perrin L (1987) L' activation du complement pendant les CEC en fonction de l' interface. Cahiers CECEC 28:186–189
15. Segesser LK von, Lekosek B. Redha F et al. (1988) Pulsatile vs. nicht-pulsatile mechanische Kreislaufunterstützung. Helv Chir Acta 55:483–488
16. Segesser LK von, Turina M (1989) Cardiopulmonary bypass without systemic heparinization. J Thorac Cardiovasc Surg 98:386
17. Segesser LK von, Weiss BM, Gallino A et al. (1990) Superior hemodynamics in left heart bypass without systemic heparinization. Eur J Cardiothorac Surg 4:384
18. Segesser LK von, Lachat M, Gallino A et al. (1990) Performance characteristics of centrifugal pumps with end-point attached heparin surface coating. Thorac Cardiovasc Surgeon 38:224
19. Segesser LK von, Bisang B, Leskosek B, Turina M (im Druck) Mechanische Kreislaufunterstützung mittels miniaturisierter Archimedischer Schraube. Helv Chir Acta
20. Wampler RK, Moise JC, Frazier OH, Olsen DB (1988) In vivo evaluation of peripheral vascular access axial flow blood pump. Trans Am Soc Artif Intern Organs 34:450

Anästhesiologische Problematik der Herz-(Lungen-)Transplantation

Edith R. Schmid

Die dramatische Verbesserung der Überlebensrate nach Einführung des Cyclosporin A führte zu einer seit 1980 rasch wachsenden Zahl von Zentren, welche orthotope Herz- und Herz-Lungen-Transplantationen durchführen, und einer exponentiellen Zuwachsrate dieser Eingriffe. Weltweit waren 1989 über 200 Herztransplantationszentren registriert, und die Gesamtzahl der 1980–1989 durchgeführten Herztransplantationen betrug gegen 10 000, diejenige der Herz-Lungen-Transplantationen gegen 500 [10]. Die folgende Darstellung der anästhesiologischen Problematik stützt sich v. a. auf eigene Erfahrungen bei bisher 83 Herz- und 2 Herz-Lungen-Transplantationen am Universitätsspital Zürich (September 1985 – Januar 1990) und die bei Besuchen der Stanford University gewonnenen Erkenntnisse. Nicht berücksichtigt sind die Besonderheiten der Herz- bzw. Herz-Lungen-Transplantationen im Neugeborenen- und Säuglingsalter.

Herztransplantation und Anästhesie

Spenderselektion und -management

Primäre Voraussetzung für den Erfolg einer Herztransplantation ist die sorgfältige Spenderauswahl und ein optimales, organerhaltendes Spendermanagement. Idealerweise sind Herzspender nicht älter als 35 (Männer) bzw. 40 Jahre (Frauen). EKG und echokardiographischer Befund müssen normal und die Hämodynamik sollte ohne wesentliche pharmakologische Kreislaufunterstützung akzeptabel sein. Werden die genannten Altersgrenzen überschritten, so ist eine Koronarographie durchzuführen, da die Koronarsklerosehäufigkeit bei älteren Spendern um 25 % beträgt [20]. Wichtigste Ausschlußkriterien sind eine längerdauernde mechanische Reanimation, ein Thoraxtrauma mit Herzkontusion, ein Malignom (ausgenommen Hirntumoren), ein aktiver Infekt und ein positiver HIV-Antikörpertest. Die Kompatibilität zwischen Spender und Empfänger wird aufgrund von Körpergewicht ($\pm$ 20 %), AB0-Blutgruppe, Kreuzprobe zwischen Empfängerserum und Spenderlymphozyten sowie der HLA-Typisierung beurteilt. Das Spendermanagement hat in erster Priorität die Aufrechterhaltung eines adäquaten koronaren Perfusionsdrucks und einer ausreichenden myokardialen O_2-Versorgung zu beachten [18, 20]. Größte Zurückhaltung ist beim Einsatz höherer Dosen von Katecholaminen geboten, da eine maximale und prolongierte β_1-Rezeptorenstimulation die Transplantatfunktion beeinträchtigt. Die Organentnahme beim Spender und die Operation beim Empfänger müssen bestmöglich koordiniert werden, da die Ischämietoleranz des Herzens bei kalter Ischämie maximal 4–4,5 h beträgt [20].

Empfängerselektion und Anästhesierisiko

Als Herzempfänger qualifizieren Patienten mit invalidisierender, medikamentös oder chirurgisch nicht behandelbarer Herzerkrankung und einer pulmonalen Gefäßwiderstandserhöhung von maximal 5–6 E (bzw. 320–480 dyn · s · cm^{-5}). Hauptindikationen sind die primäre oder kongestive Kardiomyopathie und die koronare Herzerkrankung (Tabelle 1). Letztere Gruppe umfaßt mehrheitlich Patienten mit ischämischer Kardiomyopathie, d. h. terminaler, ischämisch bedingter Herzinsuffizienz nach z. T. wiederholten koronarchirurgischen Eingriffen und/oder Myokardinfarkten. In seltenen Fällen kommen auch Patienten mit weitgehend normaler Ventrikelfunktion, jedoch malignen, lebensbedrohlichen Rhythmusstörungen oder invalidisierender Angina pectoris und diffuser, chirurgisch nicht angehbarer Koronarsklerose zur Herztransplantation. In Zürich wie an anderen Zentren [19] hat sich die Indikation zur Herztransplantation über die Jahre zugunsten der ischämischen Kardiomyopathie verschoben (Abb. 1).

Das Anästhesierisiko dieser Patienten ist hoch (ASA-Klasse IV oder V). Einige kommen wegen rascher Progredienz der Herzerkrankung oder längerer Wartezeit auf ein Spenderorgan unter pharmakologischer oder mechanischer Kreislaufunterstützung zur Operation [11, 17]. Neben den Konsequenzen der terminalen Herzerkrankung und den sekundären Auswirkungen auf andere Organsysteme (Nieren- und Leberdysfunktion) bestehen zusätzliche, patientenbezogene Risikofaktoren: Da Herztransplantationen nicht planbar sind, sind die Patienten häufig nicht nüchtern (Aspirationsrisiko); viele Herzempfänger sind voroperiert und die Mehrzahl antikoaguliert. Bei Patienten mit erhöhtem Lungengefäßwiderstand besteht die Gefahr der postoperativen Rechtsherzdekompensation. Eingriffbezogene Risiken ergeben sich aus den Konsequenzen der

Tabelle 1. Indikationen zur Herztransplantation am Universitätsspital Zürich (September 1985–Januar 1990)

	n	[%]
Kongestive Kardiomyopathie	41	49,4
Koronare Herzkrankheit	33	39,8
Klappenerkrankung	3	3,6
Kongenitales Vitium	5	6,0
Herztumor	1	1,2
Gesamt	83[a]	100

[a] Alter, Median (Streubreite): 46 (12–63) Jahre,
   Männer/Frauen: 79/4,
   voroperierte Patienten: 23 (28 %).

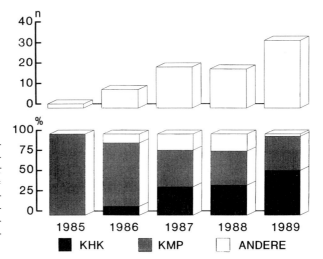

Abb. 1. Zahl der Herztransplantationen am Universitätsspital Zürich, September 1985 bis Dezember 1989 (n = 83), und Zunahme des prozentualen Anteils von Patienten mit koronarer Herzerkrankung (*KHK*). *KMP* kongestive Kardiomyopathie

Immunsuppression (Infektrisiko, Nephro-/Hepatotoxizität und andere Nebenwirkungen), der Ischämiedauer und einer evtl. bestehenden Spenderorgandysfunktion, insbesondere nach Katecholamintherapie des Spenders (s. unten). Schließlich hat die kardiale Denervation wichtige Konsequenzen in der Postbypass- und frühpostoperativen Phase.

Anästhesiologisches Management des Herzempfängers

Präoperative Evaluation

Die Prämedikationsvisite ist zur Abschätzung der speziellen Risikofaktoren und zur Beurteilung der individuellen Hämodynamik unerläßlich. Die Herzkatheterbefunde (Tabelle 2) zeigen in der Regel eine massiv eingeschränkte linksventrikuläre Funktion und ein stark vermindertes Herzminutenvolumen. Da Patienten mit schwerer pulmonaler Hypertonie nicht für eine Herztransplantation in Frage kommen, sind der diastolische Druck in der Pulmonalarterie und der pulmonalkapilläre Verschlußdruck praktisch identisch und der rechtsatriale Druck im Normbereich [3]. Zur definitiven, individuellen Risikobeurteilung sind Zusatzinformationen über den Zustand des Spenderorgans notwendig (voraussichtliche Ischämiedauer, Katecholamintherapie).

Überwachung und Instrumentierung

Technik und Auswahl der Überwachungsverfahren müssen der erhöhten Infektgefährdung durch die Immunsuppression Rechnung tragen. Bei allen anästhesiologischen Verrichtungen (Gefäßpunktionen, Intubation) sind aseptische Bedingungen geboten und potentielle Infektrisiken zu vermeiden (kein Nasotrachealtubus, Verwendung steriler Beatmungssysteme, suprapubische Blasen-

Tabelle 2. Präoperative Herzkatheterdaten vor Herztransplantation[1] (Universitätsspital Zürich, September 1985–September 1989).
KMP kongestive Kardiomyopathie, *KHK* koronare Herzerkrankung, *MAP* arterieller Mitteldruck, *RAP* rechtsatrialer Druck, *PAP* pulmonalarterieller Druck (systolisch, diastolisch), *PCWP* pulmonalkapillärer Verschlußdruck, *PVR* Lungengefäßwiderstand, *CI* Herzindex, *SVI* Schlagvolumenindex, *EF* linksventrikuläre Auswurffraktion

	Alle[2]		KMP		KHK	
MAP [mmHg]	75 ±	12	74 ±	13	76 ±	11
RAP [mmHg]	6 ±	4	6 ±	4	7 ±	3
PAP systolisch [mmHg]	40 ±	15	35 ±	14	46 ±	9
PAP diastolisch [mmHg]	19 ±	9	17 ±	9	25 ±	9
PCWP [mmHg]	17 ±	9	15 ±	7	22 ±	8
PVR [dyn · s · cm^{-5}]	207 ±	110	209 ±	118	192 ±	79
CI [l/min · m²]	2,2 ±	0,5	2,1 ±	0,5	2,2 ±	0,7
SVI [ml/m²]	29 ±	10	26 ±	9	32 ±	10
EF [%]	21 ±	9	17 ±	7	24 ±	10

[1] Mittelwerte ± SD.
[2] KMP, KHK, Klappenvitien, kongenitale Vitien.

punktion anstelle eines transurethralen Katheters). Zentralvenenkatheter werden von links (V. jugularis interna oder subclavia) eingelegt, um die rechtsseitigen Halsvenen für spätere Endomyokardbiopsien zu schonen. Kontrovers sind die Meinungen über die Einlage eines Pulmonaliskatheters [2, 11]. Nach unserer Ansicht ist ein ausgedehnteres Monitoring mit Pulmonaliskatheter in der Postbypassphase und frühpostoperativ bei Herzempfängern mit erhöhtem Lungengefäßwiderstand sowie nach Implantation eines Spenderorgans, welches über längere Zeit und hochdosiert mit Katecholaminen stimuliert wurde, angezeigt. Im Spätverlauf nach Herztransplantation stellt die akute, schwere Abstoßung die Hauptindikation für einen Pulmonaliskatheter dar. Von den ersten 83 in Zürich herztransplantierten Patienten war bei 3, welche in extremis unter pharmakologischer bzw. mechanischer Kreislaufunterstützung zur Operation kamen, bereits Tage präoperativ ein Pulmonaliskatheter eingelegt worden. Bei weiteren 5 Patienten stellten wir die Indikation innerhalb der ersten 30 postoperativen Tage wegen Rechtsherzinsuffizienz (4 Patienten) bzw. akuter Abstoßung und Sepsis (1 Patient).

Anästhesieverfahren

Seit der ersten mit Thiopental und Halothan durchgeführten orthotopen Herztransplantation beim Menschen im Jahre 1967 [14] werden die unterschiedlichsten Anästhesieverfahren erfolgreich angewendet [11]. Dies weist darauf hin, daß die Wahl der spezifischen Anästhesietechnik weit weniger von Bedeutung ist als das Verständnis der Pathophysiologie der terminalen Myokardinsuffizienz [2, 13, 18] und die Kenntnis der Pharmakokinetik und -dynamik der verwendeten Anästhetika. Sowohl bei der primären (kongestiven) wie bei der ischämischen Kardiomyopathie sind die Konsequenzen für die Anästhesie, von den Besonderheiten der Koronarsklerose abgesehen, weitgehend identisch [2]. Das Herzminutenvolumen ist frequenzabhängig (schlechte Toleranz von Bradykardien), da das Schlagvolumen nach oben fixiert ist. Daneben besteht eine starke Vorlastabhängigkeit. Die Aufrechterhaltung einer adäquaten Ventrikelfüllung ist kritisch, und Änderungen des Schlagvolumens nach unten (positive Druckbeatmung, venöse Vasodilatation, Blutverlust) führen zu einer weiteren Reduktion des ohnehin marginalen Herzminutenvolumens. Gleichermaßen schlecht toleriert wird eine Nachlasterhöhung, z. B. durch chirurgische Stimulation oder α-Rezeptorenagonisten. Dabei ist es wichtig zu wissen, daß das Fehlen einer hypertensiven Reaktion auf chirurgische Stimulation beim insuffizienten Myokard eine Nachlasterhöhung nicht ausschließt [2]. Schließlich ist jede indirekte oder direkte (z. B. anästhetikainduzierte) Myokarddepression wegen der herabgesetzten β-Rezeptorendichte und -affinität [6] häufig nur durch höhere Dosen von Katecholaminen oder evtl. pharmakologische Alternativen mit von adrenergen Rezeptoren unabhängigem Wirkungsmechanismus (Kalzium, Phosphodiesterase-[PDE III-]hemmstoffe) zu beeinflussen [2, 17, 18]. Wegen der nicht in jedem Fall voraussehbaren Anästhetikawirkung müssen diese entsprechend vorsichtig titriert und die verlängerten Kreislaufzeiten berücksichtigt werden.

Zu den heute gebräuchlichsten Anästhesieverfahren bei Herztransplantationen gehören die kombinierte Benzodiazepin-Opioid-Anästhesie und die hochdosierte „Opioidnarkose" [2, 11, 20]. Inhalationsanästhetika werden wegen der myokardial depressiven Wirkung und der entsprechend hohen Inzidenz von Blutdruckabfällen [3] an den meisten Zentren vermieden [3, 11, 20]. Als Muskelrelaxans wird sowohl zur Intubation wie intraoperativ wegen des erwünschten vagolytischen Effekts Pancuronium bevorzugt eingesetzt [2, 11]. Ein Nachteil der rein intravenösen Anästhesieverfahren ist die bei Leber- und Nereninsuffizienz verzögerte Eliminationsrate. Die Zahl der Patienten, welche nach Herztransplantation einer verlängerten Nachbeatmung (über 24 h) bedürfen, scheint jedoch nach Inhalationsanästhesie gleich niedrig zu sein wie nach einer reinen Opiat- oder Opioidanästhesie [3]. Bei nicht nüchternen Patienten bevorzugen einige Zentren eine sog. modifizierte „rapid-sequence induction" mit z. B. Etomidat oder Ketamin und entweder Succinylcholin [11] oder (kombiniert mit manueller Beatmung unter Krikoiddruck) Pancuronium oder Vecuronium [11, 20].

Am Universitätsspital Zürich werden Herzempfänger mit einer kontinuierlichen Fentanylinfusion (0,3 μg/kg KG · min) eingeleitet, und die Anästhesie nach Eintritt der fentanylinduzierten Sedation mit Flunitrazepam in repetitiven Einzeldosen von 3–4 μg/kg KG (Bolus) supplementiert. Die Fentanylinfusion wird mit einer den einzelnen Operationsphasen angepaßten Infusionsgeschwindigkeit (0,075–0,3 μg/kg KG · min) weitergeführt und bei Bedarf durch Flunitrazepam in niedrigen Einzeldosen ergänzt (Tabelle 3). Zur Muskelrelaxation verwenden wir Pancuronium. Diese Technik führt zu sehr stabilen Kreislaufverhältnissen. Eine therapiebedürftige Hypotension zwischen Anästhesieeinleitung und Operationsbeginn trat bei nur 10 der 83 Patienten auf, wobei in 4 Fällen der Blutdruckabfall auf Kalziumgabe reversibel war. Bei 6 Patienten (7,2%) mußte eine kontinuierliche medikamentöse Kreislaufunterstützung eingeleitet werden (Dopamin 3–9 μg/kg KG · min). Behandlungsbedürftige Arrhythmien traten nicht auf.

Tabelle 3. Anästhesieverfahren bei Herz- und Herz-Lungen-Transplantationen am Universitätsspital Zürich

---

Prämedikation: Flunitrazepam, 0–0,02 mg/kg KG peroral.
Anästhesieeinleitung/-unterhaltung:
Fentanyl als kontinuierliche i. v.-Infusion:
– 0,3 µg/kg KG · min: Einleitung bis Sternotomie,
– 0,15 µg/kg KG · min: Sternotomie bis EKZ,
– 0,075 µg/kg KG · min: EKZ-Wiedererwärmung bis Operationsende.
Flunitrazepam als repetitive Bolusinjektion:
– 3–4 µg/kg KG Einzeldosis.
Pancuronium, Luft-O_2-Beatmung.

Extrakorporale Zirkulation

Nach Kanülierung der Aorta und beider Vv. cavae wird das Empfängerherz in mäßiger Bypasshypothermie (34 °C) nach elektrisch induziertem Kammerflimmern entnommen. Mit Beendigung der atrialen und aortalen Anastomosen und minutiöser Entlüftung des linken Ventrikels und der Aorta wird die Aortenklemme eröffnet, die Koronarzirkulation freigegeben und mit der Wiedererwärmung begonnen. Die Anastomosierung der Pulmonalarterie erfolgt am schlagenden Herzen.

Da aus verschiedenen Gründen mit einer postoperativen Niereninsuffizienz gerechnet werden muß (vorbestehende Nierendysfunktion bei Myokardinsuffizienz, präoperative Diuretikatherapie, cyclosporininduzierte Nephrotoxizität), sind nierenprotektive Maßnahmen mit Mannitol, sowie 1–3 µg/Dopamin/kg KG · min nach Wiederingangkommen der Herzaktion angezeigt. Da Dopamin in niedriger Dosierung gleichzeitig die Nieren-Splanchnikus-Durchblutung steigert [16], ist zusätzlich ein günstiger Effekt bei vorbestehender myokardial bedingter Leberinsuffizienz sowie bei postoperativer Rechtsherzinsuffizienz mit konsekutiver Leberstauung (s. unten) zu erwarten. Wir, wie auch andere Zentren [2, 9], führen bei den meisten Herztransplantationen eine Hämofiltration durch, v. a. bei Zeichen der Wasserretention und/oder präoperativer Kreatininerhöhung. Gleichzeitig dient die Hämofiltration auch der Blutaufbereitung (Hämokonzentration).

Nach Wiederingangkommen der Herzaktion sind Bradykardien und AV-Rhythmen häufig. Da das Herzminutenvolumen unmittelbar nach der Herztransplantation und frühpostoperativ frequenzabhängig ist (weitgehend fixiertes Schlagvolumen), ist eine Chronotropiesteigerung durch atriale oder sequentielle Schrittmacherstimulation notwendig (Herzfrequenz 110–120 min^{-1}) [2, 8, 11]. Die pharmakologische Kreislaufunterstützung [2, 8, 11] muß der individuellen Situation angepaßt werden.

Postbypassphase und Management des denervierten Herzens

Mit der chirurgischen Explantation des Herzens beim Empfänger werden alle sympathischen und parasympathischen Nervenfasern durchtrennt. Dadurch entfällt nach der Reimplantation des Spenderherzens die gesamte neurale Modulation der Herzfunktion.

Die Folgen der autonomen Denervation (Tabelle 4) haben wichtige Konsequenzen für das anästhesiologische Management, nicht nur in der unmittelbaren Phase nach der Herztransplantation, sondern auch im Spätverlauf, da es beim Menschen auch nach Jahren nicht zu einer Reinnervation kommt [2, 5, 7]. Von besonderer Relevanz ist, daß bei Hypovolämie, Hypotension und Streß die Herzfrequenz nicht mehr reflektorisch, sondern nur über den Effekt zirkulierender Katecholamine gesteigert werden kann und die Frequenzantwort um mehrere Minuten verzögert erfolgt. Neben der Optimierung der Herzfrequenz ist deshalb die Aufrechterhaltung einer adäquaten Vorlast von Bedeutung. Wegen der postischämisch reduzierten Ventrikelcompliance sind häufig höhere als normale Füllungsdrücke erforderlich [2], die Volumenzufuhr ist jedoch vorsichtig zu titrieren. Die Reaktion des transplantierten, denervierten Herzens auf Volumenexpansion (Frank-Starling-Effekt) normalisiert sich erst im Spätverlauf.

Auch bei adäquater Vorlast und Herzfrequenz ist es jedoch nicht selten erforderlich, temporär die Inotropie zu steigern [2, 8, 11, 20]. In unserem Krankengut ließ sich keine Beziehung zwischen dem Katecholaminbedarf in der Postbypassphase und einer bis 3stündigen Ischämiedauer nachweisen [18] (Abb. 2). Jedoch war die Transplantatfunktion (retrospektiv anhand des Katecholaminbedarfs beurteilt) deutlich durch das Ausmaß der Katecholaminstimulation des Spenderherzens beeinflußt [18] (Abb. 3).

Werden die Besonderheiten des denervierten Herzens berücksichtigt und die pharmakologische Kreislaufunterstützung der individuellen Situation angepaßt, so übernimmt das transplantierte Herz die Funktion in der Mehrzahl der Fälle problemlos. Bei Herzempfängern mit erhöhtem pulmonalem Gefäßwiderstand ist es wichtig, durch frühzeitigen Einsatz von Vasodilatatoren (Nitroglycerin, Prostaglandin E$_1$) einer Rechtsherzdekompensation vorzubeugen. Die Rechtsherzinsuffizienz ist die häufigste Ursache der intraoperativen Mortalität nach Herztransplantation [2, 11]. Die Indikation zum erweiterten Monitoring (Pul-

Tabelle 4. Physiologie des denervierten Herzens [2, 5, 7]

Fehlende autonome Innervation des Sinusknotens:
– Ruhefrequenz 90–100 min^{-1},
– Frequenzbeeinflussung nur durch direkt wirkende Pharmaka
  (Katecholamine, β-Rezeptorenblocker),
– keine Änderung der Sinusknotenfrequenz durch Atropin, Pancuronium, Neostigmin,
  Methoxamin, Amylnitrit, Digoxin, Valsalva-Manöver, Karotissinusdruck,
– verzögerte Frequenzantwort bei Streß, Hypovolämie und Hypotension.
Intakte Ansprechbarkeit der myokardialen α- und β-Rezeptoren.
Normale Reaktion auf Volumenexpansion (Frank-Starling-Effekt), ausgenommen in der Frühphase nach Herztransplantation.
Größere elektrische Stabilität der Ventrikel, ausgenommen bei Abstoßung, Koronarsklerose.
Normale Adaptation des Koronarkreislaufs an Änderungen des myokardialen O$_2$-Bedarfs.
Keine Angina pectoris.

Entnommen aus Schmid u. Tornic [18], mit Genehmigung des Verlags.

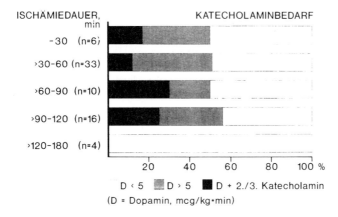

ISCHÄMIEDAUER, min   KATECHOLAMINBEDARF

- 30 (n=6)

>30-60 (n=33)

>60-90 (n=10)

>90-120 (n=16)

>120-180 (n=4)

20   40   60   80   100 %

D < 5   D > 5   D + 2./3. Katecholamin

(D = Dopamin, mcg/kg·min)

Abb. 2. Ischämiezeit des Transplantats und Katecholaminbedarf in der Postbypassphase bei den korrespondierenden Empfängern (prozentualer Anteil pro Gruppe); *D* Dopamin (μg/kg KG · min). (Nach Schmid u. Tornic [18], mit Genehmigung des Verlags)

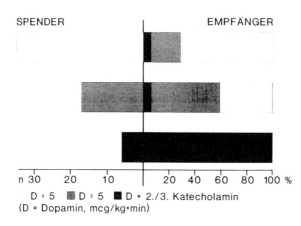

SPENDER   EMPFÄNGER

n 30   20   10   20   40   60   80   100 %

D < 5   D > 5   D + 2./3. Katecholamin

(D = Dopamin, mcg/kg·min)

Abb. 3. Beziehung zwischen Katecholaminstimulation des Spenderherzens und Katecholaminbedarf bei den korrespondierenden Herzempfängern (prozentualer Anteil pro Gruppe); *D* Dopamin (μg/kg KG · min). (Nach Schmid u. Tornic [18], mit Genehmigung des Verlags)

monaliskatheter) muß deshalb in diesen Fällen großzügig gestellt und alle Faktoren vermieden werden, welche eine pulmonale Vasokonstriktion begünstigen (Hypoxie, Hyperkapnie, N_2O, Bolusinjektion von Protamin). Eine weitere, jedoch seltene und ätiologisch unklare hämodynamische Komplikation nach Herztransplantation ist der akute, schwere Abfall des systemvaskulären Widerstands nach Wiedereröffnung der Aortenklemme [2, 11].

Immunsuppression

Die perioperative Immunsuppression besteht in Zürich z. Z. in der Gabe von Azathioprin (Imurek), 5 mg/kg KG i. v., vor Anästhesieeinleitung, und Methylprednisolon (Solumedrol, 1 g Erwachsenendosis) unmittelbar vor Freigabe der Koronarzirkulation. Azathioprin antagonisiert bei Katze und Mensch die Wirkung nicht-depolarisierender Muskelrelaxanzien und potenziert die succinylcholininduzierte Muskelblockade [4]. Diese experimentelle Beobachtung ist jedoch, nach unserer bisherigen Erfahrung, von fraglicher klinischer Relevanz. Postoperativ wird eine Dreiertherapie mit Antithymozytenglobulin (ATG), Cyclosporin A (Sandimmun) und Prednison durchgeführt. Als anästhesiologisch wichtigste Nebenwirkungen sind hier v. a. ATG-induzierte allergische Reaktionen, die Nephro- und Hepatotoxizität des Cyclosporin A und die Streßintoleranz bei Kortikosteroidtherapie zu nennen.

Postoperativer Verlauf und Prognose

Postoperativ werden die Patienten für 14 Tage in Isolation gehalten. Sie sollten nach Möglichkeit innerhalb der ersten 12–24 h extubiert werden [3, 8, 20]. In unserem Krankengut wurden 40 von 83 Patienten innerhalb der ersten 12, weitere 30 Patienten innerhalb der 12.–24. Stunde extubiert (insgesamt 84%; Abb. 4), wobei hier organisatorisch-logistische Gründe (keine Extubation während der Nacht) z. T. eine Rolle spielten. Die Gründe für eine Beatmungsdauer von über 24 h bei 13 Patienten (16%) waren mehrheitlich instabile Kreislaufverhältnisse (8 Patienten), seltener pulmonale oder neurologische Probleme. Die präoperative Diagnose und Voroperationen hatten keinen Einfluß auf den Extubationszeitpunkt. Bei komplikationslosem Verlauf dauert die Intensivbehandlung 2–3 Tage. In der Mehrzahl der Fälle können die Katecholamine nach 24–48 h abgesetzt werden. Bei präoperativer, hochdosierter Diuretikatherapie, aber auch als Folge der Cyclosporin A-induzierten Nephrotoxizität muß die Diurese in der Regel medikamentös unterstützt werden.

Wichtigste Komplikationen und Hauptursachen der Frühmortalität (bis 30 Tage) sind das Myokardversagen, die akute Abstoßung oder ein Infekt [10]. Nicht zu unterschätzen ist das Risiko einer Cytomegalie-(CMV-)infektion, weshalb eine CMV-Risikokonstellation (CMV-IgG-positiver Spender/CMV-IgG-

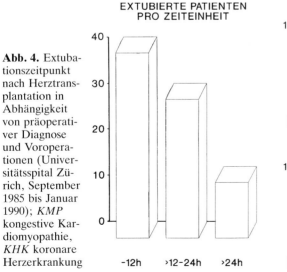
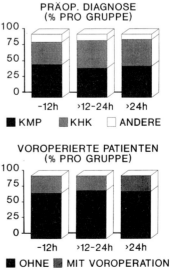

Abb. 4. Extubationszeitpunkt nach Herztransplantation in Abhängigkeit von präoperativer Diagnose und Voroperationen (Universitätsspital Zürich, September 1985 bis Januar 1990); *KMP* kongestive Kardiomyopathie, *KHK* koronare Herzerkrankung

negativer Empfänger) nach Möglichkeit vermieden werden sollte. In Zürich wird seit längerem bei allen Herztransplantationen eine ausschließlich CMV-negative Blut- und Blutkomponententherapie durchgeführt. Jenseits der ersten 30 postoperativen Tage stehen als Todesursache Infekte an erster Stelle, gefolgt von akuten oder chronischen Abstoßungsreaktionen [10]. Als wichtiger weiterer Risikofaktor beeinflussen die Koronarsklerose des Transplantats (wahrscheinlich Ausdruck einer chronischen Abstoßungsreaktion) und lymphoproliferative Erkrankungen die Spätprognose.

Von den 83 zwischen September 1985 und Januar 1990 in Zürich transplantierten Patienten verstarb 1 Patient, welcher im kardiogenen Schock transplantiert wurde, 3 Tage postoperativ im irreversiblen Schockzustand. 2 Patienten verstarben 19 bzw. 23 Tage postoperativ an einer Sepsis und 5 Patienten nach 38 Tagen bzw. 2, 3, 6 und 10 Monaten an einer akuten Abstoßung. Eine Patientin, welche wegen eines Herztumors transplantiert wurde, verstarb 3 Monate später an einem Rezidiv, und ein weiterer Patient erlitt 2 Jahre nach der Transplantation einen plötzlichen Herztod bei Koronarsklerose. Die aktuelle Statistik der Zürcher Universitätsklinik (Stand Januar 1990) ist mit einer 3- und 4-Jahres-Überlebensrate von 82 % mit internationalen Statistiken vergleichbar [10].

Anästhesiologische Aspekte der Herz-Lungen-Transplantation

Während die Herztransplantation eine etablierte Maßnahme zur Behandlung terminaler Herzerkrankungen darstellt, sind die bisherigen Erfahrungen mit der Herz-Lungen-Transplantation limitiert und die Resultate bei einer 30 Tage-, bzw. 1- und 5-Jahresüberlebensrate von 81 %, 61 % und 55 % [10] weniger ermutigend. Am Universitätsspital Zürich wurde bei bisher 2 Patienten eine Herz-Lungen-Transplantation durchgeführt. Der erste, ein 43jähriger Patient mit terminalem Eisenmengersyndrom, verstarb $4^{1}/_{2}$ Monate postoperativ an den Konsequenzen einer massiven obliterativen Bronchiolitis. Im zweiten Fall handelte es sich um eine 37jährige Patientin mit invalidisierender pulmonaler Hypertonie und Cor pulmonale nach rezidivierenden Lungenembolien; sie verstarb intraoperativ wegen unstillbarer Blutung bei ausgedehnten pleuralen Verwachsungen.

Spenderkriterien

Die Spenderselektion ist restriktiver und dadurch die Organverfügbarkeit begrenzt. Zusätzlich zu den für Herzspender gültigen Selektionskriterien müssen folgende Bedingungen erfüllt sein: Keine prolongierte Beatmungsdauer, normales Thoraxröntgenbild, steriles Trachealsekret, normaler pulmonaler Gasaustausch (minimaler PaO_2 von 13,3 kPa [100 mmHg] bei F_1O_2 von 0,4 und PEEP von 5 cmH_2O) und normale Lungencompliance. Körpergewicht, Körpergröße und Thoraxdimensionen müssen zwischen Spender und Empfänger weitgehend übereinstimmen. Das Spendermanagement erfordert neben der Kreislaufoptimierung eine restriktivere Flüssigkeits- und Volumenzufuhr und die Titration der inspiratorischen O_2-Konzentration auf tiefstmögliche Werte ($F_IO_2 = 0,3-0,35$). An einigen Zentren wird die Organentnahme im hypothermen kardiopulmonalen Bypass bei 8°C durchgeführt [15]. Es sind tolerable Ischämiezeiten von über 3 h beschrieben [15].

Empfängerselektion und Anästhesierisiko

Für eine Herz-Lungen-Transplantation kommen Patienten mit terminalen, irreversiblen vaskulären oder parenchymatösen Lungenerkrankungen in Frage. Hauptindikationen sind die primäre pulmonale Hypertonie und das Eisenmenger-Syndrom. Herz-Lungen-Transplantationen bei parenchymatöser Lungenpathologie (zystische Lungenfibrose, obstruktive Pneumopathie) werden seltener durchgeführt [10, 12, 15, 20]. Selektions- und Ausschlußkriterien unterscheiden sich nicht von denjenigen für Herztransplantationen, außer daß ausgedehntere thorakale Voroperationen eine relative Kontraindikation darstellen. Das Durchschnittsalter der Herz-Lungen-Empfänger liegt mit 29,4 Jahren (Streubreite 2 Monate bis 57 Jahre) wesentlich niedriger als dasjenige der Herzempfänger (43,8 Jahre; Streubreite Neugeborenenalter bis 70 Jahre) [10].

Patientenbezogene Risikofaktoren sind (wie bei Herztransplantationen) v. a. durch die Grunderkrankung und deren Konsequenzen bedingt. Bei Voroperationen, zusätzlich aber auch wegen Leberstauung und längeren Bypasszeiten, ist mit einem erhöhten intra- und postoperativen Blutungsrisiko zu rechnen. Eingriffbezogene Risiken (zusätzlich zu den bei der Herztransplantation erwähnten) beeinflussen v. a. das postoperative Management und ergeben sich aus dem postischämischen Zustand der Lunge, den Konsequenzen der pulmonalen Denervation und dem Verlust der pulmonalen Lymphdrainage [12, 15, 20].

Anästhesiologisches Management des Herz-Lungen-Empfängers

Maßnahmen zur Infektprophylaxe, Überwachungstechnik und Durchführung der Anästhesie sind bei Herz- und Herz-Lungen-Transplantationen vergleichbar. Besonders wichtig ist auch hier, die Anästhetika fraktioniert und unter strenger Kontrolle der Kreislaufeffekte zu verabreichen (Dosistitration). Inhalationsanästhetika werden (außer zur Anästhesieeinleitung von Kindern) nicht verwendet [15, 20]. Bei primärer pulmonaler Hypertonie, aber auch bei parenchymatösen Lungenerkrankungen mit Rechtsherzbeteiligung, sind alle Faktoren, welche zu einer Zunahme des Pulmonalarteriendrucks und der Rechtsherzbelastung führen, zu vermeiden. Der Aufrechterhaltung der präoperativen Hämodynamik kommt insbesondere auch bei Patienten mit Eisenmenger-Syndrom größte Bedeutung zu, da jeder Abfall des systemischen und Anstieg des pulmonalen Gefäßwiderstandes zu einer Zunahme des Rechts-links-Shunts und damit der Hypoxämie führt. Um eine Widerstandserhöhung im Pulmonalkreislauf zu verhindern, ist das Beatmungsmuster so zu wählen, daß der transpulmonale Druckanstieg minimal ist (höhere Frequenz, kleineres Atemzugvolumen). Es ist unabdingbar, diese Patienten pulsoxymetrisch zu überwachen. Der

Endotrachealtubus wird aus Rücksicht auf die Tracheaanastomose so plaziert, daß die Cuffmanschette knapp unterhalb der Stimmritze zu liegen kommt. Prä- und intraoperative Hypokaliämien werden nicht korrigiert, einerseits wegen der hohen Kaliumkonzentration, die aus dem Transplantat ausgewaschen wird [15, 20], und andererseits wegen der erhöhten Kaliumempfindlichkeit des Spender-organs in der Postbypassphase [15].

Nach Abkühlen am kardiopulmonalen Bypass und Induktion von Kammer-flimmern wird zuerst das Herz und anschließend die Lunge des Empfängers reseziert unter bilateraler Identifikation und Schonung des N. phrenicus, N. recurrens und N. vagus. Die Trachea wird als erstes, anschließend der rechte Vorhof und zuletzt die Aorta anastomosiert [12]. Nach Beendigung der Trachea-anastomose und Bronchialtoilette des Transplantats unter streng aseptischen Bedingungen wird die Lunge mit Luft reexpandiert, die Dichtigkeit der Ana-stomose getestet und anschließend die Beatmung mit initial niedriger Frequenz (4–6 Atemzüge pro Minute [20]) und graduell ansteigendem Atemzugvolumen ($F_IO_2 = 0,21$) wieder aufgenommen. Nach Freigabe der Koronarzirkulation und Wiederingangkommen der Herzaktion wird die inspiratorische O_2-Konzentra-tion auf 0,4 erhöht und allmählich auf Vollbeatmung übergegangen (PEEP = 5 cm H_2O) [15, 20].

Bei der Entwöhnung von der Herz-Lungen-Maschine gelten die gleichen Überlegungen wie nach Herztransplantation. Die Blutungstendenz kann massiv erhöht sein (präoperative Koagulopathie, längere Bypasszeiten), weshalb mit einem hohen Bedarf an Cytomegalie-negativen Blutkonserven, Frischplasma- und Thrombozytenpräparaten sowie Gerinnungsfaktoren zu rechnen ist. Im Bereich der Tracheaanastomose können sich Koagula bilden, welche entfernt werden müssen (steriles Absaugen, fiberoptische Bronchoskopie [20]).

Postoperativer Verlauf und Management der transplantierten Lunge

In der Reperfusionsphase nach längerer Ischämie muß mit einer erhöhten O_2-Toxizität gerechnet werden [20]. Deshalb ist intra- und postoperativ die in-spiratorische O_2-Konzentration so tief wie möglich zu halten ($F_IO_2 = 0,3–0,4$; $PaO_2 = 9–9,5$ kPa [70 mm Hg]). Um die tracheale Anastomose zu schonen, sind niedrige Beatmungsdrücke anzustreben.

Die transplantierte Lunge ist irreversibel denerviert, und die lymphatische Drainage sowie die Blutversorgung durch Bronchialarterien sind unterbrochen. (Tabelle 5.)

Tabelle 5. Physiologie der transplantierten Lunge [12, 15, 20]

Fehlende Innervation:
- kein Hustenreflex distal der Tracheaanastomose, Sekretmobilisation nur im Wachzustand;
- keine reflektorische, jedoch erhaltene humorale Bronchokonstriktion;
- weitgehend normales Atemmuster und Blutgase in Ruhe und bei Belastung trotz vagaler Denervation mit Verlust des Hering-Breuer-Reflexes.

Keine Lymphdrainage (reversibel).

Fehlende bronchialarterielle Blutversorgung, Ausbildung koronarer Kollateralen.

Der Verlust der Lymphdrainage der Lunge ist nach Wochen reversibel, zwingt jedoch frühpostoperativ zur negativen Flüssigkeitsbilanzierung (notfalls durch Hämofiltration [12]) und zur Aufrechterhaltung eines ausreichenden onkotischen Drucks (Volumenersatz ohne Kristalloide). Trotzdem ist das Auftreten eines interstitiellen Lungenödems innerhalb der ersten 2–12 Tage nach Transplantation die Regel [12]; als zusätzliche Mechanismen sind ein Reperfusionsschaden und/oder eine inadäquate Organkonservierung denkbar. Der Verlust der bronchialen Zirkulation scheint ohne wesentliche Bedeutung [12, 20]; die Durchblutung im Bereich der trachealen Anastomose wird durch Eröffnung und Bildung koronarer Kollateralen gewährleistet [12, 20]. Regelmäßige Cuffdruckkontrollen (maximal 20 cm H_2O [20]) sollen das Risiko einer ischämischen Schädigung der initial schlecht vaskularisierten Trachealwand verhindern.

Die Konsequenzen der pulmonalen Denervation auf Atmungsregulation, pulmonale Zirkulation und Bronchialmuskulatur sind nicht ausreichend untersucht. Der Verlust der vagalen Innervation mit Ausfall des Hering-Breuer-Reflexes ist beim Menschen von auffallend geringer klinischer Relevanz [12, 15, 20]. Die restriktive Lungenfunktionsstörung in der postoperativen Phase ist keine Folge der Denervation, sondern wird allgemein nach thoraxchirurgischen Eingriffen beobachtet. Hauptproblem der fehlenden Innervation ist, daß bei Sekretansammlung in Bronchiolen, Bronchien und Trachea distal der Anastomose kein Hustenreflex und keine reflektorische Bronchokonstriktion mehr erzeugt werden. Der Herz-Lungen-Transplantierte muß zeitlebens die Sekretmobilisation bewußt durchführen. Die meisten Patienten können zwar innerhalb der ersten 12–24 h extubiert werden [15, 20], müssen jedoch wach sein und durch intensive physiotherapeutische Behandlung und Schulung zur aktiven Mobilisierung des Sekrets angehalten werden.

Hauptursache der Mortalität nach Herz-Lungen-Transplantation ist der Infekt. Die Frühmortalität (bis 30 Tage) ist in 48 %, die Spätmortalität in 73 % der Fälle auf Infekte zurückzuführen [10]. Weitere Todesursachen sind kardiale Komplikationen (v. a. im Frühverlauf) und Abstoßungsreaktionen. Da Herz und Lunge nicht gleichzeitig abgestoßen werden, sind zur Diagnostik von Abstoßungsreaktionen sowohl Endomyokardbiopsien wie auch transbronchiale Lungenbiopsien notwendig [15]. Wahrscheinlich als Folge chronischer Abstoßung und/oder rezidivierender Infekte entwickeln gegen 50 % der Patienten 12 Monate nach Herz-Lungen-Transplantation eine obliterative Bronchiolitis [1, 20] mit teilweise invalidisierender Einschränkung der Lungenfunktion [20]. In schweren Fällen und bei progredientem Verlauf ist diese Komplikation ohne Retransplantation letal.

Schlußfolgerung

Herztransplantationen haben sich zu klinischen Routineeingriffen entwickelt und sind heute mit geringer perioperativer Morbidität und Mortalität und guter Langzeitprognose durchführbar. Die Herz-Lungen-Transplantation ist dagegen vorläufig als experimentell-chirurgischer Eingriff, jedoch einzige erfolgversprechende Maßnahme bei invalidisierenden und irreversiblen kardiopulmonalen Erkrankungen zu beurteilen. Das anästhesiologische Management muß den speziellen Anforderungen der organspezifischen Spenderkonditionierung, dem erhöhten Risiko der schweren kardialen bzw. kardiopulmonalen Insuffizienz, der hohen Infektgefährdung durch die Immunsuppression und den Konsequenzen der kardialen Denervation bzw. den Besonderheiten der Physiologie des Herz-Lungen-Transplantats Rechnung tragen. Die zunehmende Erfahrung im Management dieser Patienten hat nicht zu unterschätzende Auswirkungen auf die Qualität der anästhesiologischen Betreuung kardialer und kardiopulmonaler Risikopatienten auch außerhalb der Transplantations- oder Kardiochirurgie. Die wichtigsten limitierenden Faktoren sind die begrenzte Organverfügbarkeit, ungelöste Probleme der prolongierten Organkonservierung, unbeherrschbare Abstoßungsreaktionen, Nebenwirkungen der Immunsuppression und Komplikationen im Langzeitverlauf, v. a. die Koronarsklerose des Transplantats und die obliterative Bronchiolitis.

Literatur

1. Burke CM, Baldwin JC, Morris AJ et al. (1986) Twenty-eight cases of human heart-lung transplantation. Lancet I: 517–519
2. Clark NJ, Martin RD (1988) Anesthetic considerations for patients undergoing cardiac transplantation. J Cardiothorac Anesth 2/4: 519–542
3. Demas K, Wyner J, Mihm FG, Samuels M (1986) Anaesthesia for heart transplantation. A retrospective study and review. Br J Anaesth 58: 1357–1364
4. Dretchen KL, Morgenroth VH III, Standaert FG, Walts LF (1976) Azathioprine: Effects on neuromuscular transmission. Anesthesiology 45/6: 604–609
5. Firestone L (1989) Autonomic influences on cardiac function: Lessons from the transplanted (denervated) heart. Int Anesthesiol Clin 27/4: 283–291
6. Fowler MB, Laser JA, Hopkins GL, Minobe W, Bristow MR (1986) Assessment of the β-adrenergic receptor pathway in the intact failing human heart. Progressive receptor down-regulation and subsensitivity to agonist response. Circulation 74: 1290–1302
7. Fowles RE, Reitz BA, Ream AK (1983) Drug actions in a transplanted or artificial heart. In: Kaplan JA (ed) Cardiac anesthesia, vol 2: Cardiovascular pharmacology. Grune & Stratton, London, pp 641–655
8. Grebenik CR, Robinson PN (1985) Cardiac transplantation at Harefield. Anaesthesia 40: 131–140
9. Hakim M, Wheeldon D, Bethune DW, Milstein BB, English TAH, Wallwork J (1985). Haemodialysis and haemofiltration on cardiopulmonary bypass. Thorax 40: 101–106
10. Heck CF, Shumway SJ, Kaye MP (1989) The registry of the International Society for Heart Transplantation: 6th official report – 1989. J Heart Transplant 8/4: 271–276
11. Hensley FA, Martin DE, Larach DR, Romanoff ME (1987) Anesthetic management for cardiac transplantation in North America – 1986 survey. J Cardiothorac Anesth 1/5: 429–437
12. Jamieson SW, Ogunnaike HO (1986) Cardiopulmonary transplantation. Surg ClinNorth Am 66/3: 491–501
13. Mason DT, Awan NA, Joye JA, Lee G, DeMaria AN, Amsterdam EA (1980) Treatment of acute and chronic heart failure by vasodilator-afterload reduction. Arch Int Med 140: 1577–1581
14. Ozinsky J (1967) Cardiac transplantation – the anaesthetist's view: A case report. S Afr Med J 41: 1268–1270
15. Sale JP, Patel D, Duncan B, Waters JH (1987) Anaesthesia for combined heart and lung transplantation. Anaesthesia 42: 249–258

16. Schmid E, Angehrn W, Althaus F, Gattiker R, Rothlin M (1979) The effect of dopamine on hepatic-splanchnic blood flow after open heart surgery. Intensive Care Med 5: 183–188
17. Schmid ER, Zollinger A, Turina M, Dietrich HA (1989) Enoximone als Alternative zur mechanischen Kreislaufunterstützung vor Herztransplantation. Schweiz Med Wochenschr 119: 1231–1236
18. Schmid ER, Tornic M (1990) Anästhesiologische Probleme bei Herztransplantation. Ther Umsch 472: 122–128
19. Trento A, Hardesty RL, Griffith BP (1989) Heart transplantation. In: Henning RJ, Grenvik A (eds) Critical care cardiology. Churchill Livingstone, New York Edinburgh London Melbourne, pp 515–536
20. Wyner J, Finch EL (1987) Heart and heart-lung transplantation. In: Gelman S (ed) Anesthesia and organ transplantation. Saunders, Philadelphia London Toronto, pp 111–137

Zusammenfassung der Diskussion zu Teil B

Frage:

Welche Möglichkeiten stehen uns zur Verfügung, um den Schweregrad einer chronischen Myokardinsuffizienz zu quantifizieren?

Antwort:

Liegt der Verdacht auf eine chronische Herzinsuffizienz vor, sollte speziell auf das Vorliegen eines 3. Herztones geachtet werden. Möglichkeiten der Quantifizierung der Herzinsuffizienz bestehen in der Durchführung eines Belastungs-EKG und in der Echokardiographie. Das Belastungs-EKG sagt etwas darüber aus, was der Patient tatsächlich noch zu leisten imstande ist. Die Echokardiographie erlaubt Antworten auf die Frage nach regionalen Wandbewegungsstörungen und gibt Hinweise auf die Auswurffraktion. Außerdem ist eine Beurteilung der Größe des linken Vorhofs möglich. Die Erfahrungen haben gezeigt, daß die Vergrößerungen des linken Vorhofs bereits in der Frühphase einer Hypertonie eintritt. Mit der Dopplersonographie läßt sich schließlich eine diastolische Dysfunktion erfassen. Es fehlen bisher noch Untersuchungen, die belegen, daß aufgrund der erhobenen Befunde eine Verminderung des intra- und postoperativen Risikos erzielt werden konnte. Klinisch steht jedoch fest, daß bei Vorliegen z. B. einer Wanddyskinesie der Patient im Zweifelsfall engmaschiger und umfangreicher überwacht werden muß als ohne diese Kenntnis.

Frage:

Wenn es stimmt, daß der Organismus auf eine Myokardinsuffizienz mit einer Erhöhung der Katecholaminausschüttung reagiert, stellt sich die Frage, ob diese erhöhten Spiegel behandelt werden müssen. Warum wird in der Therapie der Herzinsuffizienz nicht das klassische katecholaminsenkende Medikament Clonidin eingesetzt?

Antwort:

Clonidin, Hydralazin und andere verwandte Substanzen sind Vasodilatatoren, die jedoch nicht die Nierenperfusion verbessern. Es ist jedoch bekannt, daß mehr als die Hälfte des im Kreislauf zirkulierenden Noradrenalins aus der Niere stammt. Eine Verbesserung der Nierenperfusion bei Vorliegen einer Herzinsuffizienz läßt den zirkulierenden Noradrenalinspiegel abfallen. Es erscheint daher sinnvoll, Medikamente einzusetzen, die die Nierenperfusion verbessern, d. h. kausal wirken (z. B. ACE-Hemmer).

Die Therapie mit Vasodilatanzien führt zu Flüssigkeitseinlagerungen, die wiederum das Renin-Angiotensin-System anregen. Die Folge davon ist die Notwendigkeit einer zusätzlichen Diuretikumgabe.

Frage:

Die Therapie der chronischen Myokardinsuffizienz mit β-Rezeptorenblockern wird mit der Überlegung begründet, daß es dadurch zu einer Zunahme der β-Rezeptoren am Myokard käme. Stimmt diese Hypothese und ist zu erwarten, daß diese Rezeptorenzunahme den Patienten nutzen kann?

Antwort:

Es liegen zu diesem Thema bisher ca. 11 Publikationen vor [1, 8, 10, 12, 15, 17, 18, 26, 27, 29, 30], von denen die Hälfte über positive Ergebnisse berichten. Es handelt sich hierbei um Patienten mit dilatativer Kardiomyopathie, nicht jedoch um Patienten mit koronarer Herzerkrankung. Zu beachten ist, daß die Patienten mit sehr niedrigen Dosierungen behandelt wurden und die Therapie über 2 Monate durchgeführt und sofort abgebrochen wurde, wenn sich eine Verschlechterung der myokardialen Funktion zeigte. Eine Dosissteigerung darf nur sehr langsam erfolgen. Unter dieser Therapie stellte es sich heraus, daß in der Tat die β-Adrenozeptordichte am Herzen zunimmt und die Patienten wieder auf Dobutamin ansprachen [8], was sie vor der β-Blockertherapie nicht mehr getan hatten. Es muß klar sein, daß es sich um ein langfristiges Therapieschema handelt, das keinesfalls kurzfristig in der präoperativen Phase eingesetzt werden kann.

Frage:

Im postoperativen Verlauf kann es durch Nachlassen einer Sympathikolyse zu einer akuten Volumenverschiebung in das zentrale Kompartiment kommen mit der Folge einer diastolischen Herzinsuffizienz. Welche Möglichkeiten der Behandlung sind zu diskutieren?

Antwort:

Die akute Volumenüberlastung und die diastolische Dysfunktion können sicherlich mit Diuretika behandelt werden. Im akuten Stadium ist Nitroglycerin das Medikament der Wahl. Reicht diese Therapie nicht aus, kann eine Hämofiltration vorteilhaft sein, da damit große Volumina in kurzer Zeit entzogen werden können. Nifedipin wird wegen des negativ-inotropen Effekts abgelehnt, der im Grunde genommen nur durch die gleichzeitig induzierte Tachykardie überdeckt wird.

Frage:

Zunehmend werden Patienten mit ACE-Hemmern behandelt. Da diese Substanzen bisher nur oral verfügbar sind, stellt sich die Frage, wie Patienten mit dieser Medikation perioperativ zu behandeln sind.

Antwort:

Bei Vorliegen einer akuten Ischämie sind ACE-Hemmer nicht die Medikamente der Wahl. Patienten, die mit ACE-Hemmern behandelt worden sind, bekommen häufig ausgeprägte hypotone Zustände. Diese Hypotonie kann schon nach kleinen Dosen auftreten, z. B. nach 12,5 mg Captopril. Dieses Therapieprinzip wird sich daher in der Akutphase kaum durchsetzen. Es sind auch keine Untersuchungen bekannt, wonach es nach Absetzen des ACE-Hemmers perioperativ zu einem Reboundeffekt gekommen wäre. Wünscht man die ACE-Hemmertherapie fortzusetzen, kann man vom kurzwirkenden Captopril auf das Enalapril umsetzen, das eine wesentlich längere Halbwertszeit besitzt. Die Halbwertszeit für Captopril liegt bei 4–6 h, die des Enalapril bei 6–12 h.

Frage:

Sollen Patienten mit einer Herzinsuffizienz präoperativ routinemäßig mit Diuretika behandelt werden, um sie möglichst „trocken" zu halten?

Antwort:

Ziel der Behandlung sollte sein, den Patienten in kardial kompensiertem Zustand mit nichtdilatierten Ventrikeln zur Narkoseeinleitung zu bekommen. Bei der chronischen Herzinsuffizienz mit Überwässerung bietet sich die Behandlung mit Diuretika an.

Idealerweise soll der Patient keine Ödeme aufweisen, und über der Lunge sollten keine Rasselgeräusche mehr zu hören sein. Diskrete Knöchelödeme stellen allerdings keine Kontraindikation für einen operativen Eingriff dar. Die trockene Lunge scheint von Wichtigkeit zu sein. Die klinische Erfahrung zeigt, daß bei nicht ausreichend vorbehandelten Patienten postoperativ am 3.–4. Tag gehäuft eine Stauungspneumonie auftritt. Bei zu aggressiver Entwässerung besteht jedoch die Gefahr der Dehydratation, Hypovolämie und Hypokaliämie.

Frage:

Das Prinzip der Erholung myokardialer β-Rezeptoren wird z. Z. allenthalben diskutiert. Ist von neuen Medikamenten, z. B. den Phosphodiesterasehemmern, zu erwarten, daß sie die Regeneration von β-Rezeptoren fördern?

Antwort:

Zur Zeit ist noch nicht entschieden, ob die „Down-Regulation" der kardialen β-Rezeptoren in der chronischen Herzinsuffizienz günstig oder schädlich ist. Die

Meinungen darüber sind geteilt. So hat Packer [20] in einem Editorial in *Circulation* kürzlich die Meinung vertreten, daß es günstig ist, daß die β-Rezeptoren heruntergeregelt werden. Sonst würde das Herz durch die permanente Stimulation (über die reflektorisch erhöhte sympathische Aktivität) überfordert. Andererseits ist die Stimulation kardialer β-Rezeptoren einer der wichtigsten physiologischen Mechanismen zur Aufrechterhaltung und Steigerung von Kontraktilität und Frequenz [4], so daß ihr Versagen überaus negativ für das Herz sein dürfte. Eine Zunahme der β-Rezeptoren beobachtet man nicht nur unter einer β-Blockertherapie, sondern auch unter einer chronischen Behandlung mit ACE-Hemmern [16].

Die Phosphodiesterasehemmer wirken über eine Erhöhung des intrazellulären zyklischen AMP (cAMP) [7], d. h. ihre Wirkung beruht auf dem gleichen „second messenger" wie eine β-Adrenozeptorstimulation. Problematisch ist, daß hierfür ein hoher cAMP-Spiegel notwendig ist, der jedoch speziell im insuffizienten Herzen kaum erreicht wird [14, 24].

Der Unterschied zwischen Kardiologen und Anästhesisten in der Einschätzung der Wirkung der Phosphodiesterasehemmer dürfte darauf beruhen, daß der Anästhesist häufig Patienten mit dieser Substanz behandelt, die akut in eine Myokardinsuffizienz geraten sind, d. h. bei denen der cAMP-Spiegel hoch ist.

Über den Einfluß von Phosphodiesterasehemmern auf die kardialen β-Rezeptoren ist nur wenig bekannt. In einer Studie konnte gezeigt werden, daß Enoximon die Gesamt-β-Rezeptorenanzahl im Herzen nicht beeinflußt, wohl aber zu einer Erniedrigung von β_1- und gleichzeitig zu einer Erhöhung von β_2-Rezeptoren führt [13]. Andererseits konnte in Tierversuchen gezeigt werden, daß Phosphodiesterasehemmer kardiale β-Rezeptoren im Rahmen einer „heterologen" Desensibilisierung herunterregulieren [2]; ähnliches wurde auch für β-Rezeptoren auf zirkulierenden Lymphozyten unter Amrinon beobachtet [19].

Frage:

Bei der Diskussion, ob Dopamin oder Dobutamin besser für die Behandlung der akuten Herzinsuffizienz ist, wurde argumentiert, daß Dopamin zu einer Entleerung der peripheren Noradrenalinspeicher führen würde und damit mittelfristig in seiner Wirkung nachlassen würde. Bei Dobutamin sei dies nicht der Fall. Hat sich an dieser Interpretation etwas geändert?

Antwort:

Dobutamin wirkt am Herzen durch direkte Stimulation von (überwiegend) β_1-Rezeptoren, hat aber auch eine signifikante β_2-rezeptorstimulierende Komponente [32]. Dopamin hingegen ist im Herzen ein reiner β_1-Rezeptorstimulator, teilweise direkt, teilweise (bis zu 50 %) indirekt durch Freisetzung von endogenem Noradrenalin [9]. Daraus ist zu folgern, daß bei einer chronischen Herzinsuffizienz mit meist entleerten kardialen Katecholaminspeichern und desensibilisierten β-Rezeptoren Dopamin nur schwach wirksam ist. Dies konnte in der Tat kürzlich gezeigt werden: An isolierten rechtsventrikulären Präparaten von Patienten mit Endzuständen der dilativen Kardiomyopathie war der positiv-inotrope Effekt von Dopamin wesentlich stärker abgeschwächt als der von Isoprenalin oder Dobutamin [21].

Frage:

Gibt es myokardiale α-Rezeptoren?

Antwort:

Myokardiale α-Rezeptoren, die positiv-inotrope Effekte vermitteln, sind in nahezu allen Tierspezies nachgewiesen worden [6, 11, 31], auch im menschlichen Myokard [3, 5, 22, 23, 28]. Im menschlichen Herzen ist ihre Anzahl jedoch sehr gering (ca. 10% der von β-Rezeptoren), und auch ihr positiv-inotroper Effekt beträgt nur ca. 10% desjenigen von Isoprenalin, so daß ihnen praktisch keine (patho-)physiologische Bedeutung zukommt.

Frage:

Welche Rolle spielen α-Rezeptoren bei der essentiellen Hypertonie?

Antwort:

Es scheint so, als ob α-Rezeptoren beim Hypertoniker über 3 Faktoren reguliert werden: erblich-genetisch, über die Natriumkonzentration und über den Katecholaminspiegel. Speziell für renale α-Rezeptoren scheint die genetische Komponente eine bedeutende Rolle zu spielen. Das Zusammenspiel zwischen einer veränderten Ansprechbarkeit der renalen α-Rezeptoren und Natriumzufuhr spielt eine wichtige Rolle für die Auslösung des genetisch programmierten essentiellen Hypertonus.

Frage:

Welche Bedeutung hat Glukagon in der Behandlung der myokardialen Insuffizienz?

Antwort:

Wegen des raschen Auftretens einer Hypokaliämie wird sein Einsatz heute für diese Indikation nicht mehr empfohlen.

Frage:

Der Überwachung der Effizienz einer therapeutischen Maßnahme kommt große Bedeutung zu. Welchen Stellenwert haben die Impedanzkardiographie und die Dopplersonographie zur Bestimmung des Herzzeitvolumens?

Antwort:

Sowohl das eine als auch das andere Verfahren sind abzulehnen. Gerade bei der myokardialen Insuffizienz hat sich herausgestellt, daß die mit der Impedanz-kardiographie gemessenen Werte nicht reproduzierbar sind. Ähnliches gilt beim momentanen Stand der Technologie für die Dopplersonographie [25].

Frage:

Welche therapeutischen Möglichkeiten bestehen in der Behandlung der akuten Rechtsherzinsuffizienz?

Antwort:

Es gibt 2 Ansatzpunkte: 1) die Aufrechterhaltung des rechtskoronaren Perfusionsdrucks, z. B. mit Hilfe von Noradrenalin, und 2) die Senkung der rechtsventrikulären Nachlast durch z. B. Prostaglandin E_1. Zu beachten ist, daß die meisten Medikamente, die die rechtsventrikuläre Nachlast senken, diesen Effekt auch auf das Hochdrucksystem haben, d. h. daß dann die koronare Perfusion eben auch gesenkt wird. Es wurde versucht, dieses Problem dadurch zu lösen, daß Prostaglandin in den rechten und Noradrenalin in den linken Vorhof gegeben wurde. Diese Therapieform bietet sich an, da der Hauptfaktor für die Auslösung einer akuten Rechtsherzinsuffizienz eine erhöhte rechtsventrikuläre Nachlast ist.

Der rechte Ventrikel ist dafür geschaffen, Volumen zu fördern, nicht jedoch Druck zu erzeugen. Dementsprechend ist die Perfusion des rechten Ventrikels optimal, wenn der während der Systole entwickelte intramurale Druck niedrig ist. Steigt dieser an, etwa bei Nachlaststeigerung, so wird die Perfusion der rechten Koronararterie zunehmend von der Höhe des diastolischen Aortendrucks abhängig. Dieser und somit der Perfusionsdruck der rechten Koronararterie kann, wenn nötig, mit Noradrenalin i. v. oder mit aortaler Gegenpulsation erhöht werden. Allerdings besteht die Gefahr, daß unter Noradrenalingabe die rechtsventrikuläre Nachlast weiter ansteigt. Der Einsatz positiv inotroper Substanzen kann daher bei drohender oder manifester Rechtsherzinsuffizienz durchaus indiziert sein.

Nicht vergessen werden sollte, daß eine akute Erhöhung der rechtsventrikulären Nachlast auch bei plötzlich auftretender Hypoxämie oder Hyperkarbie auftritt. In diesen Fällen ist die ausreichende Oxygenierung bzw. Ventilation die wirksamste Therapie.

Frage:

Kann die Funktion des rechten Ventrikels mit Hilfe der Echokardiographie überwacht werden?

Antwort:

Die echokardiographische Darstellung des rechten Ventrikels bei beatmeten Patienten setzt große Erfahrung voraus und ist nicht immer möglich. Das gilt sowohl für den transthorakalen als auch für den transösophagealen Zugang. Eine Aussage über Größenveränderungen und globale Pumpfunktion des rechten Ventrikels dürfte jedoch in den meisten Fällen möglich sein.

Frage:

Mit welchen Medikamenten kann nach Herztransplantation eine optimale rechtsventrikuläre Funktion erreicht werden?

Antwort:

Mit ProstaglandinE$_1$ läßt sich eine effiziente pulmonale Vasodilatation erzielen. Die damit einhergehende systemische Vasodilatation führt aber zu einer (nicht erwünschten) Abnahme des diastolischen Aortendrucks, also des rechtskoronaren Perfusionsdrucks. Dieser muß dann durch Noradrenalin aufrechterhalten werden, wenn möglich durch Applikation in einen Linksvorhofkatheter. In einigen Fällen ist eine zusätzliche Inotropiesteigerung mit Dobutamin oder Adrenalin erforderlich. In schweren Fällen ist die invasive Kreislaufüberwachung mit Hilfe eines Pulmonaliskatheters zur optimalen Einstellung der Pharmakotherapie unerläßlich. Bei Herzempfängern mit vorbestehender pulmonaler Gefäßwiderstandserhöhung ist eine Rechtsherzinsuffizienz voraussehbar und in diesen Fällen hat sich der prophylaktische Einsatz von ProstaglandinE$_1$ in der Aufwärmphase der extrakorporalen Zirkulation als günstig erwiesen.

Frage:

Was sind die Hauptgründe für Schwierigkeiten bei der Entwöhnung von der Herz-Lungen-Maschine nach Herztransplantation?

Antwort:

Schwierigkeiten können v. a. aus 2 Gründen auftreten: 1) bei rechtsventrikulärer Dilatation als Folge eines erhöhten pulmonalvaskulären Widerstands oder als Folge einer Trikuspidalinsuffizienz chirurgisch-technischer Ursache (Dilatation des Trikuspidalanulus); 2) nach Transplantation von Spenderorganen, welche hochdosiert mit Katecholaminen behandelt wurden.

Frage:

Besteht ein Zusammenhang zwischen der Ischämiezeit und der Funktion des Spenderorgans?

Antwort:

Bei adäquatem Myokardschutz ist die Organfunktion nach Ischämiezeiten bis 3 h nicht relevant beeinträchtigt.

Literatur

1. Anderson JL, Lutz JR, Gilbert EM (1985) A randomized trial of low-dose beta-blockade therapy for idiopathic dilated cardiomyopathy. Am J Cardiol 55:471
2. Bobik A, Little PJ (1984) Role of cyclic AMP in cardiac β-adrenoceptor desensitization: studies using prenalterol and inhibitors of phosphodiesterase. J Cardiovasc Pharmacol 6:795
3. Böhm M, Diet F, Feiler G, Kemkes B, Erdmann E (1988) α-Adrenoceptors and α-adrenoceptor-mediated positive inotropic effects in failing human myocardium. J Cardiovasc Pharmacol 12:357
4. Bristow MR, Kantrowitz NE, Ginsburg R, Fowler MB (1985) β-Adrenergic function inheart muscle disease and heart failure. J Mol Cell Cardiol [Suppl 2] 17:41
5. Bristow MR, Minobe W, Rasmussen R, Hershberger RE, Hoffman BB (1988) Alpha-1 adrenergic receptors in the nonfailing and failing human heart. J Pharmacol Exp Ther 247:1039
6. Brückner R, Mügge A, Scholz H (1985) Existence and functional role of alpha$_1$-adrenoceptors in the mammalian heart. J Mol Cell Cardiol 17:639
7. Colucci WS, Wright RF, Braunwald E (1986) New positive inotropic agents in the treatment of congestive heart failure. N Engl J Med 314:349
8. Currie PJ, Kelly MJ, McKenzie A (1984) Oral beta-adrenergic blockade with metoprolol in chronic severe dilated cardiomyopathy. J Am Coll Cardiol 3:203
9. Deighton NM, Motomura S, Söhlmann W, Zerkowski H-R (1990) β-Adrenoceptor-mediated inotropic effects of dopamine and epinine in human isolated right atrium. Br J Pharmacol [Suppl] 99:116P
10. Eichhorn EJ, Bedotto JB, Malloy CR, Hatfield BA, Deitchman D, Brown M (1990) Effect of β-adrenergic blockade on myocardial function and energetics in congestive heart failure. Circulation 82:473
11. Endoh M (1982) Adrenoceptors and the myocardial inotropic responses: Do alpha and beta receptor sites functionally coexist? In: Kalsner S (ed) Trends in autonomic pharmacology, vol 2. Urban & Schwarzenberg, Baltimore Munich, p 304
12. Englemeier RS, O'Connell JB, Walsh R (1985) Improvement in symptoms and exercise tolerance by metoprolol in patients with dilated cardiomyopathy: a double-blind, randomized, placebo-controlled trial. Circulation 72:536
13. Feldman AM, Bristow MR (1990) The β-adrenergic pathway in the failing human heart: implications for inotropic therapy. Cardiology [Suppl 1] 77:1
14. Feldman MD, Copelas L, Gwathmey JK et al. (1987) Deficient production of cyclic AMP: pharmacologic evidence of an important cause of contractile dysfunction in patients with endstage heart failure. Circulation 75:331
15. Gilbert EM, Anderson JL, Deitchman D et al. (1990) Long-term β-blocker vasodilator therapy improves cardiac function in idiopathic dilated cardiomyopathy: a double-glind, randomized study of bucindolol vs. placebo. Am J Med 88:223
16. Gilbert EM, Sandoval A, Larrabee P, Renlund DG, O'Connell JB, Bristow MR (1988) Effect of lisinopril on cardiac adrenergic drive and myocardial β-receptor density in heart failure. Circulation [Suppl II] 78:II–576
17. Heilbrunn SM, Shah P, Bristow MR, Valantina HA, Ginsburg R, Fowler MB (1989) Increased β-receptor density and improved hemodynamic response to catecholamine stimulation during long-term metoprololtherapy in heart failure from dilated cardiomyopathy. Circulation 79:483
18. Ikram H, Fitzpatrick D (1981) Double-blind trial of chronic oral beta blockade in congestive cardiomyopathy. Lancet II:490
19. Maisel AS, Wright CM, Carter SM, Ziegler M, Motulsky HJ (1989) Tachyphylaxis with amrinone therapy: association with sequestration and down-regulation of lymphocyte beta-adrenergic receptors. Ann Intern Med 110:195
20. Packer M (1988) Neurohormonal interactions and adaptations in congestive heart failure. Circulation 77:721

21. Port JD, Gilbert EM, Larrabee P et al. (1990) Neurotransmitter depletion compromises the ability of indirect-acting amines to provide inotropic support in the failing human heart. Circulation 81:929
22. Schmitz W, Kohl C, Neumann J, Scholz H, Scholz J (1989) On the mechanism of positive inotropic effects of alpha-adrenoceptor agonists. Basic Res Cardiol [Suppl 1] 84:23
23. Schmitz W, Scholz H, Erdmann E (1987) Effects of α- and β-adrenergic agonists, phosphodiesterase inhibitors and adenosine on isolated human heart muscle preparations. TIPS 8:447
24. Schmitz W, Leysen H von der, Meyer W, Neumann J, Scholz H (1989) Phosphodiesterase inhibition and positive inotropic effects. J Cardiovasc Pharmacol [Suppl 3] 14:S11
25. Spahn DR, Schmid ER, Tornic M, Jenni R, Segesser L von, Turina M, Baetscher A (1990) Noninvasive versus invasive assessment of cardiac output after cardiac surgery: clinical validation. J Cardiothorac Anesth 4:46
26. Swedberg K, Hjalmarson A, Holmberg S (1979) Effects of work and acute beta-receptor blockade on myocardial noradrenaline release in congestive cardiomyopathy. Clin Cardiol 2:424
27. Swedberg K, Hjalmarson A, Waagstein F, Wallentin I (1980) Beneficial effects of long-term beta-blockade in patients with congestive cardiomyopathy. Br Heart J 44:117
28. Vago T, Bevilacqua M, Norbiato G et al. (1989) Identification of α_1-adrenergic receptors on sarcolemma from normal subjects and patients with idiopathic dilated cardiomyopathy: characteristics and linkage to GTP-binding protein. Circ Res 64:474
29. Waagstein F, Caidahl K, Wallentin I, Bergh C-H, Hjalmarson A (1989) Long-term β-blockade in dilated cardiomyopathy. Circulation 80:551
30. Waagstein F, Hjalmarson A, Varnauskas E, Wallentin I (1975) Effect of chronic beta-agrenergic receptor blockade in congestive cardiomyopathy. Br Heart J 37:1022
31. Wagner J, Brodde O-E (1979) On the presence and distribution of α-adrenoceptors in the heart of various mammalian species. Naunyn-Schmiedeberg's Arch Pharmacol 302:239
32. Zerkowski H-R, Ikezono K, Rohm N, Reidemeister JC, Brodde O-E (1986) Human myocardial β-adrenoceptors: demonstration of both β_1- and β_2-adrenoceptors mediating contractile responses to β-agonists on the isolated right atrium. Naunyn-Schmiedeberg's Arch Pharmacol 332:142

C. Erworbene und angeborene Vitien

Besonderheiten der Anästhesie bei Klappenvitien (inklusive Klappenrekonstruktion und -ersatz)

K. Skarvan

Einleitung

Im Dienste der Herzchirurgie hat die Anästhesie im Laufe der Zeit große Erfahrungen bei der Behandlung von Patienten mit Erkrankungen der Herzklappen gewonnen. Die Wechselwirkungen von Anästhesie und Pathophysiologie der einzelnen Vitien wurden in zahlreichen Studien untersucht, und es wurden Richtlinien für das intraoperative Management erstellt. Heute können sich selbst Patienten mit schwerster Beeinträchtigung der kardialen Funktion einer rettenden Herzoperation unterziehen, ohne bedrohliche Komplikationen der Anästhesie befürchten zu müssen. Von der Erfahrung der Herzanästhesie profitieren natürlich auch alle Patienten mit Herzklappenerkrankungen, die sich nicht-herzchirurgischen Eingriffen unterziehen. Im folgenden werden die bewährten Grundlagen der Anästhesiebetreuung dieser Patienten dargelegt und durch neue Aspekte ergänzt.

Pathophysiologie

Ein gutes Verständnis der Auswirkungen der einzelnen Vitien auf die Ventrikelfunktion ist eine wichtige Voraussetzung des optimalen intraoperativen Managements. Zur vereinfachten diagrammatischen Darstellung der Ventrikelfunktion bei Herzklappenerkrankungen hat sich die Beziehung zwischen Ventrikelvolumen (Preload) und -druck (Afterload) nach Ross am besten bewährt [14]. Die ventrikuläre Druck/Volumen (P/V)-Schlaufe ist einerseits durch die diastolische P/V-Kurve, andererseits durch die endsystolische P/V-Beziehung (ESPV) begrenzt. Die ESPV-Beziehung bestimmt unabhängig vom Preload das Ausmaß der systolischen Verkürzung und ist linear. Eine Verminderung der Kontraktilität verschiebt die Gerade nach rechts unten und vermindert ihre Neigung (Abb. 1).

Eine Zunahme des systolischen Drucks beim fixierten Preload (enddiastolisches Volumen, EDV) verursacht eine Abnahme des Schlagvolumens (SV). Mit Steigerung der Kontraktilität (Verschiebung der ESPV-Geraden nach links) kann der Ventrikel das ursprüngliche SV wieder erreichen. Das ist allerdings nicht die normale Kompensation des erhöhten Drucks. Die unvollständige Entleerung des Ventrikels gegen den erhöhten Druck hat eine Zunahme des enddiastolischen Volumens zur Folge, die gemäß dem Frank-Starling-Gesetz die Wiederherstellung eines normalen SV ermöglicht. Der Ventrikel macht dabei

SYSTOLISCH   DIASTOLISCH   SYSTOLISCH +
                                                 DIASTOLISCH

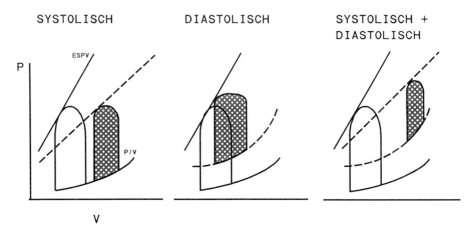

Abb. 1. Beziehung zwischen LV-Druck und Volumen (P/V-Beziehung); *ESPV* endsystolische
P/V-Beziehung, *P/V* passive diastolische Dehnungskurve. *Durchgezogene Linien* und *offene
P/V-Schlaufe* bezeichnen die normale Situation, *schraffierte Linien* und schraffierte *P/V-
Schlaufe* bezeichnen die pathologische Situationen (systolische, diastolische und kombinierte
Dysfunktion des linken Ventrikels)

Gebrauch von seiner Preloadreserve. Dies ist allerdings nur bis zu einem bestimmten Maße möglich. Wenn alle Myokardfasern enddiastolisch maximal
gedehnt sind, ist die Preloadreserve erschöpft. Jede weitere Steigerung des
systolischen Drucks (Afterload) führt zu einer drastischen Abnahme des SV.
Diese durch einen unverhältnismäßig hohen Afterload bedingte systolische
Dysfunktion wird als „afterload mismatch" bezeichnet [13]. Ein „afterload mismatch" kann jedoch auch bei einer noch intakten Preloadreserve auftreten:
nämlich dann, wenn der Preload aus einem bestimmten Grund nicht zunehmen
kann. Dieser Grund kann ein Volumenmangel, eine PEEP-Beatmung oder eine
exzessive Venodilatation sein.
    Bei Erkrankungen der Herzklappen ist der systolische Druck ein schlech-
ter Parameter des Afterload. Der effektive Afterload ist nämlich nicht nur
vom Druck (P), sondern auch von der Ventrikelgröße (r) und der Wanddik-
ke (h) abhängig [16]. Der Afterload läßt sich als Wandspannung („wall
stress", WS) auch intraoperativ mit Hilfe der Echokardiographie berechnen
(WS = (P · r)/h). Bei einer chronischen Erhöhung des systolischen Drucks, wie
das bei einer Aortenstenose der Fall ist, nimmt die Wanddicke massiv zu (kon-
zentrische Hypertrophie). Die LV-Hypertrophie ermöglicht, daß der LV-
Afterload trotz einem exzessiven Druck wieder normal wird und der linke Ventrikel eine normale systolische Pumpfunktion aufweist. Die diastolische LV-
Funktion ist jedoch abnormal (Abb. 1). Der hypertrophe Ventrikel wird steifer,
und seine Compliance nimmt ab. Die diastolische (passive) P/V-Kurve wird
nach links oben verschoben. Der enddiastolische Füllungsdruck im LV nimmt
zu. Während der hypertrophe Ventrikel außerordentlich empfindlich auf Hypovolämie reagiert, kann ein gesteigertes Volumenangebot zu einem exzessiven
Anstieg des enddiastolischen Drucks und zu einem Lungenödem führen [15].
Dies kann bei Belastung oder auch postoperativ bei Wiederaufnahme der Spon-

tanatmung, nach Abklingen einer allgemeinen oder rückenmarknahen Anästhesie in Anwesenheit einer schmerzbedingten sympathoadrenergischen Stimulation, auftreten. Die Ventrikelhypertrophie gefährdet außerdem das delikate Gleichgewicht zwischen myokardialem O_2-Bedarf und myokardialer O_2-Zufuhr. Die Koronarreserve ist reduziert oder sogar aufgehoben. Auch ohne eine begleitende koronare Herzerkrankung klagen Patienten mit Aortenstenose oder Aorteninsuffizienz über Angina pectoris und sind perioperativ durch Myokardischämie gefährdet [7].

Intraoperative Echokardiographie

Der Einsatz der Echokardiographie im Operationssaal bringt sowohl dem Chirurgen als auch dem Anästhesisten viele Vorteile und verbessert das intraoperative Management. Der Herzchirurg kann mit Hilfe der Farbdopplerechokardiographie den Grad der Regurgitation beurteilen und das Resultat einer Klappenrekonstruktion kontrollieren. Auch ein paravalvuläres Leck, ein intrakardialer Shunt oder eine Ausflußtraktobstruktion kann noch intraoperativ erkannt und sofort korrigiert werden. Die 2-D-Echokardiographie stellt intrakardiale Thromben und Luft fest und kann anschließend die Vollständigkeit der Entlüftung oder der Thrombenextraktion durch den Operateur bestätigen. Sie kann auch eine gefährliche Ventrikeldysfunktion und nachfolgende Überdehnung des linken Ventrikels entdecken.

Für den Anästhesisten stellt die intraoperative Echokardiographie die genaueste Methode zur Beurteilung des Preload, des Afterload und der Kontraktilität dar [26]. Zur Überwachung der LV-Funktion eignet sich am besten die kurze Achse der LV und die Veränderungen der entsprechenden LV-Fläche (Abb. 2). Diese Einstellung ist auch für die Beurteilung der regionalen Wandbewegung und die Diagnostik der Myokardischämie am besten geeignet. Die PW-Dopplerechokardiographie kann dem Anästhesisten außerdem wertvolle Informationen über die diastolische Funktion des LV liefern [15].

Die transösophageale Echokardiographie (TEE) hat sich in geübten Händen als eine sichere, komplikationsarme Methode bestätigt und wird von Anästhesisten bevorzugt. Die Herzchirurgen dagegen machen häufig von der epikardialen Echokardiographie Gebrauch.

Anästhesiemanagement der wichtigsten Herzklappenfehler

Aortenstenose

Eine hochgradige Aortenstenose stellt besonders hohe Ansprüche an die Qualität der perioperativen Anästhesiebetreuung [5]. Nicht umsonst wurde die Aortenstenose als die zweite Herzerkrankung nach dem Myokardinfarkt in den multifaktoriellen Index des kardialen Risikos nach Goldman aufgenommen. Der Anästhesist muß fähig sein, bei der präoperativen Untersuchung zumindest den Verdacht auf eine bisher unentdeckte Aortenstenose zu äußern und ent-

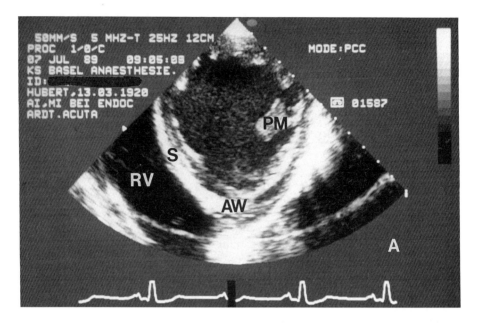

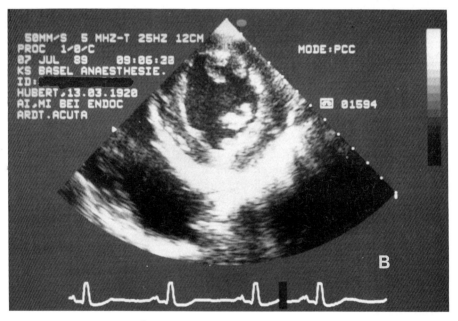

Abb. 2 a, b. Intraoperative Überwachung der linksventrikulären Funktion mit Hilfe der transösophagealen Echokardiographie. Querschnittsbilder des linken Ventrikels (kurze Achse) in Enddiastole (**A**) und Endsystole (**B**) bei einem Patienten mit schwerer Mitral- und Aorteninsuffizienz. Die enddiastolische AP Dimension beträgt 68 mm, die enddiastolische Area 29,1 cm², die endsystolische Area 13,5 cm² und die systolische Areareduktion (Auswurffraktion) 54%. Die systolische Septumverdickung beträgt 26%.

AW = LV Vorderwand, *S* = Septum, *PM* = anterolateraler Papillarmuskel, *RV* = rechter Ventrikel

sprechende Abklärungen zu veranlassen [10]. Im Zweifelsfall (bei Notfällen) soll der Patient wie jemand mit Aortenstenose behandelt werden. Das beinhaltet folgende Maßnahmen: Aufrechterhaltung einer ausreichenden Austreibungszeit und einer ausreichenden diastolischen Koronarperfusionszeit, Aufrechterhaltung eines ausreichenden koronaren Perfusionsdrucks, des Preload, der Myokardkontraktilität und des Sinusrhythmus. Demzufolge sind Tachykardie, Tachyarrhythmien, Hypovolämie, periphere Vasodilatation, negative Inotropie und Hypotension, aber auch eine exzessive Bradykardie, AV-Dissoziation und hypertensive Reaktion äußerst unerwünschte Entgleisungen, die es zu vermeiden oder unverzüglich zu behandeln gilt [7]. Besonders gefährdet sind Patienten mit Aortenstenose und koronarer Herzkrankheit. Mit signifikanten Koronarstenosen muß bei mehr als einem Drittel der Patienten mit Aortenstenose gerechnet werden. Bei Behandlung der Myokardischämie bei diesen Patienten leisten β-Blocker wertvolle Dienste, von dem Einsatz von Kalziumantagonisten ist jedoch abzuraten.

Die Dekompensation einer Aortenstenose ist in den meisten Fällen durch den exzessiven Afterload bei einer noch erhaltenen Kontraktilität, jedoch erschöpfter Preloadreserve („afterload mismatch") verursacht [14]. Nach Behebung der Stenose kommt es auch bei Patienten mit schwerster Beeinträchtigung der LV-Pumpfunktion oft zu einer signifikanten Verbesserung der Auswurffraktion und der Koronarreserve. Dies konnte auch mit Hilfe der transluminalen Ballonvalvuloplastik erreicht werden. Diese zur Zeit noch experimentelle Methode bleibt den Patienten vorbehalten, die chirurgisch als inoperabel gelten [12].

Aorteninsuffizienz

Die chronische Aorteninsuffizienz führt zu einer Volumenüberlastung des linken Ventrikels (LV). Die Adaption des LV auf die Regurgitation besteht in einer exzentrischen Hypertrophie und Ausnützung der Preloadreserve. Die üblicherweise beträchtliche Dimension des LV und die oft inadäquate Wanddicke sind für den hohen Afterload verantwortlich. Der LV-enddiastolische Druck ist bei einer kompensierten Aorteninsuffizienz nur unwesentlich erhöht, weil die diastolische P/V-Kurve weit nach rechts verschoben ist. Die Koronarreserve ist deutlich reduziert und der LV leicht durch Ischämie gefährdet. Die Aufrechterhaltung eines adäquaten Preload und einer kurzen Diastolenzeit sind für die stabile Hämodynamik von großer Bedeutung. Negativ-inotrope Einflüsse, Bradykardie und Blutdruckanstiege müssen vermieden werden. Der Einsatz eines Swan-Ganz-Katheters mit Pacingelektroden ist zu empfehlen und erlaubt es, die Herzfrequenz im optimalen Bereich zu halten. Eine Afterloadreduktion mit Hilfe eines arteriolären Vasodilators kann die Regurgitation verringern und das Vorwärtsschlagvolumen vergrößern. Dabei muß sorgfältig auf die Aufrechterhaltung des Preload und der Kontraktilität geachtet werden, sonst könnte die Vasodilatation eine gefährliche Hypotension und Koronarminderperfusion auslösen [7].

Bei einer akuten Aorteninsuffizienz, wie wir sie v. a. bei einer akuten Endokarditis oder Aortendissektion antreffen, fehlt die chronische Adaptation auf die Volumenüberlastung, und der LV muß auf dem rechtsseitigen steilen Teil der normalen diastolischen P/V-Kurve mit einem massiv erhöhten enddiastolischen Druck arbeiten. Eine Afterloadreduktion mit Hilfe von Natriumnitroprussid ermöglicht ein minimales Vorwärtsschlagvolumen bis zur notfallmäßigen Operation aufrechtzuerhalten [8].

Mitralstenose

Patienten mit Mitralstenose sind perioperativ durch mehrere Mechanismen gefährdet. Eine durch sympathoadrenergische Stimulation provozierte Steigerung des HZV und Verkürzung der diastolischen Füllungszeit (Tachykardie) erhöhen den Druck im linken Vorhof und können ein Lungenödem auslösen. Dies wird durch eine großzügige Volumenzufuhr begünstigt. Auf der anderen Seite wird eine Hypovolämie ebenfalls schlecht toleriert. Das Auftreten eines tachykarden Vorhofflimmerns ist neben der Verkürzung der diastolischen Füllungszeit mit dem Verlust der Vorhoffunktion verbunden und führt häufig zu einer akuten Dekompensation. Digoxin und β-Blocker (Propranolol, Esmolol) haben sich sowohl für die Prophylaxe, als auch für die Therapie des Vorhofflimmerns gut bewährt. Bei einer bedrohlichen Tachykardie ist allerdings die Kardioversion die Therapie der Wahl. Der rechte Ventrikel ist bei Mitralstenose einer chronischen Drucküberlastung ausgesetzt. Seine Pumpfunktion ist von einem optimalen Preload und einer ausreichenden Koronarperfusion abhängig. Jede zusätzliche Steigerung des RV-Afterload (pulmonalen Gefäßwiderstands) kann ein RV-Versagen auslösen.

Die chirurgische Kommissurotomie wird zunehmend durch die transluminale Ballonvalvuloplastik verdrängt, die besonders bei nichtverkalkten, beweglichen Klappen ausgezeichnete, mit der operativen Therapie durchaus vergleichbare Resultate aufweist [12].

Mitralinsuffizienz

Die systolische Regurgitation in den linken Vorhof bedeutet eine Volumenüberlastung des linken Ventrikels. Jede Steigerung des LV-Afterload, sei es durch Anstieg des systolischen Drucks, sei es durch Zunahme der Ventrikelgröße (Volumenbelastung, Myokarddepression) verstärkt die Regurgitation und reduziert das Vorwärtsschlagvolumen. Eine Verbesserung der LV-Pumpfunktion kann in der Regel durch eine vorsichtige Reduktion des Preload (Nitroglyzerin, IPPV, PEEP), des peripheren Gefäßwiderstands (Natriumnitroprussid) sowie durch eine Steigerung der Kontraktilität (Dobutamin, Amrinon) erreicht werden. Eine solche pharmakologische Unterstützung ist meist nur bei der akuten Form erforderlich. Bei einer akuten Mitralinsuffizienz ischämischer Genese kann die intraaortale Gegenpulsation hilfreich sein [8].

Im Vergleich zu den Operationen an der Aortenklappe sind die Ergebnisse der Mitralklappenersatzoperation schlechter [1]. Viele Patienten weisen postoperativ eine schlechte LV-Funktion auf. In diesen Fällen kann es sich um eine bereits präoperativ bestehende und irreversible schlechte Funktion handeln, die durch den afterloadreduzierenden Effekt der frühsystolischen Ejektion in den linken Vorhof maskiert war. Nach Behebung der Regurgitation und folgender Zunahme des LV-Afterload kann die vorbestehende kontraktile Dysfunktion manifest werden („afterload mismatch") [14]. In anderen Fällen kann es sich um Auswirkungen einer intraoperativen ischämischen Läsion handeln [1]. Mehr Informationen über die intraoperativen Veränderungen der LV-Funktion dürften für das Management dieser Patienten nützlich sein. Deshalb haben wir mit Hilfe der transösophagealen Echokardiographie die LV-Funktion bei 10 Patienten vor und nach Mitralklappenersatz oder Rekonstruktion untersucht. Wir fanden eine signifikante Abnahme der LV enddiastolischen Area (EDA) sowie der LV-endsystolischen Area (ESA). Die systolische Arearreduktion (A%), das Analog der LV-Auswurffraktion und die zirkumferentielle Verkürzungsgeschwindigkeit (Vcf) nahmen beide ab. Die endsystolische Wandspannung blieb jedoch nach der Operation unverändert. Ebenfalls unverändert blieb die Beziehung zwischen der endsystolischen Wandspannung und der ESA, stellvertretend für das endsystolische Volumen (Abb. 3). Aufgrund dieser präliminären Ergebnisse läßt sich ein exzessiver Afterload oder eine intraoperative Verschlechterung der Kontraktilität mit großer Wahrscheinlichkeit ausschließen. Die A% und Vcf sind bekanntlich preloadabhängige Parameter der Ventrikelfunktion. Ihre Abnahme bei unseren Patienten mit unauffälligem postoperati-

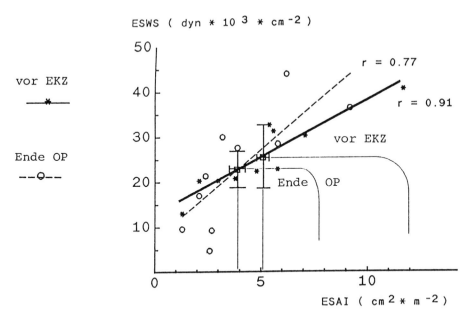

Abb. 3. Beziehung zwischen endsystolischer Wandspannung und Area (ESWS-ESAI-Beziehung) bei 10 Patienten mit Mitralinsuffizienz vor und nach Ersatz oder Rekonstruktion der Klappe. Die Behebung der Mitralregurgitation hatte keinen Einfluß auf die Wandspannung und die ESWS-ESAI-Beziehung. Die WS/AI-Schlaufe dagegen ist am Operationsende infolge einer ausgeprägten Reduktion der enddiastolischen Area signifikant kleiner

vem Verlauf läßt sich durch die beträchtliche Reduktion der LV-Dimensionen nach Behebung der Mitralregurgitation gut erklären.

Intraoperative Myokardprotektion

Die Ergebnisse der Herzklappenchirurgie sind zum großen Teil von der Qualität der intraoperativen Myokardprotektion abhängig. Weil bei den meisten Eingriffen eine Abklemmung der Aorta ascendens unumgänglich ist, wird das Herz intraoperativ einer halb- bis mehrstündigen globalen Myokardischämie ausgesetzt. Die längsten Ischämiezeiten werden bei Klappenrekonstruktionen, mehrfachen Klappenersatzoperationen und kombinierten Klappenersatz- und Revaskularisationseingriffen benötigt. Es ist eine wichtige Aufgabe der Anästhesie, bis zum Zeitpunkt der Aortenabklemmung für einen optimalen energetischen Haushalt des Myokards zu sorgen. Durch während der Präbypassphase vorausgegangene Ischämieepisoden werden die energiereichen Phosphatverbindungen im Myokard vermindert („stunned myocardium"), und die Toleranz gegenüber obligatorischer Ischämie ist reduziert.

Als Methode der Myokardprotektion in der Herzklappenchirurgie hat sich weltweit die intermittierende hypotherme kristalloide oder Blutkardioplegie durchgesetzt. Ihr Prinzip besteht in einer sofortigen Auslösung und Unterhaltung eines diastolischen Herzstillstandes und einer tiefen Myokardhypothermie. Sie kann durch eine Oberflächenkühlung ergänzt werden. Die Überwachung der Kardioplegie gehört u. E. zu den Aufgaben der Anästhesie. Eine Überdehnung des stillgelegten linken Ventrikles oder eine Erwärmung mit Wiederaufnahme der elektrischen Aktivität (Vorhof- und Kammerflimmern) müssen sofort erkannt und behoben werden. Beim Vorliegen einer signifikanten Aorteninsuffizienz muß die Kardioplegie selektiv in die Koronarostien verabreicht werden. Bei einer Verabreichung in die Aortenwurzel kann kein adäquater Koronarperfusionsdruck aufgebaut werden; die Lösung entweicht in den linken Ventrikel, der durch eine akute Überdehnung bedroht wird. Die intraoperative Farbdopplerechokardiographie kann eine präoperativ unentdeckte Aorteninsuffizienz darstellen und frustrane Versuche, die Kardioplegie aus der Aortenwurzel einzuleiten, vermeiden. Weist die linke Koronararterie einen kurzen Stamm auf, kann bei der selektiven Kardioplegie die Spitze der Kanüle zum Beispiel im R. circumflexus liegen, und der R. interventricularis wird von der Kardioplegie nicht erreicht. Ein persistierendes Kammerflimmern im anteroseptalen Gebiet weist auf die gefährliche Situation hin. Es ist jedoch sicherer, die gleichmäßige Verteilung der Kardioplegie durch Myokardtemperaturmessungen zu bestätigen. Die intraoperative TEE kann außerdem Hinweise auf einen kurzen oder (selten) fehlenden Stamm der linken Koronararterie geben.

Die LV-Hypertrophie der aortalen und mitralen Vitien verringert einerseits die Ischämietoleranz, andererseits erschwert sie die Durchführung einer optimalen Myokardprotektion.

Zur Qualitätskontrolle der Myokardprotektion eignet sich die Serienbestimmung des myokardspezifischen Isoenzyms der Kreatinphosphokinase, der CK-MB. Bei unseren Patienten mit einem unkomplizierten Aortenklappenersatz tritt der Spitzenwert der CK-MB unmittelbar postoperativ auf und kehrt am 2.–3. postoperativen Tag zum präoperativen Ausgangswert zurück. Werte der CK-MB, die um mehr als 2 Standardabweichungen über den Werten dieser Patienten liegen und oft einen verzögerten Rückgang aufweisen, werden als Hinweis auf eine intraoperative ischämische Myokardläsion gedeutet.

Die gefürchteten Folgen einer schlechten Myokardprotektion sind der perioperative Myokardinfarkt, das Low-output-Syndrom oder gar die Unmöglichkeit, den Patienten von der Herz-Lungen-Maschine zu trennen. Solche Komplikationen können auch durch signifikante, aber übersehene Koronarstenosen verursacht sein. Die TEE könnte durch den Befund einer regionalen Wandbewegungsstörung das inkriminierte Koronargefäß identifizieren.

Klappenrekonstruktionen

Während die Anuloplastik (oder Anulorhaphie) der Trikuspidalklappe bei Trikuspidalinsuffizienz bereits seit Jahren durchgeführt wird, ist die Rekonstruktion der Mitralklappe als Methode der Wahl bei chirurgischer Behandlung der Mitralinsuffizienz erst vor einigen Jahren wiederentdeckt worden. Abgesehen vom Ausbleiben der thromboembolischen, hämorrhagischen und endokarditischen Komplikationen bleibt bei dieser klappenerhaltenden Operation der subvalvuläre Klappenapparat im Gegensatz zum Klappenersatz erhalten. Dem subvalvulären Apparat (Sehnenfäden und Papillarmuskeln) wird ein nicht zu vernachlässigender Beitrag zur systolischen Funktion des LV zugeschrieben und von seiner Erhaltung verspricht man sich eine Verbesserung der postoperativen Pumpfunktion [1]. Für Mitralklappenrekonstruktionen eignen sich am besten Patienten mit degenerativen (myxomatoiden) Klappenerkrankungen mit Prolaps des hinteren Segels sowie mit Elongation und Abriß der Sehnenfäden (Abb. 4). Die Rekonstruktion besteht meistens aus partieller Segelresektion, Transfer und Verkürzung der Sehnenfäden und der Anuloplastik mit Hilfe eines Rings (Carpentier, Duran oder Puig-Massana). Die Rekonstruktion stützt sich auf die intraoperative Beurteilung der Klappenfunktion, was heute zunehmend mit Hilfe der Farbdopplerechokardiographie geschieht [3, 4].

Es ist die Aufgabe des Anästhesisten, dafür zu sorgen, daß die hämodynamischen Determinanten der Mitralregurgitation zur Zeit der Doppleruntersuchung vor und nach dem Eingriff vergleichbar sind und dem Wachzustand entsprechen. Der LV-Füllungsdruck läßt sich mit Volumenzufuhr oder Nitroglyzerin anpassen. Der systolische Druck wird meist mit Phenylephrin angehoben. Erweist sich die Rekonstruktion als unzureichend (die Regurgitation darf nicht stärker sein als 1 + auf einer Vierpunkteskala), wird der Patient wieder an die Herz-Lungen-Maschine angeschlossen und die Rekonstruktion verbessert. In der Cleveland-Klinik war dies lediglich bei 8% der Patienten notwendig. Dort konnte eine erfolgreiche Rekonstruktion in 69% aller Fälle einer isolierten Mitralinsuffizienz durchgeführt werden [3]. Die technisch anspruchsvolle Mitralklappenrekonstruktion verlängert die obligatorische Ischämiezeit und stellt die höchsten Ansprüche an die Qualität der Myokardprotektion.

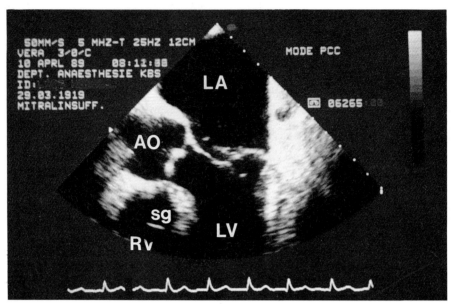

Abb. 4. Intraoperative Darstellung der Mitralklappe mittels der transösophagealen Echokardiographie. Das hintere Segel der Mitralklappe ist verdickt (myxomatoide Degeneration) und infolge einer Sehnenfadenruptur insuffizient. *LA* linker Vorhof, *LV* linker Ventrikel, *AO* Aorta, *RV* rechter Ventrikel, *sg* Swan-Ganz-Katheter

Prothetische Herzkrankheit

Der Ersatz einer krankhaften Herzklappe durch eine biologische oder mechanische Klappe (Prothese) stellt leider nur einen palliativen Eingriff dar. Auch die heutigen Prothesen sind nicht fähig, die physiologische Situation wiederherzustellen. Die Klappenöffnungsflächen entsprechen einer leichten Stenose, und bereits in Ruhe lassen sich über den Klappen Druckgradienten messen, die bei Belastung mit zunehmendem Flow (HZV) weiter zunehmen [12]. Jede mechanische Prothese weist außerdem auch eine mehr oder weniger ausgeprägte Regurgitation (bis 10 % des Schlagvolumens) auf, die aus einem Verschlußvolumen und einem Leckfluß besteht. Bei einem großen Mißverhältnis zwischen der Prothesengröße und der Größe des Patienten („patient/prosthesis mismatch") kann die residuale Klappendysfunktion beträchtlich sein. Die Prothesenträger leiden häufig an Herzrhythmusstörungen, und der arrhythmiebedingte Herztod stellt die häufigste Todesursache nach Aortenklappenersatz dar. Die meisten Patienten müssen wegen Thrombosegefahr dauernd antikoaguliert werden und eine Prothesenendokarditisprophylaxe erhalten. Das klinische Bild dieser Patienten wird als „prothetische Herzkrankheit" bezeichnet. Wenn sich diese Patienten nicht-herzchirurgischen Eingriffen unterziehen, benötigen sie eine sorgfältige präoperative Vorbereitung, eine optimale Anästhesie und eine engmaschige postoperative Überwachung. Die Endokarditisprophylaxe erfolgt nach den jeweils gültigen Richtlinien: zur Zeit verwenden wir Amoxicillin, 1 g 30 min vor dem Eingriff i. v., dann 1 g i. v. alle 8 h bis ingesamt 5 Dosen. Bei

Eingriffen an infektiösen Herden der Haut wird Flucloxacillin nach gleichem Schema eingesetzt.

Bei Patienten, die unter oraler Antikoagulation stehen und bei denen die Art der Operation die perioperative Beibehaltung der Antikoagulation nicht zuläßt, wird nach folgendem Schema vorgegangen. Zwei Tage vor der Operation wird die Antikoagulation gestoppt und Vitamin K per os verabreicht. Gleichzeitig wird eine Heparininfusion (25 000 E/24 h) begonnen. Am Operationstag, üblicherweise 2 h vor Operationsbeginn, wird die Heparininfusion abgestellt und die restliche Heparinwirkung mit Hilfe von Protamin in einer Kurzinfusion antagonisiert. Postoperativ wird nach Rücksprache mit dem Operateur die Heparininfusion so früh wie möglich wieder angeschlossen und die orale Antikoagulation wieder aufgenommen. Die Gerinnung muß engmaschig kontrolliert werden, damit der Patient vor den Gefahren einer Thrombose oder einer Blutung bewahrt bleibt. Mit der Zahl der implantierten Herzklappenprothesen nimmt auch die Zahl der Patienten zu, die sich einer Reoperation unterziehen müssen. Während einer 20jährigen Beobachtungsperiode wurden 25 % der Träger einer Starr-Edwards-Prothese in der Mitralposition reoperiert [12]. Die Reoperationen sind mit einem höheren Risiko von intraoperativen Komplikationen verbunden: das Anästhesieteam muß auf Behandlung von massiven Blutungen, die während der Lösung der Verwachsungen auftreten können, gut vorbereitet sein.

Anästhesieverfahren

Die Anästhesie für Operationen an den Herzklappen spiegelt die Fortschritte der Anästhesie im Laufe der letzten 40 Jahre wider. Die ersten Kommissurotomien wurden in Ätheranästhesie, die ersten Klappenersatzoperationen in Halothananästhesie vorgenommen [5, 11, 17]. Die Einführung der hochdosierten Opiate in die Herzanästhesie bedeutete einen wichtigen Fortschritt auf dem Weg zur heutigen Praxis [9]. Morphin wurde später durch Fentanyl und neulich durch Sufentanil ersetzt. Die Opiatmonoanästhesie hat sich allerdings nicht ganz durchsetzen können. In den meisten herzchirurgischen Zentren wird heute eine „balancierte" Anästhesie eingesetzt, die auf einer Kombination eines Benzodiazepins (Diazepam, Flunitrazepam oder jetzt zunehmend Midazolam) mit einem Opiat (Fentanyl oder Sulfentanil) beruht. Diese Basisanästhesie wird bei Bedarf von vielen durch ein niedrig dosiertes volatiles Anästhetikum ergänzt. Dabei wird zunehmend Isofluran bevorzugt, das dank seiner vasodilatierenden Eigenschaft die Pumpfunktion des Herzens weniger stark beeinträchtigt und auch für die Regulation des peripheren Gefäßwiderstands beim extrakorporellen Kreislauf gut geeignet ist. Auf N_2O wird bei herzchirurgischen Eingriffen immer häufiger verzichtet. Als Muskelrelaxanzien werden meistens Pancuronium oder Vecuronium gebraucht. Selbstverständlich muß Pancuronium in den Fällen, wo eine Steigerung der Herzfrequenz unerwünscht ist, sehr langsam injiziert werden. Auf der anderen Seite kann man sich die sympathomimetische Wirkung des Pancuroniums bei der opiatbedingten Bradykardie zunutze machen.

Für die Anästhesie bei Patienten mit Herzklappenerkrankungen außerhalb der Herzchirurgie sind lokale, regionale, intravenöse und Inhalationstechniken gut geeignet [18]. Sie dürfen jedoch nicht das Konzept der Aufrechterhaltung von optimalen hämodynamischen Bedingungen gefährden. Diese optimalen Bedingungen können, je nach Art des Vitiums und der Ventrikelfunktion, von Patient zu Patient unterschiedlich sein. Mit der richtigen Wahl des Anästhesieverfahrens kann der Anästhesist die Basis für einen komplikationslosen intra- und postoperativen Verlauf legen. Dabei behält der alte Grundsatz, daß der Anästhesist für das Wohl seiner Patienten wichtiger ist als die Technik, der er sich bedient, auch bei der Betreuung von Patienten mit Herzklappenerkrankungen seine Richtigkeit.

Literatur

1. Carabello BA (1990) Preservation of left ventricular function in patients with mitral regurgitation: A realistic goal for the nineties. J Am Coll Cardiol 15:564–565
2. Clements FM, Harpole DH, Quill T et al. (1990) Estimation of LV and EF by 2-D TEE: Comparison of short axis imaging and simultaneous radionuclide angiography. Br J Anaesth 64:331–336
3. Cosgrove DM, Stewart WJ (1989) Mitral valvuloplasty. Curr Probl Cardiol 14:355–415
4. Czer L, Maurer G, Bolger AF et al. (1987) Intraoperative evaluation of mitral regurgitation by Doppler color flow mapping. Circulation [Suppl III] 76:108–116
5. Gattiker R (1971) Anästhesie in der Herzchirurgie. Huber, Bern (Aktuelle Probleme in der Chirurgie, Bd 13)
6. Harpole DH, Rankin JS, Wolfe WG et al. (1989) Assessment of left ventricular functional preservation during isolated cardiac valve operations. Circulation [Suppl III] 80:9
7. Kaplan JA (ed) (1987) Cardiac anaesthesia, 2nd edn, vol 2. Grune & Stratton Orlando, pp 589–624
8. Kramer JL, Thomas SJ (1989) Anesthetic consideration in acute valvular insufficiency. Tex Heart Inst J 16:258–262
9. Lowenstein E, Hollowell P, Levine FH et al. (1969) Cardiovascular response to large doses of intravenous morphine in man. N Engl J Med 281:1389–1393
10. O'Keefe JH Jr, Shub C, Rettke SR (1989) Risk of noncardiac surgical procedures in patients with aortic stenosis. Mayo Clin Proc 64:400–405
11. Pender JW (1953) Anesthesia for mitral comissurotomy. Anesthesiology 14:77–84
12. Rahimtoola SH (1989) Perspective on valvular heat disease: An update. Am Coll Cardiol 14:1–23
13. Ross J Jr (1976) Afterload mismatch and preload reserve: A conceptual framework for the analysis of ventricular function. Prog Cardiovasc Dis 18:255–264
14. Ross J Jr (1985) Afterload mismatch in aortic and mitral valve disease: Implications for surgical therapy. J Am Coll Cardiol 5:811–826
15. Stauffer JC, Gaasch WH (1990) Recognition and treatment of LV diastolic dysfunction. Prog Cardiovasc Dis 32:319–332
16. Sutton MG, Plappert TA, Hirschfeld JW, Reichek N (1984) Assessment of left ventricular mechanics in patients with asymptomatic aortic regurgitation: A two-dimensional echocardiographic study. Circulation 69:259–268
17. Theye RA, Moffit EA, Kirklin JW (1962) Anesthetic management during open intracardiac surgery. Anesthesiology 23:823–827
18. Thomas SJ, Lowenstein E (1979) Anesthetic management of the patient with valvular heart disease. Int Anesthesiol Clin 17:67–96

Hämodynamik angeborener Herzfehler

B. Friedli

Angeborene Herzfehler führen je nach Typ zu ganz verschiedenen hämodynamischen Konsequenzen [1, 3]: Volumen- oder Druckbelastung gewisser Herzkammern, erhöhter oder erniedrigter Lungendurchfluß, pulmonale oder systemische Hypertension. Man unterscheidet physiopathologisch i. allg. 3 Typen: Herzfehler mit *Links-rechts-Shunt*, solche mit *Rechts-links- oder bidirektionellem Shunt* und Vitien *ohne Shunt*, wobei es sich i. allg. um *Stenosen* (an Klappen, Gefäßen oder Ausflußbahnen) handelt, seltener um nicht-stenosierende Klappenanomalien.

Die hämodynamischen Auswirkungen der 3 Typen werden im folgenden kurz diskutiert.

Herzfehler mit Links-rechts-Shunt

Sie sind am häufigsten und sollen deshalb vorausgenommen werden.

Links-rechts-Shunts entstehen in der Folge von Verbindungen zwischen großem und kleinem Kreislauf und bei Defekten zwischen linken und rechten Herzkammern. Die Lungengefäßresistenz beträgt normalerweise ungefähr $1/5$ – $1/6$ der Systemkreislaufresistenz (ausgenommen beim Neugeborenen, wo sie höher ist). Sobald ein Septumdefekt oder eine andere Verbindung besteht, strömt deshalb bereits O_2-reiches Blut zurück in den niederresistenten Lungenkreislauf. Allen Links-rechts-Shunts ist deshalb das *erhöhte Lungenminutenvolumen* (QP) gemeinsam. Der Durchfluß im Systemkreislauf (QS) bleibt (außer in extremen Fällen) normal, QP wird je nach Ausmaß des Shunts 2- bis 3mal größer als QS, manchmal sogar mehr.

Das Herz pumpt also ein Mehrfaches seines normalen Volumens, was zur *Volumenbelastung* führt. Je nach Situation des Defekts werden verschiedene Kammern belastet (Abb. 1–3). Beim Vorhofseptumdefekt wird ausschließlich das rechte Herz (Vorhof und Kammer) belastet. Beim Ventrikelseptumdefekt entsteht eine Volumenbelastung v. a. des linken Vorhofs und der linken Kammer; in einem gewissen Grad ist auch die rechte Kammer einbezogen. Bei offenem Ductus Botalli besteht die Volumenbelastung nur im linken Herzen (linker Vorhof und Ventrikel). Diese verschiedenen Typen der Volumenbelastung spiegeln sich auf dem EKG wider, das z. B. für einen Vorhofseptumdefekt nur Rechtsherzhypertrophie zeigt, für einen Ductus Botalli (ohne schwere pulmonale Hypertension) nur Linksherzhypertrophie.

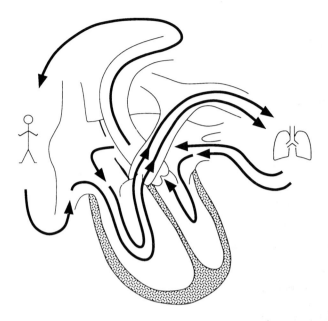

Qp > Qs

Volumenbelastung RA, RV

Abb. 1. Links-rechts-Shunt auf Vorhofebene (Vorhofseptumdefekt): Volumenbelastung des rechten Herzens; QP > QS

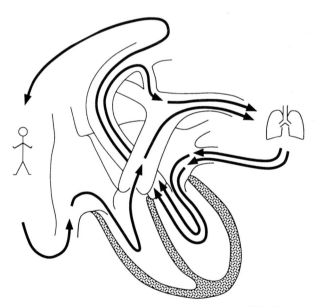

Qp > Qs

Volumenbelastung LA, LV

Abb. 2. Links-rechts-Shunt auf Ebene der großen Gefäße (Ductus arteriosus): Volumenbelastung des linken Herzens; QP > QS

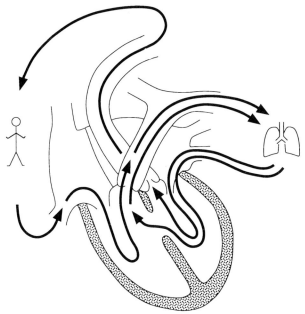

Abb. 3. Links-rechts-Shunt auf Ventrikel-
ebene (Ventrikelseptumdefekt): Volumenbelastung v. a. des linken Herzens, aber auch
des rechten Ventrikels; QP > QS

Qp > Qs

Volumenbelastung LA, LV (RV)

Verlauf des Links-rechts-Shunts

Beim Fetus und Neugeborenen ist der Lungengefäßwiderstand hoch. Deshalb
besteht kurz nach der Geburt auch bei größerem Defekt kein signifikanter
Links-rechts-Shunt. Ein solcher bildet sich aus, sobald die Lungengefäßresistenz absinkt. Dies geschieht beim normalen Neugeborenen rasch (Stunden,
Tage). Bei großen Ventrikelseptumdefekten jedoch ist dieser Vorgang verzögert, er kann Wochen dauern [3]. Dies wird wahrscheinlich durch einen Spasmus
der Lungenarteriolen verursacht. Damit ist die Volumenbelastung des Herzens
und die evtl. damit verbundene Herzinsuffizienz oft in den 2. oder 3. Lebensmonat verschoben. Noch anders verhält es sich beim Vorhofseptumdefekt:
Dieser verbindet 2 Niederdruckkammern, und die Absenkung des Lungenge-
fäßwiderstands spielt keine große Rolle in der Etablierung des Shunts. Eher ist
es die Involution des rechten Ventrikels und damit seine höhere Compliance,
welche für eine langsame progressive Erhöhung des Shuntvolumens verantwortlich ist. Dieser Prozeß nimmt Monate und Jahre in Anspruch, weshalb Kinder
auch mit großem Vorhofseptumdefekt in den ersten Lebensjahren kaum je Symptome zeigen.

Hauptsächliche Spätfolge großer Links-rechts-Shunts ist die *pulmonale Hypertension mit Lungengefäßerkrankung.* Man muß 2 Typen einer pulmonalen
Hypertension unterscheiden (Abb. 4): zuerst die hyperdynamische Hypertension mit hohem Druck und hohem Lungenminutenvolumen. Ein großes Druck-

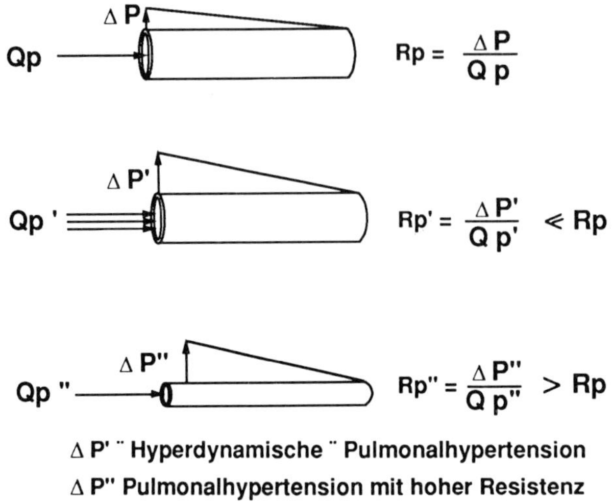

$$Rp = \frac{\Delta P}{Q_p}$$

$$Rp' = \frac{\Delta P'}{Q_{p'}} \ll Rp$$

$$Rp'' = \frac{\Delta P''}{Q_{p''}} > Rp$$

Δ P' " Hyperdynamische " Pulmonalhypertension

Δ P'' Pulmonalhypertension mit hoher Resistenz

Abb. 4. Pulmonale Hypertension: Das Rohr symbolisiert den Lungenkreislauf. Ein stark erhöhtes Lungenminutenvolumen QP' bewirkt eine „hyperdynamische" Pulmonalhypertension (Widerstand RP' niedrig). Wenn das „Rohr" aber durch die Lungengefäßerkrankung verengt ist, kann auch bei hohem Druck nur eine geringe Blutmenge (QP'') durchgetrieben werden (Widerstand RP'' erhöht, Pulmonalhypertension mit hoher Resistenz)

gefälle (Δp) ist notwendig, um das große Minutenvolumen durch die Lungengefäße zu treiben, obwohl diese etwas erweitert sind. Die Lungengefäßresistenz Δp/QP ist normal oder erniedrigt. Progressiv tritt nun mit der Lungengefäßerkrankung eine Verengung der Lungengefäße auf, so daß auch bei hohem Druckgefälle kein großes Volumen durchgetrieben werden kann. Bei hohem Δp, aber nicht mehr erhöhtem QP, wird nun die Lungengefäßresistenz progressiv höher. Wenn sie die Systemresistenz übersteigt, kommt es zur Shuntumkehr.

Hämodynamisch gibt also die Lungengefäßresistenz wertvolle Hinweise über den Grad der Lungengefäßerkrankung. Wenn der Lungengefäßwiderstand 50 % der Systemresistenz überschreitet, ist wahrscheinlich die Lungengefäßerkrankung soweit fortgeschritten, daß sie irreversibel ist und eine Herzoperation zur Behebung des Defekts nicht mehr indiziert ist. Diese Regel gilt jedoch nicht für Kinder unter 2 Jahren mit Ventrikelseptumdefekt, da eine irreversible Lungengefäßerkrankung in dieser Altersgruppe höchst selten vorkommt. Eine Lungengefäßresistenz von bis zu $1/3$ des Systemwiderstandes ist ohne Rücksicht auf das Alter fast immer reversibel [2].

Bei Pulmonalhypertension, auch wenn sie mit nur geringer Erhöhung des Widerstandes verbunden ist, ist die Muscularis der Lungenarterien verdickt. Der Anästhesist muß wissen, daß damit während der Anästhesie oder v. a. auch postoperativ ein Lungenarterienspasmus mit paroxysmalem Hochdruck entstehen kann, weshalb öfter die Ventilation mit hoher O_2-Konzentration über längere Zeit beibehalten werden muß.

Stenosen

Stenosen treten in ventrikulären Ausflußbahnen, an Klappen und an Gefäßen auf. Normalerweise ist der Blutfluß in diesen Strukturen laminar, das Druck-

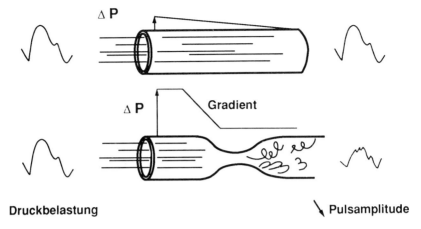

Druckbelastung   ↘ **Pulsamplitude**

Abb. 5. Hämodynamische Konsequenzen von Stenosen (s. Text)

gefälle minimal. Stenosen bewirken einen turbulenten Fluß und ein starkes Druckgefälle über eine kurze Distanz (Abb. 5). Dies wird als *Druckgradient* gemessen und definiert den Schweregrad der Stenose. Flußaufwärts entsteht eine *Druckbelastung* des betroffenen Ventrikels: rechter Ventrikel für die Pulmonalstenosen, linker Ventrikel für Aortenstenose und Koarktation. Flußabwärts entsteht eine poststenotische Dilatation, aber nur wenn ein elastisches Gefäß unmittelbar unter der Stenose liegt. Distal der Stenose ist die Pulsamplitude reduziert.

Herzfehler mit Rechts-links- und bidirektionellem Shunt

Beim Rechts-links-Shunt gelangt venöses Blut in die Aorta; somit ist der Patient zyanotisch.

Man kann physiopathologisch 2 Typen von zyanotischen Vitien unterscheiden:

1. Vitien mit *verringertem Lungendurchfluß*: Es handelt sich immer um die Assoziation eines Septumdefekts mit einer Pulmonalstenose. Der Prototyp ist die Fallot-Tetralogie.
2. Vitien mit *normalem oder erhöhtem Lungendurchfluß*: Der Prototyp ist die Transposition der großen Gefäße. Venöses Blut gelangt in die Aorta infolge einer fehlerhaften ventrikuloarteriellen Konnektion.

Fallot-Tetralogie

Der Ventrikelseptumdefekt ist groß und nichtrestriktiv und der rechtsventrikuläre Druck ist deshalb immer gleich dem linksventrikulären Druck (Abb. 6). Die Pulmonalstenose ist hauptsächlich infundibulär, d. h. muskulär. Sie ist deshalb *variabel*. Das Rechts-links-Shuntvolumen hängt von dieser variablen Ste-

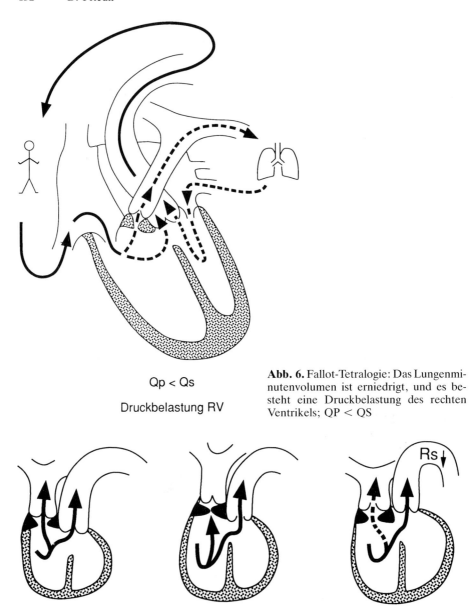

Qp < Qs

Druckbelastung RV

Abb. 6. Fallot-Tetralogie: Das Lungenminutenvolumen ist erniedrigt, und es besteht eine Druckbelastung des rechten Ventrikels; QP < QS

Abb. 7. Genese der hypoxämischen Anfälle bei der Fallot-Tetralogie (s. Text)

nose ab, deshalb ist die Zyanose auch variabel: Bei körperlicher Belastung, Aufregung und Tachykardie nimmt sie zu. Paroxysmen, sog. hypoxämische Anfälle, können auftreten. Diese entstehen durch verschiedene Mechanismen (Abb. 7). Einerseits kann ein Spasmus des infundibulären Muskelrings auftreten, z. B. unter dem Einfluß von Tachykardie, Katecholaminen und Sympathikusstimulation. Bei fast vollständigem Verschluß der rechtsventrikulären

Ausflußbahn kommt es dann zu einem massiven Übertritt von venösem Blut in die reitende Aorta. Andererseits kann eine Hypotension mit Abfall des Systemwiderstandes das Rechts-links-Shuntvolumen erhöhen. Etliche der obgenannten Risikofaktoren treten bei der Einleitung der Narkose vereint auf, weshalb hypoxämische Krisen hier häufig auftreten. Das Verständnis der Mechanismen hypoxämischer Krisen zeigt den Weg zur Therapie: β-Blocker zur Behebung des Infundibulärspasmus, Angiotensin zur Erhöhung der peripheren Resistenz. Das Verabreichen von Volumen ist auch eine wichtige Maßnahme; es dilatiert den rechten Ventrikel und damit auch das Infundibulum, erhöht aber andererseits die periphere Resistenz. Eine O_2-Zufuhr ist ebenfalls indiziert, da O_2 den Systemwiderstand anhebt und den Lungengefäßwiderstand senkt.

Bei der Fallot-Tetralogie besteht eine Druckbelastung des rechten Ventrikels. Dies wird dank der rechtsventrikulären Hypertrophie problemlos toleriert; der rechtsventrikuläre Druck ist ja auch nie höher als der Systemdruck. Das totale gepumpte Volumen ist erniedrigt: normales Minutenvolumen im Systemkreislauf, erniedrigtes Lungenminutenvolumen. Deshalb kommt, jedenfalls im Kindesalter, eine Herzinsuffizienz nie vor.

Transposition der großen Gefäße

Bei der einfachen Transposition (ohne Ventrikelseptumdefekt und ohne Pulmonalstenose) kehrt das venöse Blut in den Systemkreislauf zurück und das

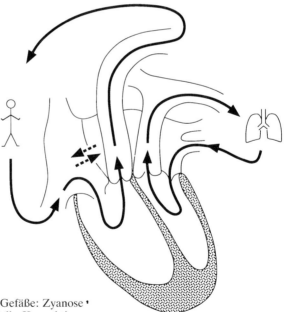

Abb. 8. Transposition der großen Gefäße: Zyanose durch fehlerhafte ventrikuloarterielle Konnektion. Das Lungenminutenvolumen ist normal oder erhöht. Es besteht eine Druckbelastung des rechten Ventrikels; QP ≥ QS

Qp ≥ Qs

Druckbelastung RV

pulmonalvenöse Blut in den Lungenkreislauf (Abb. 8). Der große und der kleine Kreislauf sind also *parallel* geschaltet, nicht in Serie, wie normalerweise. Das Kind kann nur überleben, wenn venöses und pulmonalvenöses Blut ausgetauscht werden kann, z. B. auf Vorhofebene nach Rashkind-Septostomie. Da keine Pulmonalstenose besteht, ist der Lungendurchfluß nicht verringert, er ist sogar in vielen Fällen erhöht. Es ist deshalb oft einfach, mit einem Thoraxröntgenbild bei einem zyanotischen Säugling eine Diagnose zu stellen: Erniedrigter Lungendurchfluß führt zur Diagnose Fallot-Tetralogie; erhöhter Lungendurchfluß (bei Zyanose) ist sozusagen pathognomonisch für Transposition. Das Lungenminutenvolumen (QP) ist i. allg. höher als das Minutenvolumen im Systemkreislauf (QS), O_2-reiches Blut wird in großer Menge in der Lunge rezirkuliert. Falls ein Ventrikelseptumdefekt vorliegt, ist QP/QS noch höher. Der Shunt ist bidirektionell, wobei das arteriovenöse dem venoarteriellen Shuntvolumen quantitativ gleich ist: Da es sich um 2 parallel geschaltete Kreisläufe handelt, würde sich sonst ein Kreislauf in den andern entleeren. Bei Transposition besteht eine Druckbelastung des rechten Ventrikels, in welchem der Systemdruck herrscht. Dies wird mit einer entsprechenden Hypertrophie problemlos ertragen. Beim Ventrikelseptumdefekt besteht eine Volumenbelastung der linken Kammer, die oft zu schwerer Herzinsuffizienz und frühzeitiger Pulmonalhypertension führt. In dieser Situation entlastet die Rashkind-Septostomie den linken Vorhof. Die Volumenbelastung verteilt sich jetzt auf alle Herzhöhlen.

Bei einfacher Transposition ist der linke Ventrikel dem niederresistenten Lungenkreislauf angeschlossen, er ist „druckunterbelastet". Deshalb involuiert er nach einigen Wochen, wie dies normalerweise mit dem rechten Ventrikel geschieht. Dies ist von großer Wichtigkeit, wenn eine anatomische Korrektur (Reposition der großen Gefäße, „switch") vorgenommen werden soll. Nach 20–30 Lebenstagen ist der linke Ventrikel schon zu dünn, um den Systemkreislauf übernehmen zu können [4].

Literatur

1. Friedli B, Hahn C (1982) Angeborene Herzfehler. In: Bettex M, Genton N, Stockmann M (Hrsg) Kinderchirurgie. Thieme, Stuttgart
2. Friedli B, Kidd BSL, Mustard WT, Keith JD (1974) Ventricular septal defect with increased pulmonary vascular resistance. Am J Cardiol 33:403
3. Rudolph AM (1974) Congenital diseases of the heart. Year Book Medical Publishers, Chicago
4. Sidi D, Planche C, Kachaner J et al. (1987) Anatomic correction of simple transposition of the great arteries in 50 neonates. Circulation 75:429

Anästhesiologische Aspekte zur Korrektur angeborener Herzfehler im Neugeborenen- und Säuglingsalter

R. Kunkel

Von 1000 lebend geborenen Kindern sind etwa 8–10 mit einer angeborenen Herz- und Gefäßfehlbildung belastet, eines davon mit einem kritischen Herzfehler. Je schwerwiegender die durch die kardiovaskuläre Fehlbildung verursachten hämodynamischen Veränderungen sind, desto bedrohlicher werden sie sich nach der Geburt manifestieren. Geschieht dies bereits im 1. Lebensmonat, so spricht man von einem kritischen Herzfehler. Das Kind mit einem kritischen Herzfehler überlebt ohne herzchirurgische Hilfe in der Regel das erste Lebenshalbjahr nicht.

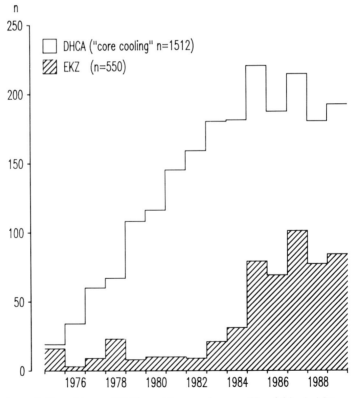

Abb. 1. Eigenes Krankengut: Korrektur und Teilkorrektur angeborener Herzfehler bei Säuglingen < 10 kg KG (1975–1989) mit extrakorporaler Zirkulation (EKZ) und EKZ in Verbindung mit hypothermem Kreislaufstillstand (DHCA)

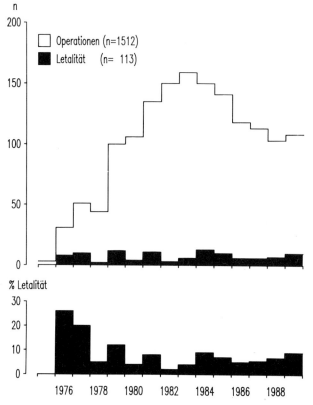

Abb. 2. Eigenes Krankengut: Korrektur und Teilkorrektur angeborener Herzfehler bei Säuglingen < 10 kg KG (1975–1989) mit Kombinationsverfahren von EKZ und hypothermem Kreislaufstillstand (DHCA) mit Letalitätsrate pro Jahr

Eine konservative medikamentöse Therapie kann nur als zeitlich begrenzte Notfalltherapie gelten, um günstigere Voraussetzungen für eine Operation zu schaffen, die früher zunächst als Palliativoperation erfolgte. Da aber die Palliativoperation zusätzlich irreguläre Veränderungen mit entsprechender Druck- und Volumenbelastung schafft, neigt man heute dazu, die Korrektur primär vorzunehmen. Vergleichende Untersuchungen zeigen, daß das Risiko der primären Korrektur in der Hand des erfahrenen Kardiochirurgen niedriger ist als das additive Risiko der Palliation und späteren Korrektur. Die Palliativoperation wird heute vorrangig bei anatomisch besonders ungünstigen Herzfehlern und bei schlechtem Allgemeinzustand durchgeführt.

Im Deutschen Herzzentrum München wurden von 1974 bis 1989 bei Kindern bis zu 10 kg Körpergewicht 550 Operationen mit extrakorporaler Zirkulation (EKZ) und 1512 Operationen mit Hilfe der EKZ in Kombination mit Kreislaufstillstand in tiefer Hypothermie durchgeführt (Abb. 1), hiervon 89 % Korrekturoperationen und 11 % Teilkorrekturen. Die Gesamtletalität in dieser Gruppe lag bei 7 % (Abb. 2).

Die chirurgische Behandlung angeborener Herzfehler bei Neugeborenen und Säuglingen stellt in besonderer Weise Anforderungen an den Chirurgen und den Anästhesisten. Hier sind Kenntnisse der akuten perinatalen Physiologie des kardiopulmonalen Systems und der Adaption in der Frühentwicklungsphase von großer Bedeutung. Dies sind die Grundlagen zum Verständnis der pathophysiologischen Veränderungen bei angeborenen Herzfehlern.

Kardiovaskuläre Physiologie und Pathophysiologie des Neugeborenen

Entwicklung des Kreislaufsystems

Der fetale Kreislauf ist ein parallel geschaltetes System. Das oxygenierte Blut wird aus der Plazenta über die V. cava inferior in den rechten Vorhof geleitet, wo es dann über das Foramen ovale in den linken Vorhof, den linken Ventrikel und von dort in die Aorta ausgeworfen wird. Das Blut der V. cava superior wird über den rechten Ventrikel in die Pulmonalarterie geleitet. Ein erhöhter pulmonalvaskulärer Widerstand (PVR) hält den Blutabfluß in die Lunge selbst gering. So fließt der größere Anteil über den offenen Ductus arteriosus in die deszendierende Aorta.

Dieser fetale Kreislauf geht nach der Geburt über einen Übergangskreislauf in das uns vertraute hintereinander geschaltete Kreislaufsystem über. Mit dem ersten Atemzug des Neugeborenen kommt es zu einem dramatischen Anstieg des Blutflusses in die Lunge mit Abfall des pulmonalvaskulären Widerstandes. Es handelt sich hier um eine Reaktion der arteriellen Gefäßwand auf die Änderungen der Gaszusammensetzung des Blutes und auf Bradykinin, das vasodilatatorisch auf die Pulmonalgefäße wirkt.

Sobald der pulmonalvaskuläre Widerstand in den ersten Lebenstagen weiter abfällt, kommt es, bedingt durch den zunehmenden pulmonalvenösen Fluß mit ansteigender Vorlast des linken Ventrikels, zum Verschluß des Foramen ovale. Der Shunt im Ductus Botalli ändert jetzt seine Richtung: es kommt zum Links-rechts-Shunt. Der Anstieg des O_2-Partialdrucks triggert den Verschluß des Ductus arteriosus (Abb. 3).

Die Hämodynamik des Übergangskreislaufs bietet dem Chirurgen auch Vorteile, z. B. bei der frühzeitigen anatomischen Korrektur der Transposition der großen Gefäße. Hier ist der linke Ventrikel durch den in den ersten Lebenstagen noch erhöhten pulmonalvaskulären Widerstand druckmäßig und über den Ductus arteriosus (Botalli) und das offene Foramen ovale volumenmäßig vorbelastet und damit trainiert. Die kardiologische Herzkathetererstuntersuchung im Neugeborenenalter erfolgt in der Regel notfallmäßig zur Diagnosestellung und bei zyanotischen Vitien zur Durchführung einer Ballonatrioseptostomie nach Rashkind. Andererseits ist es möglich, bei zyanotischen Vitien den Ductus arteriosus durch Prostaglandin E_1 offen zu halten und so eine Notfalloperation in eine elektiv-dringliche zu verwandeln.

Die Frank-Starling-Funktionskurve ist bei Neugeborenen zunächst in beiden Ventrikeln, die eine herabgesetzte Compliance haben, gleich. Jede Druck- oder

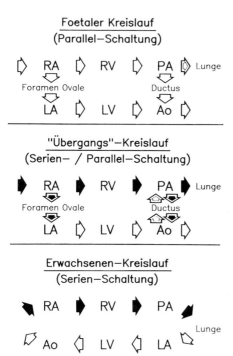

Abb. 3. Schematische Darstellung der Entwicklung des Kreislaufsystems. (Nach Hickey u. Crone [5])

Volumenüberlastung führt zu einer Überlastung des Herzens, wobei sich chronisch eine Hypertrophie und Hyperplasie entwickeln können. Um dem vorzubeugen, strebt man die frühe hämodynamische Korrektur an.

Kongenitale Herzfehler

Man unterscheidet nach Schumacher und Bühlmeyer Linksobstruktionen, Vitien mit Fehlursprung der großen Arterien, Rechtsobstruktionen, septale Defekte und vaskuläre Fehlbildungen, die etwa die Hälfte aller angeborenen Herzgefäßfehlbildungen ausmachen.

Anästhesiologische Aspekte bei Korrekturoperationen bei Neugeborenen und Säuglingen

Die anästhesiologische Vorbereitung beginnt mit dem Studium der diagnostischen Unterlagen, die folgende Punkte aufweisen müssen:
1. Anamnese und klinische Untersuchung,
2. Thoraxröntgenaufnahme,
3. EKG,
4. Laborwerte (Hb, Hkt, Gerinnungsfaktoren, Elektrolyte, Kreatinin und Glukose),

5. Echokardiographie,
6. Herzkatheter.

Prämedikation

Die Prämedikation des herzkranken Kindes ist von besonderer Bedeutung. Im Deutschen Herzzentrum München hat sich die Kombinationsgabe von Atropin (0,02 mg/kg KG), Morphin (0,2 mg/kg KG) und Flunitrazepam (0,04 mg/kg KG) sehr bewährt. Bereits präoperativ muß eine Zunahme des O_2-Verbrauchs, z. B. durch Aufregung während des Transportes und während der Anästhesieeinleitung, vermieden werden, ebenso Hyperventilation mit Alkalose und Auskühlen, um eine stärkere Linksverschiebung der O_2-Bindungskurve zu verhindern.

Besonders bei zyanotischen Kindern beobachtet man häufig eine metabolische Azidose, die im Interesse der besseren O_2-Abgabe an das Gewebe nicht korrigiert werden sollte.

Eine präoperative β-Rezeptorenblockerbehandlung mit Propanolol (Dociton), z. B. bei Morbus Fallot, um eine Verstärkung der Obstruktion durch Hyperkontraktion im Infundibulumbereich zu verhindern, wird kontrovers diskutiert, da es während der Operation aufgrund der negativen Inotropie zu einer Einschränkung der Ventrikelfunktion kommen kann. Trotzdem wird im Deutschen Herzzentrum eine begonnene Propanololvorbehandlung erst kurz vor der Operation abgesetzt, um eine unerwünschte rasche Zunahme der Obstruktion als Folge eines Reboundeffektes zu verhindern. Entgegen diesem konservativen Therapiekonzept wird eine Früh- oder zumindest Teilkorrektur mit Verbesserung des pulmonalen Blutflusses angestrebt.

Narkoseeinleitung

Man muß davon ausgehen, daß während der Einleitung bei Kindern mit Rechts-links-Shunt und damit verminderter Lungendurchblutung intravenöse Anästhetika schneller das Gehirn erreichen. Inhalationsnarkotika dagegen fluten langsamer an. Die schnelle Abnahme des Systemwiderstandes kann theoretisch bei Narkoseeinleitung in diesen speziellen Fällen den Rechts-links-Shunt verstärken. Damit nähme die Zyanose und auch die Gefahr der relativen Überdosierung von intravenös verabreichten Anästhetika zu. In der Praxis sieht es jedoch ganz anders aus. Es kommt hier bei *jedem* Anästhetikum in Kombination mit einem F_IO_2 von 1,0 zum deutlichen Anstieg der O_2-Sättigung (Abb. 4)

In den meisten Zentren wird die Narkose nach wirksamer Prämedikation mit Halothan mittels Maske eingeleitet, bis ein venöser Zugang gelegt ist. Bei Säuglingen und Kleinkindern mit zyanotischen Herzfehlern ist die intramuskuläre Einleitung mit Ketamin (5 mg/kg KG) nicht nur praktisch, sondern auch hämodynamisch sinnvoll, wenn man davon ausgeht, daß die durch Zunahme des peripheren Widerstandes bedingte Systemdruckerhöhung dem Rechts-links-Shunt entgegenwirkt.

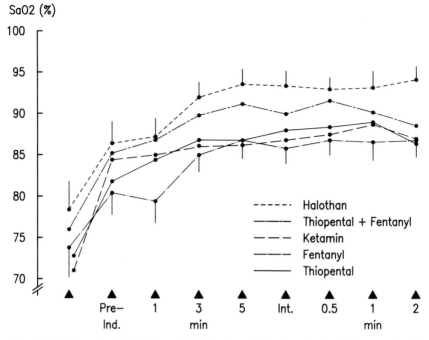

Abb. 4. Verhalten der O₂-Sättigung (S$_a$O$_2$) während der Anästhesieeinleitung mit reinem O₂ und verschiedenen Narkotika bei Kindern mit angeborenen zyanotischen Herzfehlern. *Pre-Ind.* vor Einleitung der Narkose nach Präoxygenierung; *1 min, 3 min, 5 min:* Intervalle nach Einleitung; *Int.* Intubation; *0,5 min, 1 min, 2 min* nach Intubation bei kontrollierter Beatmung. (Nach Laishley [9])

Monitoring

Vor Narkoseeinleitung werden die EKG-Elektroden angebracht und zunächst der Blutdruck oszillometrisch gemessen. Daneben hat sich die nichtinvasive Messung der peripher-arteriellen O₂-Sättigung mit Hilfe des Pulsoxymeters als einfache fortlaufende Kontrolle der Oxygenation bestens bewährt. Die intraoperative kontinuierliche Hämodynamiküberwachung erfolgt dann über eine fortlaufende intraarterielle Blutdruckmessung, die in der Regel nach Punktion und Kanülierung der A. radialis beginnt. Ist es nicht möglich, die A. radialis zu punktieren (z. B. nach Voroperationen, wie einer Blalock-Taussig-Anastomose), so wird die A. dorsalis pedis oder die A. femoralis nach Punktion kanüliert. Außerdem wird der zentrale Venendruck nach Punktion der V. jugularis interna kontinuierlich überwacht, meist über einen Doppellumenkatheter. Laufende Überprüfung von endexspiratorischem CO₂-Partialdruck nach Intubation und maschineller Beatmung bei konstant gehaltener alveolärer Ventilation bringt zusätzlich wichtige Hinweise auf akute Veränderungen der Lungenperfusion. Temperaturen werden sowohl pharyngeal als auch rektal gemessen. Die Messung der Urinausscheidung ist obligatorisch und gibt eine wertvolle Information

über die Nierenperfusion. In regelmäßigen Abständen durchgeführte Blutgas-
analysen, Elektrolyt- und ACT-Messungen sind für eine gezielte Überwachung
und Therapie notwendig.

Narkosedurchführung

Die Aufrechterhaltung der Narkose kann dann mit Fentanyl und Flunitrazepam
oder auf andere Weise, z. B. mit volatilen Anästhetika und einem Luft-O_2-
Gemisch, geführt werden.

Unter Halothanexposition (0,5–1 Vol.-%) kann bei Säuglingen ein Wechsel
vom Sinus- zum AV-Rhythmus auftreten, der bei Abnahme des Systemwiderstandes, besonders bei zyanotischen Vitien, auch zu einem synchronen Abfall
der O_2-Sättigung führt (Abb. 5).

Einsatz der Herz-Lungen-Maschine allein oder in Kombination mit Kreislaufstillstand in tiefer Hypothermie

Eine Operation am offenen oder stillgelegten Herzen muß mit Hilfe der EKZ
vorgenommen werden, wobei sie durch einen zusätzlichen Kreislaufstillstand in
tiefer Hypothermie technisch erleichtert werden kann. Die Arbeitshypothese
ist, daß die Hypothermie – die entweder mit EKZ allein oder durch zusätzliche
Oberflächenkühlung erreicht wird –, ohne selbst Schäden zu setzen, die Stoffwechselvorgänge reduziert und damit den O_2-Bedarf vermindert, so daß sich die
Gewebe nach dem Kreislaufstillstand wieder völlig erholen. Der Vorteil liegt

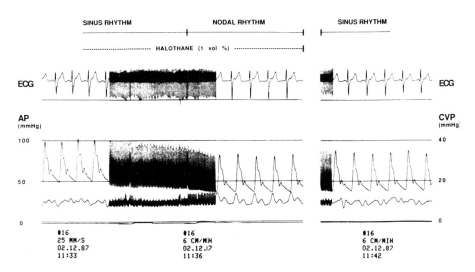

Abb. 5. Originalregistrierung der Entstehung und Rückbildung eines halothaninduzierten
Knotenrhythmus. *ECG* Elektrokardiogramm, *AP* arterieller Blutdruck, *CVP* zentraler Venendruck. (Nach Barankay et al. [1])

v. a. in der hervorragenden Exposition des blutleeren Operationsfeldes ohne störende Kanülen.

Inzwischen sind beide Methoden, der Einsatz der Herz-Lungen-Maschine (HLM) allein oder in Kombination mit Kreislaufstillstand, gleichrangig einsetzbar, wobei man ihre Vor- und Nachteile von Fall zu Fall sorgfältig abwägen muß. Die nunmehr bessere Verträglichkeit der EKZ beim Neugeborenen ist technischen Verbesserungen zu verdanken: Fortentwicklung der Oxygenatoren, des Wärmeaustauschers, der Filter und anderer Kunststoffteile des Systems und einer besseren Kanülierungstechnik. Auch das zunehmende Verständnis um die Stoffwechselvorgänge während der EKZ erlauben es heute, schwierige und zeitraubende Korrekturen und ausgedehnte Reoperationen in mäßiger Hypothermie und bei reduzierter Flußrate vorzunehmen.

Im Deutschen Herzzentrum München wird diese sogenannte „Low-flow-Perfusion" bei Kindern mit einfachen Herzfehlern und einem Körpergewicht von 6–10 kg und bei Kindern mit komplexen Herzfehlern, die nicht im Zeitraum einer Stunde korrigiert werden können, in jeder Gewichtsgruppe angewendet. Bevorzugte Indikation des hypothermen Kreislaufstillstandes in Kombination mit EKZ ist der Herzfehler, der vom Vorhof aus innerhalb einer Stunde korrigiert werden kann.

Besonderheiten beim Einsatz der EKZ im Säuglingsalter

Hier gibt es einige Punkte, die sich von der extrakorporalen Zirkulation beim Erwachsenen unterscheiden. Die Kanülierung kann bei dem kleinen Operationsfeld technisch oft schwierig und die Herzfunktion vor und nach Beendigung der EKZ durch katheterbedingte Gefäßokklusionen behindert sein.

Die Entwicklung von rechtwinkligen, dünnwandigen venösen Metallkathetern durch Pacifico brachte eine deutliche Verbesserung, da so die obere und untere V. cava direkt kanüliert werden können, ohne die Exposition des intrakardialen Operationsfeldes zu beeinträchtigen. Da die V. cava inferior beim Neugeborenen sehr kurz ist, kann eine Fehlplazierung der venösen Kanüle in die V. hepatica gelegentlich auftreten und zu Abflußstörungen aus dem Mesenterialbereich führen. Auch Abflußstörungen aus der oberen Hohlvene müssen sofort korrigiert werden.

Eine persistierende linke obere Hohlvene muß unter Kontrolle des venösen Abflusses ligiert oder kanüliert werden. Wird der Eingriff im hypothermen Kreislaufstillstand vorgenommen, ist zur Ableitung des venösen Blutes nur eine Kanüle im rechten Vorhof notwendig. Der venöse Abfluß soll, um eine Stauung mit Ödem- und Aszitesbildung zu vermeiden, unbehindert sein. Systempulmonale Verbindungen (persistierender Ductus arteriosus, aortopulmonale Kollateralen und aortopulmonale chirurgische Verbindungen) sollen, soweit möglich, abgeklemmt oder ligiert werden, da es sonst zur Überdurchblutung der Lunge und zu einer Minderperfusion des Systemkreislaufs kommt.

Um die durch eine hohe Flußrate und einen großen Druckgradienten an der arteriellen Kanüle bedingte mechanische Schädigung der Blutkörperchen zu vermeiden, wird die Perfusionsrate unter hypothermen Bedingungen gesenkt.

Überblickt man die Literatur, so werden die meisten Eingriffe im Säuglingsalter bei 24–28°C Körpertemperatur in Low-flow-Perfusion durchgeführt oder zusätzlich im Kreislaufstillstand in tiefer Hypothermie bei 18°C Rektaltemperatur.

Neugeborene tolerieren bei ausreichender Flußrate (2 l/min/m²) niedrigere Drücke als der Erwachsene (35–50 mm Hg).

Technisches Vorgehen bei Einsatz der EKZ

Um die Gefährdung der Kinder durch Virusübertragungen und Transfusionsreaktionen möglichst gering zu halten, sollte man frisches Blut von möglichst wenig Spendern verwenden; d. h. keine Blutkomponenten sondern im Idealfall 2 Frischblutkonserven (eine für die Füllung der HLM und eine als Volumenersatz und Gerinnungssubstitution nach EKZ). Ein falsch verstandener Blutsparenthusiasmus kann durch nachträgliche Gabe von gepoolten Gerinnungsfaktoren, Frischplasma und Thrombozytenkonzentraten zu einer Gefahr für das Kind werden.

Die Füllung des extrakorporalen Systems besteht in unserem Institut bei einer Körperoberfläche (KOF) bis 0,5 m² aus einer Konserve heparinisiertem Frischblut unter Zusatz von Mannit (20%ig – 3 ml/kg KG) und Bikarbonat (4%ig – 2,5 ml/kg KG). Nach einer Heparingabe von 3 mg/kg Körpergewicht in den zentral liegenden Venenkatheter wird die Herz-Lungen-Maschine angeschlossen und die Kühlung vorgenommen. Zunächst wird die Temperatur des Kühlwassers auf 8–10°C, dann, je nach geplantem Verfahren, auf die gewünschte Temperatur eingestellt. In der Aufwärmphase wird der Temperaturgradient zwischen aktueller rektaler und Perfusattemperatur zwischen 8 und 10°C gehalten.

Um die Kaliumbilanz im Gleichgewicht zu halten, werden 30 mmol Kalium/m² KO dem Perfusat unter Berücksichtigung der extrazellulären Kaliumwerte und der Nierenfunktion langsam zugegeben.

Nach ausreichender Reperfusion im Anschluß an die Korrektur des Herzfehlers wird bei einer pharyngealen Temperatur von 37°C und einer rektalen Temperatur von 32°C bei zufriedenstellenden Kreislaufverhältnissen unter Wiederaufnahme der Beatmung die extrakorporale Zirkulation beendet. Ein negativer BE wird nur dann korrigiert, wenn er unter −8 mmol bei unzureichenden Kreislaufverhältnissen gemessen wird. Korrigiert man bei guten Kreislaufverhältnissen, so können in der unmittelbaren postoperativen Phase – nach Normalisierung der Körpertemperatur – ausgeprägte therapiebedürftige Alkalosen entstehen.

Tabelle 1. Myokardprotektion durch tiefe Hypothermie bei einer Ischämiedauer < 60 min sowie durch Hypothermie und Bretschneider-Kardioplegie bei zu erwartender Ischämiedauer > 60 min

Erwartete Ischämiezeit	Myokardprotektion	Technik
< 60 min	Tiefe Hypothermie: pharyngeale Temperatur, 16–20 °C rektale Temperatur 16–22 °C	Extrakorporale Zirkulation + hypothermer Kreislaufstillstand
> 60 min	Hypothermie: pharyngeale Temperatur 21–25 °C rektale Temperatur 21–25 °C	Extrakorporale Zirkulation,
	Bretschneider-Kardioplegie: 5–10 ml/g Herzgewicht	„Low-flow-Perfusion"

Extrakorporale Zirkulation in Kombination mit Kreislaufstillstand in tiefer Hypothermie

Hier haben sich zwei Verfahren durchgesetzt:
1. Kombination von Oberflächenkühlung und Perfusionshypothermie,
2. reine Perfusionshypothermie als vereinfachte Methode.

In einer 1979 im Deutschen Herzzentrum München durchgeführten Studie konnte gezeigt werden, daß keine wesentlichen Veränderungen im Metabolismus oder in der postoperativen Entwicklung der Kinder bei Anwendung dieser beiden angegebenen Techniken entstehen. Deshalb wird seither die vereinfachte Methode, nämlich die Perfusionshypothermie, im Deutschen Herzzentrum München bevorzugt.

Abgesehen von der durch Hypothermie bedingten Myokardprotektion soll in Abhängigkeit von der zu erwartenden Ischämiedauer eine zusätzliche Kardioplegie angewandt werden (Tabelle 1).

Zwar erreicht man durch extrakorporale Blutstromkühlung sehr rasch tiefe pharyngeale Temperaturen; bei zu kurzer Kühlzeit entstehen jedoch durch inhomogene Blutverteilung Temperaturgradienten zwischen den verschiedenen Geweben. Man sieht hier deutlich, daß die Skelettemperatur im Vergleich zur pharyngealen und Herztemperatur höher bleibt. Dadurch kommt es in den nicht abgekühlten Geweben zu einem ausgeprägten anaeroben Metabolismus (Abb. 6)

Hält man den Temperaturgradienten zwischen pharyngealer und rektaler Temperatur während der Kreislaufunterbrechung unter 2 °C, so bleiben Laktatanfall und negativer BE in Grenzen und gleichen sich in der Aufwärmphase von selbst aus (Abb. 7). Daraus ergeben sich folgende Konsequenzen: Für eine Kreislaufunterbrechung bis maximal 1 h wird eine pharyngeale Temperatur von 16–18 °C und eine rektale Temperatur unter 22 °C angestrebt. Die Kühlzeit sollte ausreichend lang sein, um den Temperaturgradienten möglichst niedrig zu halten, also 10 min nicht unterschreiten.

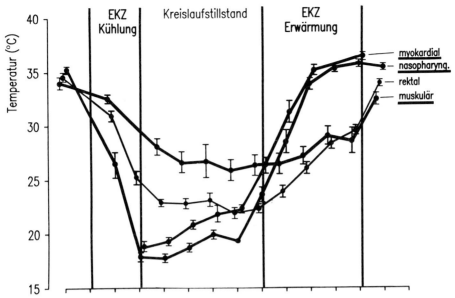

Abb. 6. Temperaturverhalten von myokardialer, nasopharyngealer, rektaler und Muskeltemperatur bei Kühlung mit EKZ, während des hypothermen Kreislaufstillstandes und bei Erwärmung mit EKZ

Über hirnorganische Schäden in Zusammenhang mit der Dauer der hypothermen Kreislaufunterbrechung werden in der Literatur sehr kontroverse Angaben gemacht. In einer im Deutschen Herzzentrum München 5 Jahre nach der Operation durchgeführten Studie konnten keine bleibenden hirnorganischen Schäden nach der hier angewendeten Methode der hypothermen Kreislaufunterbrechung nachgewiesen werden.

Schrittweise Beendigung der EKZ – Übernahme der Kreislaufarbeit durch das Herz

Vorsichtige Volumenbelastung des Herzens durch Drosselung des venösen Abflusses gibt dem Erfahrenen Hinweise auf den aktuellen Funktionszustand des Herzens, wie Rhythmus, Frequenz, Füllungsdruck und Kontraktionsverhalten.

Die Gabe von inotropen Substanzen ist nicht obligatorisch, aber schon präoperativ bestehende Myokardschäden, verzögerte Adaption an die neuen Kreislaufverhältnisse nach Korrektur, evtl. weiter bestehende pathologische Verhältnisse und eine während der Korrektur belastende Unterbrechung der Koronardurchblutung machen ihren Einsatz notwendig.

Da während des Transportes auf die Intensivstation sehr rasch eine Destabilisierung eintreten kann, ist es wichtig, daß *der Anästhesist*, der das Kind im Operationssaal betreut hat, das Kind selbst begleitet und an den weiterbehandelnden Arzt übergibt.

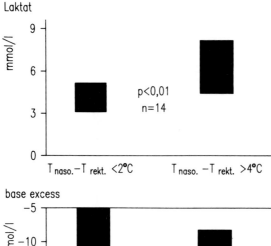

Abb. 7. Laktatanfall und Veränderungen im negativen Basenüberschuß („base excess") bei verschiedenen Temperaturgradienten nach Kühlung mit EKZ

Auf der Intensivstation sollte die während der Operation begonnene medikamentöse Behandlung fortgesetzt und eine Stabilisierung abgewartet werden, bis der langsame Entzug der kreislaufstützenden Behandlung und eine Reduzierung der Beatmung toleriert werden.

Mehr als bei jeder anderen Behandlung ist bei der häufig komplexen Pathomorphologie der kongenitalen Herzfehler eine enge Zusammenarbeit von kompetenten Vertretern verschiedener Fachrichtungen erforderlich. Hier sind der die Diagnose stellende Kinderkardiologe, der Kardiochirurg und der Anästhesist zu nennen. Nach dem Eingriff muß der Säugling auf einer Neugeborenenintensivstation von erfahrenen Kinderintensivschwestern, Krankengymnastinnen, Neonatologen und Kinderkardiologen behandelt werden. Alle müssen ihre Kenntnisse und Erfahrungen koordinieren, um gute Ergebnisse zu erreichen. Die Komplexität der klinischen Behandlung solcher Kinder erfordert eine interdisziplinäre Kooperation, um das beste Ergebnis für das Kind und seine Eltern zu erreichen.

Literatur

1. Barankay A, Späth P, Mitto P, Vogt W, Richter JA (1989) Sufentanil-N_2O/O_2- bzw. Halothan-N_2O/O_2-Anaesthesie bei Operationen an Säuglingen und Kindern mit angeborenen Herzfehlern – Hämodynamik und Plasmakatecholamine. Anästhesist 38:391–396

2. Castaneda AR, Mayer JE, Jonas RA, Lock JE, Wessel DL, Hickey PR (1989) The neonate with critical congenital heart disease: Repair – a surgical challenge. J Thorac Cardiovasc Surg 98: 869–875

3. Hensley FA, Larach DR, Martin DE, Stauffer R, Waldhausen JA (1987) The effect of halothane/nitrous oxide/oxygen mask induction on arterial hemoglobin saturation in cyanotic heart disease. J Cardiothorac Anesth 1: 289–296

4. Hickey PR, Wessel DL (1987) Anesthesia for treatment of congenital heart disease. In: Kaplan JA (ed) Cardiac anesthesia. Saunders, Philadelphia London Toronto Montreal Sydney Tokyo, pp 635–723

5. Hickey PR, Crone RK (1986) Cardiovascular physiology and pharmacology in children: normal and diseased pediatric cardiovascular systems. In: Ryan JF, Coté CJ, Todres DI, Goudsouzian N (eds) A practice of anesthesia for infants and children. Grune & Stratton, Orlando New York San Diego Boston London San Francisco Tokyo Sydney Toronto, pp 175–193

6. Kirklin JW, Barratt-Boyes BG (1988) Hypothermia, circulatory arrest, and cardiopulmonary bypass. In: Kirklin JW, Barratt-Boyes BG (eds) Cardiac surgery. Livingstone, New York Edinburgh London Melbourne, pp 29–74

7. Kunkel R, Hagl S, Richter JA, Habermeyer P, Sebening F (1979) The effects of deep hypothermia and circulatory arrest on systemic metabolic state of infants undergoing corrective openheart surgery: a comparison of two methods. Thorac Cardiovasc Surg 27: 168–177

8. Kunkel R (1989) Extrakorporale Zirkulation im Neugeborenen- und Säuglingsalter (Low-Flow-Technik – Kreislaufstillstand in tiefer Hypothermie). ECC Int 1: 40–45

9. Laishley RS, Burrows FA, Lerman J, Roy WL (1986) Effect of anesthetic induction regimens on oxygen saturation in cyanotic congenital heart disease. Anesthesiology 65: 673–677

10. Lawrence S, Blackstone EU, Kirklin JW, Stewart RW, Samuelson PN (1982) Relationship of whole body oxygen consumption to perfusion flow rate during hypothermic cardiopulmonary bypass. J Thorac Cardiovasc Surg 83: 239–248

11. Richter JA, Kunkel R (1986) Profound hypothermia and circulatory arrest: studies on intraoperative metabolic changes and late postoperative intellectual development after Cardiac anaesthesia: Problems and innovations. Martinus Nijhoff, Dordrecht Boston Lancaster

12. Schumacher G, Bühlmeyer K (Hrsg) (1989) Diagnostik angeborener Herzfehler. Perimed, Erlangen

Anästhesiologische Aspekte bei Palliativeingriffen und der Korrektur angeborener Gefäßanomalien bei Säuglingen

G. B. Kraus

Allgemeine Betrachtungen

Die Vielzahl unterschiedlichster kongenitaler Herzfehler bzw. deren Kombinationen können für klinische Zwecke auf 3 pathophysiologisch definierte Hauptgruppen reduziert werden:
- (vorwiegend) Links-Rechts-Shunt mit dem Hauptsymptom drohender manifester Herzinsuffizienz,
- (vorwiegend) Rechts-Links-Shunt mit dem Hauptsymptom Hypoxämie,
- Obstruktion des Blutflusses auf supra-, infra- oder valvulärer Ebene.

Daraus ergeben sich folgende Fragen:
- Welche klinischen Folgen haben die durch klinische Shunts oder Obstruktionen hervorgerufenen abnormalen kardialen Druck- oder Volumenbelastungen?
- Welche Konsequenzen bestehen für den pulmonalen und systemischen Gefäßwiderstand bzw. für den pulmonalen und systemischen Blutfluß?
- Wie wirkt sich die Operation selbst aus?
- Wie wirken sich speziell unsere Narkotika auf das veränderte Herz-Kreislauf-System aus?

Sämtliche Überlegungen bezüglich Prämedikation, Einleitung, Narkoseführung, Beatmung, Flüssigkeitsbilanzierung, Monitoring, Einsatz von Katecholaminen bzw. Vasodilatatoren haben sich an diesen grundlegenden Fragen zu orientieren, um das veränderte labile kardiovaskuläre Gleichgewicht zu erhalten [12].

Die genaue Diagnose, der Schweregrad, die Leistungsreserve und die unterschiedlichen Druck- bzw. Volumenbelastungen der einzelnen Kreislaufabschnitte sind dem Herzkatheterprotokoll zu entnehmen. Zusätzliche Information bringt die gründliche klinische Untersuchung des Kindes unter besonderer Berücksichtigung der Auskultation von Herz und Lunge, die Bestimmung der Lebergröße, die Beurteilung der Haut und Schleimhäute sowie die Messung von Puls und Blutdruck. Das auf das Alter bezogene Körpergewicht bzw. die Körpergröße wie auch z. B. die Anzahl der Mahlzeiten der Säuglinge korrelieren ebenso mit dem Schweregrad des Herzfehlers wie die kardiopulmonale Belastbarkeit bei fieberhaften Infekten mit dem hierfür erforderlichen erhöhten Herzzeitvolumen.

Neben der Basislaboruntersuchung, bestehend aus kleinem Blutbild, Blutgruppe und Urinstatus, sollten die Kaliumbestimmung, ein Gerinnungsstatus mit Thrombozytenzählung, eine Blutgasanalyse, ein Röntgenthorax und ein EKG zur Dokumentation des aktuellen Zustandes vorliegen.

Digitalis, β-Blocker und Antiarrhythmika werden perioperativ weitergegeben, Marcumarpräparate wenn möglich auf Heparin umgestellt, Acetylsalicylsäurepräparate möglichst 4 Tage präoperativ abgesetzt.

Wegen der eingeschränkten Toleranzbreite im Flüssigkeitshaushalt sollten die präoperativen Karenzzeiten knapp gehalten und evtl. bereits präoperativ eine Infusion angelegt werden.

In aller Regel wird eine starke Prämedikation eingesetzt werden müssen, um eine streßinduzierte Kreislaufbelastung zu vermeiden. Wir haben in dieser Hinsicht gute Erfahrungen mit Benzodiazepinen, besonders mit Flunitrazepam gemacht, welches in einer Dosis von 0,05–0,1 mg/kg KG sublingual zu einer optimalen Sedierung des Kindes führt.

Die zur Narkoseeinleitung und -durchführung benötigten Pharmaka müssen nun insbesondere hinsichtlich ihrer hämodynamischen Beeinflussung von Herzfrequenz, arteriellem Blutdruck, Herzminuten- und Schlagvolumen, Kontraktilität, peripherem und pulmonalem Gefäßwiderstand sowie myokardialem O_2-Verbrauch überprüft werden.

Die Inhalationsnarkotika Halothan, Enfluran und Isofluran zeichnen sich alle mehr oder minder durch eine Blutdrucksenkung, bedingt durch einen Abfall des peripheren Widerstandes, eine Kontraktilitätsabnahme mit Schlagvolumenabfall, einen Herzzeitvolumenabfall, eine Erniedrigung des pulmonalen Gefäßwiderstandes und konsekutiv durch einen verminderten myokardialen O_2-Verbrauch aus [19]. Dies kann zur Ökonomisierung der Herzarbeit durchaus vorteilhaft sein, ist allerdings nur von Nutzen, wenn ein ausreichendes Herzzeitvolumen aufrechterhalten werden kann und eine stärkere Senkung des koronaren Perfusionsdrucks sowie ein kompensatorischer Anstieg der Herzfrequenz vermieden wird (Tabelle 1).

Dem N_2O wird nur eine geringe kardiodepressive Wirkung zugeschrieben. In Kombination mit den halogenierten Inhalationsnarkotika dagegen tritt ein zentral ausgelöster sympathomimetischer Effekt auf, der die myokarddepressiven

Tabelle 1. Inhalationsnarkotika: Herz-Kreislauf-Wirkungen. (Nach Kaplan [16] und Niemer et al. [22])

	HF	RR$_{art.}$	HZV	SV	Kontraktion	SVR	PVR	Myokardialer O_2-Verbrauch
Halothan (1 MAC)	–	↓	⬇	⬇	⬇	↓	↓	↓
Enfluran (1 MAC)	↑	↓	⬇	⬇	⬇	↓	↓	↓
Isofluran (1 MAC)	⬆	⬇	–	↓	⬇	⬇	↓	↓
N_2O	↑	–	–	–	–	–	↑/–	–

Tabelle 2. Empfehlungen zum Einsatz von Inhalationsnarkotika

	Links-rechts-Shunt	Rechts-links-Shunt	Obstruktion
Halothan	–	+/–	+
Enfluran	–	+/–	+
Isofluran	–	+/–	+
N_2O	+	+/–	+

Wirkungen von Halothan, Enfluran und Isofluran deutlich vermindert [19]. Bei bereits erhöhtem pulmonalem Gefäßwiderstand wurde bei Erwachsenen durch N_2O ein weiterer signifikanter Anstieg beobachtet, während Säuglinge mit flowbedingt erhöhtem pulmonalem Gefäßwiderstand nach Zusatz von 50% N_2O keine weitere Zunahme zeigten [14, 15, 28].

Betrachtet man die Inhalationsnarkotika bezüglich ihrer Eignung für die 3 zuvor definierten Gruppen, so ergeben sich folgende Gesichtspunkte (Tabelle 2): Aufgrund ihrer myokarddepressiven Wirkung sind sie bei herzinsuffizienten bzw. durch Herzinsuffizienz gefährdeten Kindern, d. h. v. a. bei Links-rechts-Shunt, als alleinige Anästhetika nicht geeignet; gut geeignet dagegen bei myokardkontraktionsinduzierten Obstruktionen des rechten oder linken Ausflußtrakts, wie sie z. B. bei Morbus Fallot oder bei der idiopathischen hypertrophen Subaortenstenose vorkommen. Zu beachten ist ferner, daß sich die Anflutungszeiten der Inhalationsnarkotika bei einem Rechts-links-Shunt verzögern können, beim Vorliegen eines Links-rechts-Shunts sich dagegen verkürzen.

Von den Injektionsnarkotika (Tabelle 3) hat Etomidat die geringsten Kreislaufwirkungen; Herzfrequenz, Schlagvolumen und Kontraktilität ändern sich

Tabelle 3. Injektionsnarkotika: Herz-Kreislauf-Wirkungen. (Nach Kaplan [16] und Niemer et al. [22])

	HF	RR_art.	HZV	SV	Kontrak- tion	SVR	PVR	Myokardialer O_2-Verbrauch
Etomidat (0,2 mg/kg KG)	–	–	–	–	–	–	–	–
Methohexital (1 mg/kg KG)	⬆	–	–	⬇	↓	–	–	↑
Thiopental (4 mg/kg KG)	↑	↓	↓	⬇	↓	↑	–	↑
Ketamin (1 mg/kg KG)	↑	⬆	↑	↓	↑	⬆	–	⬆
Diazepam (0,1 mg/kg KG)	–	↓	–	–	–	–	↓	⬇
Flunitrazepam (0,015 mg/ kg KG)	–	↓	–	–	–	⬇	–	⬇
Midazolam (0,1 mg/kg KG)	↑	↓	–	↓	↓	–	–	↓

Tabelle 4. Empfehlungen zum Einsatz von Injektionsnarkotika

	Links-rechts-Shunt	Rechts-links-Shunt	Obstruktion
Etomidat	++	+	+
Methohexital	–	(+)	+
Thiopental	–	(+)	+
Ketamin	+	++	–
Benzodiazepine (Diazepam, Flunitrazepam, Midazolam)	+	+	+

nicht wesentlich. Nachteilig ist der Injektionsschmerz sowie die reversible Depression der Nebennierenrindenhormonsynthese [23].

Die Barbiturate Methohexital und Thiopental haben eine herzzeitvolumen-, schlagvolumen- und kontraktilitätsreduzierende Wirkung bei gleichzeitigem Anstieg von Herzfrequenz und systemischem Gefäßwiderstand. Ketamin hingegen ist das einzige i. v.-Anästhetikum, das eine Stimulation des Herz-Kreislauf-Systems hervorruft. Herzfrequenz, arterieller Mitteldruck und peripherer Widerstand, Herzzeitvolumen und Kontraktilität nehmen deutlich zu, dementsprechend auch der myokardiale O_2-Verbrauch, während der pulmonale Gefäßwiderstand bei adäquater Ventilation unverändert bleibt [13, 23].

Die Benzodiazepine Diazepam, Flunitrazepam und Midazolam haben in üblicher Dosierung nur eine geringe kardiovaskuläre Wirkung mit geringfügigem Abfall von arteriellem Mitteldruck und Kontraktilität bei gleichbleibendem Puls, Schlagvolumen, Herzzeitvolumen, myokardialem O_2-Verbrauch und Koronardurchblutung.

Bezogen auf die 3 pathophysiologisch definierten Gruppen eignet sich bei Links-rechts-Shunt, also bei drohender Herzinsuffizienz, besonders Etomidat; bei Rechts-links-Shunt v. a. Ketamin, um durch die periphere Widerstandserhöhung die Lungendurchblutung zu steigern und damit den Rechts-links-Shunt zu verringern. Bei Obstruktion des Ausflußtraktes dagegen sollte wegen der kontraktilitätssteigernden Wirkung auf Ketamin verzichtet und eher ein leicht negativ-inotrop wirkendes Narkotikum eingesetzt werden (Tabelle 4).

Die Opiate Fentanyl und Alfentanil beeinflussen in üblicher Dosierung das kardiovaskuläre System nur minimal, sieht man von der Herzfrequenzernied-

Tabelle 5. Opiate: Herz-Kreislauf-Wirkungen bei angeborenen Herzfehlern. (Nach Kaplan [16] und Niemer et al. [22])

	HF	$RR_{art.}$	HZV	SV	Kontraktion	SVR	PVR	Moykardialer O_2-Verbrauch
Fentanyl	(↓)	–	–	–	–	–	–	–
Alfentanil	(↓)	–	–	–	–	–	–	–
Morphin[a]	↓	↓/–	↑/–	↑/–	–	↓	–	↓

[a] Histaminfreisetzung möglich!

Tabelle 6. Empfehlungen zum Einsatz von Opiaten

	Links-rechts-Shunt	Rechts-links-Shunt	Obstruktion
Fentanyl	++	++	++
Alfentanil	++	++	++
Morphin	+	+	+

rigung ab, die durch Atropin oder die gleichzeitige Gabe von Pancuronium oder Ketamin verhindert werden kann. Morphin dagegen kann durch seine evtl. ausgeprägte Histaminliberation zur Blutdrucksenkung führen [29] (Tabelle 5). Der Einsatz von Opiaten ist also generell für alle Gruppen gut geeignet (Tabelle 6).

Bei dem depolarisierenden Muskelrelaxans Succinylcholin ist aufgrund seiner Wirkungen im autonomen Nervensystem mit Sinusbradykardie, Knotenrhythmus und evtl. ventrikulären Arrhythmien zu rechnen, die durch eine Sensibilisierung des Myokards auf Katecholamine hervorgerufen werden [18]. Dies tritt besonders nach Repetitionsdosen auf und kann durch Atropin und Präcurarisierung verhindert werden.

Von den nicht-depolarisierenden Muskelrelaxanzien haben Vecuronium und Pipecuronium keine kardivaskulären Nebenwirkungen. Pancuronium besitzt eine z. T. ausgeprägte kardiovaskulär stimulierende Wirkung. Klinisch manifestiert sie sich in Herzfrequenzsteigerung, Herzzeitvolumen- und Blutdruckerhöhung. Die Ursache ist die Hemmung muscarinartiger Rezeptoren
– am Vagus,
– an inhibitorischen, wahrscheinlich dopaminergen Interneuronen sowie
– direkt am postganglionären Sympathikus,
aus der eine vermehrte Freisetzung von Katecholaminen resultiert. Zusätzlich wird die Wiederaufnahme von freigesetztem Noradrenalin in die adrenerge Nervenendigung durch Pancuronium blockiert [6, 18] (Tabelle 7). Für klinische Zwecke sind damit Vecuronium und Pipecuronium universell anwendbar; der Einsatz von Pancuronium ist besonders dort gut geeignet, wo eine zusätzliche sympathische Stimulation erwünscht ist, wie z. B. bei Kindern mit Links-rechts-Shunt. Vorsicht sollte dagegen bei Obstruktionen des Ausflußtraktes geübt werden (Tabelle 8).

Tabelle 7. Muskelrelaxanzien: Herz-Kreislauf-Wirkungen. (Nach Kaplan [16] und Niemer et al. [22])

	HF	RR$_{art.}$	HZV	SV	Kontraktion	SVR	PVR	Myokardialer O$_2$-Verbrauch
Succinylcholin	–	↓/–	↓	↓		↓		
Vecuronium	–	–	–	–	–	–	–	–
Alcuronium	↑/–	↓	↓	↓	↓	↓	↓	–
Pipecuronium	–	–	–	–	–	–	–	–
Pancuronium	↑	↑	↑	↑	↑	↑	↑	↑

Tabelle 8. Angeborene Herzfehler: Empfehlungen zum Einsatz von Muskelrelaxanzien

	Links-rechts-Shunt	Rechts-links-Shunt	Obstruktion
Succinylcholin	+	+	+
Vecuronium	+ +	+ +	+ +
Alcuronium	(+)	(+)	+
Pancuronium	+ +	+	−
Pipecuronium	+ +	+ +	+ +

Neben dem Standardmonitoring, bestehend aus Blutdruckmessung, präkordialem Stethoskop, Temperaturmessung, EKG und Pulsoxymeter, sind v. a. die engmaschige Überwachung der Blutgase, Elektrolyte (Na^+, K^+, Ca^{2+}), Hämatokrit und Blutzucker sowie eine arterielle Blutdruckmessung geeignet, den intraoperativen Verlauf zu optimieren.

Ein wichtiger Punkt zum perioperativen Management dieser Kinder betrifft die Flüssigkeitssubstitution: Mit Ausnahme des manifest linksinsuffizienten Kindes mit Lungenödem ist auf eine ausreichende sowohl prä- wie intraoperative Flüssigkeitszufuhr zu achten, um durch eine genügende Preloaderhöhung die Herzfunktion zu optimieren. Einmal erfordert der narkosebedingte Wegfall des normalerweise leicht erhöhten Sympathikotonus mit Aufhebung der Vasokonstriktion ein höheres zirkulierendes Blutvolumen, um HZV und Blutdruck konstant zu halten. Zum anderen trägt die ausreichende Volumensubstitution zur Vermeidung von PVR-Anstiegen bei. Besonders Kinder mit hohem Hämatokrit sind bei Volumenmangel akut durch periphere oder zerebrale Thrombosierungen gefährdet und benötigen ein adäquates zirkulierendes Blutvolumen.

Über die Beatmung kann nicht nur erheblicher Einfluß auf die Ventilation, sondern in ganz besonderem Maße auf die Lungenperfusion und damit auf die gesamte Herz-Kreislauf-Situation genommen werden. Die stark ausgeprägte Reagibilität des pulmonalen Gefäßbettes kann bei Hypoxie, Hyperkarbie, Azidose, Hyperinflation, aber auch Atelektase, einer Sympathikusstimulation sowie einem hohen Hämatokrit zu drastischen PVR-Anstiegen führen (Tabelle 9) [1, 12, 32]. Das bedeutet bei Vorliegen eines Rechts-links-Shunts eine zusätzliche Verminderung des pulmonalen Blutflusses mit Vertiefung der Zyanose, bei Links-rechts-Shunt dagegen eine Abnahme des pulmonalen Blutflusses und beim Vorliegen einer isolierten Obstruktion im rechten Herzen die akute Afterloaderhöhung mit Gefahr der Rechtsherzdekompensation.

Tabelle 9. Faktoren, die zu einer PVR-Erhöhung und PVR-Erniedrigung führen

PVR-Erhöhung	*PVR-Erniedrigung*
– Hypoxie	– O_2
– Hyperkarbie	– Hypokarbie
– Azidose	– Alkalose
– Hyperinflation	– Normale FRC
– Atelektasen	
– Sympathische Stimulation	– Blockierung sympathischer Reize
– Hoher Hämatokrit	– Niedriger Hämatokrit

Darüber hinaus kommt es durch die positive Druckbeatmung über die Abnahme des transmuralen Drucks zu einer Afterloadsenkung für den linken Ventrikel, während durch den erhöhten intrathorakalen Druck es zu einer Afterloaderhöhung für den rechten Ventrikel kommen kann.

Eine hohe inspiratorische O_2-Konzentration ermöglicht nicht nur die bestmögliche Oxygenierung des Blutes, sondern kann – über die PVR-Senkung – zu einer deutlichen Verbesserung des pulmonalen Blutflusses beitragen. Auch die Hyperventilation, z. T. bis zu einem p_aCO_2 von 20 mm Hg, führt über die PVR-Senkung zu einem vermehrten pulmonalen Blutfluß, der lediglich bei Linksrechts-Shunt nicht erwünscht ist. Mit dem Beatmungsmuster sollte eine möglichst normale funktionelle Residualkapazität erhalten werden, da eine Hyperinflation wie auch Atelektasen zu einer Erhöhung des pulmonalen Gefäßwiderstandes führen [32].

Trotz optimalen Managements kann gerade bei diesen Kindern der Einsatz von inotropen Medikamenten oder Vasopressoren zur schnellen Wiederherstellung der Kreislauffunktion indiziert sein. Bei der Auswahl muß man die spezifischen Wirkungen auf das Herz und die peripheren Gefäße berücksichtigen [12] (Tabelle 10).

Isoproterenol hat einen starken inotropen und chronotropen Einfluß und führt zu einer peripheren und pulmonalen Vasodilatation.

Adrenalin hat in niedriger Dosierung einen ebenfalls vasodilatierenden Effekt, der bei höheren Dosen verschwindet und einer Vasokonstriktion Platz macht. Dopamin hat mit steigender Dosierung einen ebenfalls steigenden vasokonstriktorischen Effekt, wobei Neugeborene und junge Säuglinge oft höhere Dosen benötigen als Erwachsene, um den gleichen Effekt zu erzielen [5, 17]. Die Berichte zur Beeinflussung des pulmonalen Gefäßwiderstandes sind in der Literatur widersprüchlich. Dobutamin hat einen deutlich positiv-inotropen Effekt; die Chronotropie ist nicht so ausgeprägt, und der pulmonale Gefäßwider-

Tabelle 10. Wirkungen von Katecholaminen. (Nach Kaplan [16] und Niemer et al. [22])

	Dosis		Peripher-vaskulärer Effekt:			Kardialer Effekt:		PVR
			α Vasokonstriktion	β_2 Vasodilatation	δ	β_1	β_2	
Isoproterenol	0,1–0,5	µg/kgKG/min	0	4+	0	4+	4+	↓
Adrenalin	0,1	µg/kgKG/min	2+	1–2+	0	2–3+	2+	↓
	0,2–0,5	µg/kgKG/min	4+	0	0	4+	3+	↑
Dopamin	2–4	µg/kgKG/min	0	0	2+	0	0	–
	4–8	µg/kgKG/min	0	2+	2+	1–2+	1+	↓
	> 10	µg/kgKG/min	2–4+	0	0	1–2+	2+	↑
Dobutamin	2–10	µg/kgKG/min	1+	2+	0	3–4+	1–2+	–
Norepinephrin	0,1–0,5	µg/kgKG/min	4+	0	0	2+	0	↑

Tabelle 11. Wirkungen von Vasodilatatoren. (Nach Kaplan [16] und Niemer et al. [22])

	Dosis (i. v.)		Effekt auf arteriellen Widerstand	Effekt auf venöse Kapazität	
Nitroprussid-natrium	0,5 –5	µg/kgKG/min	3+	3+	Direkte Relaxation der glatten Muskulatur
Hydralazin	0,1 –0,3	mg/kgKG (Bolus)	3+	1+	
Nitroglyzerin	0,25–1,0	µg/kgKG/min	1+	3+	
Phentolamin	20	µg/kgKG/min	3+	1+ →	α-Blocker
PGE₁	0,1	µg/kgKG/min	2+	2+ →	Direkte Relaxation, speziell Ductusgewebe!

stand wird nicht erhöht [27]. Norepinephrin ist vorwiegend als Vasokonstriktor mit mittleren inotropen Eigenschaften einsetzbar.

Vasodilatatoren wie Nitroprussidnatrium, Hydralazin, Nitroglyzerin und Phentolamin zeigen im systemischen und pulmonalen Gefäßbett gleichartige Wirkungen (Tabelle 11). Lediglich Prostaglandin E_1 ist als selektiver pulmonaler Vasodilatator zu bezeichnen. Außerdem ermöglicht die Infusion von Prostaglandin E_1 das lebensnotwendige Offenhalten des Ductus bei Kindern mit nicht ausreichender Durchmischung von venösem und arteriellem Blut.

Ductus Botalli

Der Ductus Botalli (Ductus arteriosus) stellt die fetale Umgehungsbahn des Pulmonalkreislaufs zwischen der A. pulmonalis und der Aorta dar, über den 90% des rechtsventrikulären Schlagvolumens bzw. 59% des Gesamtherzzeit-volumens fließen. Die Größe des fetalen Ductus entspricht dem Aorten- bzw. dem Pulmonalisstammkaliber. Der niedrige intrauterine p_aO_2 von 18–21 mm Hg und die hohen Konzentrationen von Prostaglandin E_1 und E_2 im Ductusgewebe halten den Ductus intrauterin weit offen und ermöglichen so eine adäquate Perfusion des Fetus und der Plazenta mit einem reduzierten Herzzeitvolu-men.

Die gleichen Faktoren, die den Ductus intrauterin offenhalten, sorgen post-partal für seinen Verschluß: der ansteigende p_aO_2 auf Werte über 50 mm Hg und die abfallende Prostaglandinkonzentration führen zu einer Kontraktion des Ductus und zu seinem funktionellen Verschluß in den ersten 10–15 h nach der Geburt, der bei 95% der Säuglinge innerhalb von 12 Wochen zum anatomischen Verschluß durch Thrombose und kompletter Obliteration des Lumens führt.

42% der Frühgeborenen mit einem Geburtsgewicht unter 1000 g und 20% der Frühgeborenen mit einem Gewicht unter 1750 g haben einen hämodyna-misch offenen Ductus: Dieser große Prozentsatz erklärt sich aus der relativen Unreife dieses Gefäßes bei Frühgeborenen, da es eine dünne, wenig kontraktile Muskulatur besitzt und auf ansteigenden O_2-Partialdruck nur unzureichend rea-giert. Zusätzlich können Frühgeborene z. B. durch hyaline Membranen oder

Mekoniumaspiration eine relative Hypoxie haben, so daß sowohl ein reduzierter Stimulus wie auch eine verringerte Reaktion den physiologischen Verschluß verhindern.

Das geringere muskuläre Gewebe des pulmonalen Gefäßbettes bei Frühgeborenen hat einen vergrößerten Links-rechts-Shunt zur Folge, der frühzeitig zu Herzinsuffizienz und Lungenödem führt.

Da das Myokard des Frühgeborenen nur eingeschränkt auf Katecholamine und Digoxintherapie anspricht, bleibt außer der Flüssigkeitsrestriktion, der Gabe von Diuretika, der Therapie mit Prostaglandininhibitoren – dem Indometacin mit seinen renalen und Gerinnungsproblemen – nur die chirurgische Unterbindung [7, 10, 11].

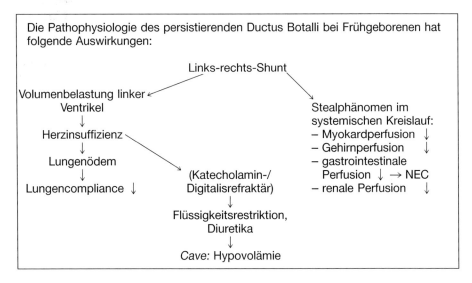

Die Pathophysiologie des persistierenden Ductus Botalli bei Frühgeborenen hat folgende Auswirkungen:

Links-rechts-Shunt

Volumenbelastung linker Ventrikel
↓
Herzinsuffizienz
↓
Lungenödem
↓
Lungencompliance ↓

(Katecholamin-/ Digitalisrefraktär)
↓
Flüssigkeitsrestriktion, Diuretika
↓
Cave: Hypovolämie

Stealphänomen im systemischen Kreislauf:
– Myokardperfusion ↓
– Gehirnperfusion ↓
– gastrointestinale Perfusion ↓ → NEC
– renale Perfusion ↓

Die Anästhesie bei ihm hat folgenden Verlauf:

1. *Präoperativ:*
   – Blut bereitstellen,
   – Transport mit vollem Monitoring: (Zeitersparnis = Wärmeverlust ↓),
   – i.v.-Zugang, nichtinvasive RR-Messung, EKG, Pulsoxymeter, Temperatursonde.

2. *Narkoseeinleitung und -durchführung:*
   – Atropin,   0,01 mg/kg KG,
   – Volumengabe,   5–10 ml/kg KG,
   – Fentanyl,   25–50 µg/kg KG,
   – Pancuronium,   0,1 mg/kg KG,
   – O_2/Luft-Beatmung → S_aO_2 = 85–95 %
   – während chirurgischer Manipulation → Handbeatmung,
   – keine Inhalationsanästhetika!

3. *Postoperativ:*
   – Transport mit vollem Monitoring,
   – Nachbeatmung,
   – Analgesie.

Von anästhesiologischer Seite muß neben den besonderen Problemen der Frühgeborenen – hier insbesondere dem Schutz vor Wärmeverlust – v. a. der
myokardialen Insuffizienz in Kombination mit der bestehenden Flüssigkeitsrestriktion Rechnung getragen werden: Die Kinder sollten mit vollem Monitoring transportiert werden, das aus einem sicheren venösen Zugang, einer
nicht-invasiven Blutdruckmessung, Pulsoxymetrie, EKG und Temperatursonde
besteht. Vor Narkoseeinleitung erhalten die Kinder 0,01–0,02 mg Atro-
pin/kg KG, eine Infusion von 10 ml Ringer-Laktat/kg KG gefolgt von 30–50 µg
Fentanyl/kg KG, 0,05–0,1 mg Pancuronium/kg KG und eine Luft-O_2-Beatmung
[24]. Diese wird intraoperativ während der chirurgischen Manipulation in Seitenlage als Handbeatmung weitergeführt. Die Unterbindung des Ductus hat in
aller Regel einen Blutdruckanstieg um ca. 10–15 mm Hg zur Folge. Vor dem
Thoraxverschluß wird eine Interkostalblockade mit Bupivacain 0,5 % und eine
suffiziente Blähung der komprimierten Lunge durchgeführt. Postoperativ verbleiben die Patienten intubiert und beatmet und werden unter vollem Monitoring auf die neonatologische Intensivstation zurückverlegt.

Aortenisthmusstenose

Das Kaliber eines Blutgefäßes ist abhängig von seinem Blutfluß: Betrachtet man
die fetalen Blutflüsse, so werden je 50 % des gemeinsamen HZV durch Aorta
und A. pulmonalis ausgeworfen, 4 % fließen den Koronarien zu, 21 % verlassen
die Aorta über den Truncus brachiocephalicus, während 50 % des HZV die A.
pulmonalis via Ductus Botalli verlassen und damit in der Aorta descendens 70 %
des HZV transportiert werden. Das bedeutet, daß nur 25 % des HZV durch den
Aortenisthmus, d. h. zwischen Truncus brachiocephalicus und Ductuseinmün-
dung, fließen, der damit von allen zentralen Gefäßabschnitten den geringsten
Blutfluß aufweist und deren engste Stelle darstellt [3, 26]. Eine Reduktion des
linksventrikulären Ausflusses, gleich welcher Ursache, führt zu einer präduk-

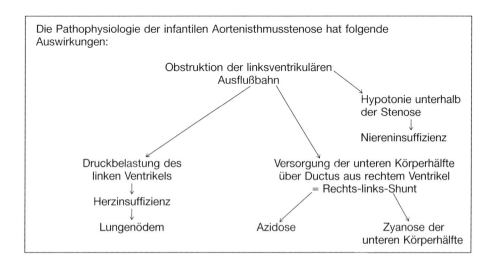

talen Koarktation: Tatsächlich haben 90 % der Säuglinge mit Aortenisthmusstenose und Herzinsuffizienz einen zusätzlichen Herzfehler, z. B. in Form eines
Ventrikelseptumdefekts, ein hypoplastisches Linksherz, Aorten- oder Mi-
tralklappenanomalien. Solange der Ductus Botalli offen ist, sind diese Kinder
asymptomatisch und fallen lediglich durch eine Zyanose der unteren Körperhälfte auf. Zu einer akuten Dekompensation kommt es, wenn der Ductus sich
verschließt, da sich in diesem Alter kein Kollateralkreislauf ausgebildet hat. Der
verstärkte Preload des linken Ventrikels und die drastische Einschränkung der
Organperfusion der unteren Körperhälfte führen zu metabolischer Azidose und
Niereninsuffizienz. Die evtl. zusätzlich vorhandenen Herzfehlbildungen können die Symptome potenzieren und haben Anteil an dem sehr frühen Auffäl-
ligwerden der Patienten mit präduktaler Koarktation.

Die postduktale Koarktation resultiert hingegen aus der Ductuskontraktion,
die von der A. pulmonalis beginnend in Richtung auf die Aorta fortschreitet und
an der Insertionsstelle von Ductus und Aorta durch überschießende Muskel-
kontraktion zu einer Lumeneinengung führt. Symptome treten daher erst
Wochen oder Monate nach der Geburt auf und sind i. allg. weniger schwer als
bei präduktaler Koarktation.

Säuglinge mit präduktaler Aortenisthmusstenose sind schwerkrank und kommen oft mit Prostaglandin-E_1-Infusion unter laufender Katecholamintherapie
und Beatmung zur Operation [9].

Die Anästhesie bei der infantilen Aortenisthmusstenose verläuft folgendermaßen:

1. *Präoperativ:*
   - Prostaglandin-E_1-Infusion 0,1 μg/min,
   - Azidoseausgleich,
   - evtl. Beatmung,
   - evtl. Katecholamintherapie.

2. *Narkoseeinleitung/-durchführung:*
   - Atropin,   0,01 mg/kg KG
   - Fentanyl,   25−50 μg/kg KG
   - Vecuronium, 0,1 mg/kg KG
   - O_2-Luft-Beatmung,
   - keine myokarddepressiven Anästhetika.

   Monitoring:
   - Basismonitoring,
   - arterielle Druckregistrierung in der rechten oberen Extremität,
   - zentralvenöser Zugang,
   - transkutane pO_2/pCO_2-Messung.
   Blutdruckkonstanz → Vasodilatatoren/Volumentherapie.

3. *Postoperativ:*
   - Beatmung,
   - Analgesie,
   - Blutdruck im Normbereich halten
     (Vasodilatatoren/ß-Blocker/Kalziumantagonisten).

Die Anästhesie bei Shuntoperationen verläuft folgendermaßen:

1. *Präoperativ:*
   Lungendurchblutung maximieren:
   – Prostaglandin-E_1-Infusion, 0,1 µg/min,

   – SVR-Abfall   }
   – PVR-Anstieg   } vermeiden.

2. *Intraoperativ:*
   – Myokarddepression   }
   – SVR-Abfall   }   vermeiden,
   – PVR-Anstieg   }

   – Beatmung mit 100% O_2,
   – Azidoseausgleich vor Ausklemmung der A. pulmonaris,
   – evtl. 50–100 IE Heparin/kg KG,
   – nach Shuntanlage: Azidoseausgleich, Volumentherapie: PPL,
     Katecholamine: Dopamin 6 µg/kg KG/min.

3. *Postoperativ:*
   – Transport mit vollem Monitoring,
   – prolongierte Beatmung,
   – Analgesie.

Bei der Auswahl von Narkotika müssen myokarddepressive Anästhetika in jedem Fall vermieden werden; Atropin und hochdosiertes Fentanyl sowie Vecuronium als Relaxans, in Kombination mit einer Luft-O_2-Beatmung, sind meist indiziert. Neben einem zentralvenösen Zugang ist in jedem Fall eine arterielle Druckmessung erforderlich, wobei diese an der rechten oberen Extremität installiert werden muß: Dies erfordert in aller Regel bei Neugeborenen und kleinen Säuglingen eine primäre Arteriae sectio: Wichtig ist hier die Registrierung des arteriellen Drucks der Aorta ascendens für die Koronar- und Zerebraldurchblutung sowie die Beurteilung des Afterload des linken Ventrikels [31].

Mögliche, schwerwiegende Komplikationen der postoperativen Phase müssen bereits intraoperativ antizipiert und entsprechend therapiert werden: Dies bedeutet v. a. während der Ab- bzw. Ausklemmung der Aorta den Blutdruck auf gleicher oder höchstens etwas reduzierter Höhe zu halten, während starke Blutdruckabfälle in jedem Fall vermieden werden müssen, da sie zu Paraplegien führen können [2]. Die paradoxe Hypertension, ausgelöst durch exzessiven postoperativen Noradrenalinanstieg bzw. eine gesteigerte Plasmareninaktivität muß mit Kalziumantagonisten, Vasodilatatoren bzw. β-Blockern behandelt werden [8, 25, 30]. Eine effektive antihypertensive Therapie kann auch das Postkoarktationssyndrom, also die Minderdurchblutung des Darmes aufgrund einer konstrigierten A. mesenterica, verhindern helfen [20].

Palliativoperationen

Palliative Operationen werden heutzutage zugunsten der frühen Primärkorrektur wesentlich seltener durchgeführt. Sie bestehen meistens aus der Anlage von zentralen Shunts oder einer Pulmonalarterienbändelung, um die nicht korrigierbaren Herzfehler zu verbessern oder die definitive Korrektur zeitlich so hinausschieben zu können, bis das Kind groß genug ist. Eine Verbesserung auf der einen Seite wird oft nur durch eine Verschlechterung der pathophysiologischen Situation auf der anderen Seite erkauft.

Shuntoperation

Die Anlage eines künstlichen Links-rechts-Shunts ist erforderlich, wenn aufgrund einer Trikuspidal- oder Pulmonalklappenatresie oder gewisser Formen von M. Fallot oder Transposition der großen Gefäße die Lungendurchblutung so stark eingeschränkt ist, daß eine schwere Hypoxämie mit Zyanose und Polyglobulie resultiert. Als Verfahren kommen die Blalock-Taussig-Anastomose zwischen A. subclavia und Pulmonalarterie, als End-zu-Seit-Anastomose oder mit Goretex-Interponat, der Waterstone-Shunt, eine Seit-zu-Seit-Anastomose der aszendierenden Aorta mit der rechten Pulmonalarterie, die Pott-Anastomose als Seit-zu-Seit-Anastomose zwischen Aorta descendens und linker Pulmonalarterie oder die Glenn-Operation, eine venopulmonale End-zu-End-Verbindung zwischen V. cava superior und rechter Pulmonalarterie, zum Einsatz. Bei den systemisch-pulmonalarteriellen Shunts ist die Größe der Shuntverbindungen schwierig vorherzubestimmen, so daß es zu einer exzessiven Lungendurchblutung mit Entwicklung einer pulmonalen Hypertonie kommen kann, während die venopulmonalarterielle Verbindung leichter thrombosiert und nur bei niedrigem pulmonalvaskulären Widerstand, und damit nicht in der Neugeborenenperiode, angelegt werden kann.

Das Hauptproblem dieser Kinder besteht in der Hypoxämie und dem Nichttolerieren einer weiteren Einschränkung der Lungendurchblutung, sei es durch chirurgische Manipulationen, sei es durch akuten Anstieg des pulmonalvaskulären Widerstandes, wie er durch kurzfristige Hypoxie im Rahmen der Intubation oder durch Luftanhalten, durch Hyperkarbie, Azidose, Hyperinflation oder Atelektase, durch endogene oder exogene Katecholamine oder durch einen hohen Hämatokrit hervorgerufen werden kann. Kinder für eine Shuntoperation sind häufig auf einen persistierenden Ductus Botalli angewiesen, der mit Hilfe von Prostaglandin E_1 offengehalten wird [4, 21]. Die postoperative Verbesserung der O_2-Sättigung geht einher mit einer vermehrten linksventrikulären myokardialen Volumenbelastung.

Die anästhesiologischen Aspekte bestehen darin,
1. die präoperative Lungendurchblutung weitestgehend zu erhalten,
2. intraoperativ jegliche myokardiale Depression zu vermeiden,
3. postoperativ die Funktion des Shunts durch niedrigen pulmonalvaskulären und normalen systemvaskulären Widerstand sowie durch ausreichende Volumentherapie und/oder inotrope Medikamente zu gewährleisten.

Die meisten Kinder, die eines Shunts bedürfen, kommen mit laufender Prosta-glandin-E_1-Infusion zur Operation. Die Narkoseeinleitung erfolgt mit Benzo-diazepinen, Fentanyl und Muskelrelaxation, wobei dem Vecuronium der Vorzug vor Pancuronium zu geben ist. Die Beatmung wird mit 100 % O_2 durch-geführt, da auch bei Neugeborenen durch den niedrigen p_aO_2 keine retrolentale Fibroplasie zu erwarten ist. Als Blutersatz wird zur Reduzierung des hohen Hämatokrites PPL eingesetzt. Das erweiterte Monitoring besteht aus arterieller Druckmessung, zentralvenösem Zugang und Pulsoxymetrie, welches bei den chirurgischen Manipulationen wertvolle Dienste leistet. Vor Ausklemmen der Pulmonalarterie können 50–100 IE Heparin/kg KG gegeben werden, um eine Thrombosierung des Shunts zu verhindern. Nach Anlage des Shunts ist eine Kreislaufunterstützung in Form von Volumengabe und Katecholaminen, z. B. Dopamin in einer Dosierung von 6 μg/kg KG/min notwendig, eine evtl. beste-hende Azidose muß ausgeglichen werden. Postoperativ verbleiben die Kinder intubiert und beatmet und werden unter vollem Monitoring auf die Intensiv-station zurückverlegt und sehr protrahiert extubiert.

„pulmonary banding"

Das „pulmonary banding" ist dann indiziert, wenn ein großer Links-rechts-Shunt einen exzessiven Lungenblutfluß, eine schwere Herzinsuffizienz und im weiteren Verlauf der pulmonalen Hypertonie eine Eisenmenger-Symptomatik verursachen kann.

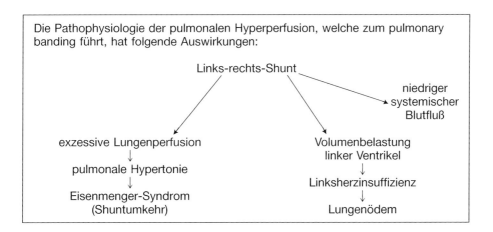

Die Pathophysiologie der pulmonalen Hyperperfusion, welche zum pulmonary banding führt, hat folgende Auswirkungen:

Links-rechts-Shunt → niedriger systemischer Blutfluß

exzessive Lungenperfusion → pulmonale Hypertonie → Eisenmenger-Syndrom (Shuntumkehr)

Volumenbelastung linker Ventrikel → Linksherzinsuffizienz → Lungenödem

Ein großer Ventikelseptumdefekt oder totaler AV-Kanal wirken als Ventil für den linken Ventrikel und können dabei eine massive Herzinsuffizienz mit Lun-genödem zur Folge haben.

Durch die operative Einengung der A. pulmonalis wird der Lungenblutfluß gedrosselt und der Auswurfwiderstand für den rechten Ventrikel erhöht, der damit einen höheren Druck entwickeln muß. Dadurch wird die Druckdifferenz zwischen rechter und linker Herzkammer kleiner; es resultiert ein geringerer Shunt vom linken zum rechten Ventrikel, und es kommt zu einer Reduzierung des Lungenblutflusses, zu einer Abnahme der linksventrikulären Arbeit und zu einem konsekutiven Anstieg des systemischen Blutflusses. Zudem wird die Gefahr der pulmonalvaskulären Hypertonie eliminiert.

Das Band sollte so plaziert werden, daß distal der Einengung ein Druck von 35–50 % des systemischen Drucks resultiert. Ist die künstliche Stenose zu stark, so entwickelt sich eine Rechtsherzinsuffizienz mit Rechts-links-Shunt, Zyanose, Anstieg des zentralvenösen Drucks, Bradykardie und Abfall des HZV. In diesem Fall muß das Band gelockert werden.

Die Anästhesie beim „pulmonary banding" hat folgenden Verlauf:

1. *Narkoseeinleitung/-durchführung:*
   - Atropin,   0,01 mg/kg KG,
   - Fentanyl,   25–50 µg/kg KG,
   - Pancuronium,   0,1 mg/kg KG,
   - Basismonitoring + arterielle Druckregistrierung + ZVD,
   - O_2/N_2O-Beatmung.

2. *Nach Bändelung:*
   - $S_aO_2 > 80\%$,
   - evtl. Katecholamintherapie.

3. *Postoperativ:*
   - Transport mit vollem Monitoring,
   - Nachbeatmung,
   - Analgesie.

Neben einer Narkoseführung, die der myokardialen Insuffizienz Rechnung tragen muß, ist eine arterielle Druckmessung, mit der gleichzeitigen Möglichkeit, Blutgase zu bestimmen, erforderlich.

Literatur

1. Bancalari E, Jesse MJ, Gelband H et al. (1977) Lung mechanics in congenital heart disease with increased and decreased pulmonary blood flow. J Pediatr 90: 192–195
2. Brewer LA, Fosburg RG, Mulder GA, Berska JJ (1972) Spinal cord complications following surgery for coarctation of the aorta: A study of 66 cases. J Thorac Cardiovasc Surg 64: 368–378
3. Campbell M (1970) Natural history of coarctation of the aorta. Br Heart J 32: 633–640
4. Donahoo JS, Roland JM, Ken J et al. (1981) Prostaglandin E_1 as an adjunct to emergency cardiac operation in neonates. J Thorac Cardiovasc Surg 81: 227–231
5. Driscoll DJ, Gillette PC, Ezrailson EG et al. (1978) Inotropic response of the neonatal canine myocardium to dopamine. Pediatr Res 12: 42–45
6. Durant NN, Katz RL (1983) Non-neuromuscular effects of vecuronium and other competitive muscle relaxants. Excerpta Med Curr Clin Pract Ser 11: 33–43
7. Elliott RG, Starling MB, Neutze JM (1975) Medical manipulation of the ductus arteriosus. Lancet I: 140–142

8. Fox S, Pierce WS, Waldhausen JA (1980) Pathogenesis of paradoxical hypertension after coarctation repair. Ann Thorac Surg 29:135–141
9. Freed MD, Heyman MA, Lewis AV et al. (1981) Prostaglandin E$_1$ in infants with ductus dependent congenital heart disease. Circulation 64:899–905
10. Friedman WF, Hirschklau MJ, Printz MP, Pitlick PT, Kirkpatrick SE (1976) Pharmacologic closure of patent ductus arteriosus in the premature infant. N Engl J Med 295:526–529
11. Heyman MA, Rudolph AM, Silverman NH (1976) Closure of the ductus arteriosus in premature infants by inhibition of prostaglandin synthesis. N Engl J Med 295:530–533
12. Hickey PR, Wessel DL (1987) Anesthesia for treatment of congenital heart disease. In: Kaplan JA (ed) Cardiac anesthesia, 2nd edn. Grune & Stratton, New York London, pp 635–723
13. Hickey PR, Hansen DD, Cramolini GM et al. (1985) Pulmonary and systemic hemodynamic responses to ketamine in infants with normal and elevated pulmonary vascular resistance. Anesthesiology 62:287–293
14. Hickey PR, Hansen DD, Stafford M et al. (1986) Pulmonary and systemic hemodynamic effects of nitrous oxide in infants with normal and elevated PVR. Anesthesiology 65:374–378
15. Hilgenberg JC, McCammon RL, Stoelting RK (1980) Pulmonary and systemic vascular responses to nitrous oxide in patients with mitral stenosis and pulmonary hypertension. Anesth Analg 59:323–326
16. Kaplan JA (1987) Cardiac anesthesia I + II, 2nd edn. Grune & Stratton, New York
17. Lang P, Williams RG, Norwood WI et al. (1980) The hemodynamic effects of dopamine in infants after corrective cardiac surgery. J Pediatr 96:630–634
18. Lebowitz PW, Savarese JJ (1980) Cardiovascular and autonomic effects of neuromuscular blockers. ASA Refresher Courses 8:103–114
19. Lowenstein E, Reiz S (1978) Effects of inhalation anesthetics on systemic hemodynamics and coronary circulation. In: Kaplan JA (ed) Cardiac anesthesia, 2nd edn. Grune & Stratton, New York London, pp 3–35
20. Mays ET, Sergeant CK (1965) Postcoarctectomy syndrome. Arch Surg 91:59–66
21. Neutze JM, Starling MB, Elliot RB, Barrat-Boyes BG (1977) Palliation of cyanotic congenital heart disease in infancy with E-type prostaglandins. Circulation 55:238–241
22. Niemer M, Nemes C, Noack G (1985) Datenbuch Intensivmedizin/Datenbuch Anästhesiologie, 3. Aufl. Fischer, Stuttgart
23. Reves JG, Flezzani P, Kissin J (1987) Pharmacology of intravenous anesthetic induction drugs. In: Kaplan JA (ed) Cardiac anesthesia, 2nd edn. Grune & Stratton, New York London, pp 125–150
24. Robinson S, Gregory GA (1981) Fentanyl-air-oxygen anesthesia for ligation of patent ductus arteriosus in preterm infants. Anesth Analg 60:331–334
25. Rocchini AP, Rosenthal A, Barger AC, Castaneda AR, Nadas AS (1976) Pathogenesis of paradoxical hypertension after coarctation resection. Circulation 54:382–387
26. Rudolph AM, Heyman MA, Spitznas U (1972) Hemodynamic considerations in the development of narrowing of the aorta. Am J Cardiol 30:514–525
27. Schranz D, Stopfkuchen H, Jüngst B-K, Clemens R, Emmrich P (1982) Hemodynamic effects of dobutamine in children with cardiovascular failure. Eur J Pediatr 139:4–7
28. Schulte-Sasse U, Hess W, Tarnow J (1982) Pulmonary vascular responses to nitrous oxide in patients with normal and high pulmonary vascular resistance. Anesthesiology 57:9–13
29. Sebel PS, Bovill JG (1987) Opioid analgesics in cardiac anesthesia. In: Kaplan JA (ed) Cardiac anesthesia, 2nd edn. Grune & Stratton, New York London, pp 67–123
30. Sehested J, Baandrup U, Mikkelsen E (1982) Different reactivity and structure of the prestenotic and poststenotic aorta in human coarctation. Circulation 65:1060–1065
31. Taylor SP (1990) Aortic valve and aortic arch anomalies. In: Lake CL (ed) Pediatric cardiac anesthesia. Appleton & Lange, Norwalk San Mateo, pp 323–349
32. West JB (1979) Blood flow. In: West JB (ed) Respiratory physiology. Blackwell, Oxford London Edinburgh Melbourne, pp 32–50

Zusammenfassung der Diskussion zu Teil C

Frage:

Bietet eine Epiduralanästhesie bei Patienten mit Aortenstenose besondere Risiken?

Antwort:

Durch die Epiduralanästhesie kann der Preload abfallen; dies kann bei Patienten mit Aortenstenose (Empfindlichkeit gegenüber Volumenmangel) zu einem ausgeprägten Abfall des Schlagvolumens und des Blutdrucks führen. Auch sind Hypotensionen durch Afterloadminderung (Sympathikusblockade) möglich. Blutdruckänderungen müssen aber vermieden bzw. frühzeitig erfaßt werden. Für die Praxis ist es wichtig, die Epiduralanästhesie langsam sowie mit reduzierten Einzeldosen an Lokalanästhetika aufzuspritzen.

Frage:

Patienten mit Aortenstenose sind sehr empfindlich gegenüber Arrhythmien. Welche Anästhetika sollen deshalb vermieden werden?

Antwort:

Von Inhalationsanästhetika, insbesonders Halothan, ist bekannt, daß sie zu Arrhythmien (z. B. AV-Knotenrhythmus) und Extrasystolen führen können. Diese Anästhetika sollten deshalb mit Vorsicht eingesetzt werden. Auch Muskelrelaxanzien, wie z. B. Pancuronium, können bei schneller Injektion zu einer AV-Dissoziation führen.

Frage:

Sollen Patienten mit Mitralklappenfehlern digitalisiert werden?

Antwort:

Patienten mit Vorhofflimmern, wie es bei Mitralklappenfehlern die Regel ist, sollten grundsätzlich digitalisiert werden, um eine schnelle Überleitung zu blokkieren. Eine Ausnahme stellt lediglich das bradykarde Vorhofflimmern dar. Diese Patienten sollten nicht routinemäßig digitalisiert werden.

Frage:

Sollte Digoxin präoperativ vor Herzoperationen abgesetzt werden?

Antwort:

Digoxin sollte 36 h vor Herzoperationen abgesetzt werden, da es unter den Bedingungen der extrakorporalen Zirkulation zu einer Redistribution von Digoxin kommt, welche zu bedrohlichen Herzrhythmusstörungen führen kann.

Frage:

Wie ist der Stellenwert von β-Blockern bei Klappenfehlern?

Antwort:

Ältere β-Blocker, wie z. B. Propranolol, sind als ungünstig anzusehen. Anders zu beurteilen sind die neueren kardioselektiven β-Blocker mit kurzer Halbwertszeit, wie z. B. Esmolol. Die hämodynamische, d. h. kontraktile Beeinträchtigung ist bei den neueren β-Blockern wesentlich weniger ausgeprägt. Sie können deshalb auch bei Patienten mit eingeschränkter Ventrikelfunktion eingesetzt werden, sofern eine entsprechende Indikation besteht.

Frage:

Wie sollte interveniert werden, wenn es nach Narkoseeinleitung bei einem Patienten mit Fallot-Tetralogie zu einer Zyanose kommt?

Antwort:

Die Zyanose beruht auf einer Zunahme des Rechts-links-Shunts aufgrund einer Abnahme des peripheren Widerstandes durch die Narkoseeinleitung. Als Therapie sollte der periphere Widerstand angehoben werden, z. B. durch die Injektion von Phenylephrin oder ähnlichem. Der Abfall des peripheren Widerstandes ist jedoch nicht der einzige Faktor. Ursächlich für eine Zyanose kann auch eine Spastik des rechtsventrikulären Ausflußtraktes sein. Es ist daher wichtig, eine solche Spastik zu verhindern und insbesondere eine präoperative β-Blockertherapie weiterzuführen. Basismaßnahme ist eine ausreichende Narkosetiefe.

Frage:

Wie sollten Patienten mit kongenitalen Vitien prämediziert werden?

Antwort:

Weit verbreitet und gut bewährt ist die Gabe von Flunitrazepam (Rohypnol). Die Applikation kann intramuskulär, oral oder rektal erfolgen. Es ist zu bedenken, daß sowohl die orale als auch die rektale Prämedikation mit gewissen Unsicherheiten hinsichtlich Resorption und Wirkung des verabreichten Medikamentes verbunden ist.

Frage:

Welchen Stellenwert hat heutzutage die Oberflächenhypothermie?

Antwort:

Oberflächenhypothermien werden heute nur noch in wenigen Zentren durchgeführt. Standardmethode ist heute die Perfusionshypothermie.

Frage:

Welche Maßnahmen sind bei der Operation einer Aortenisthmusstenose sinnvoll, um eine Schädigung des Rückenmarks zu verhindern?

Antwort:

Die Gefahr der ischämischen Rückenmarksschädigung ist bei Kindern mit ihrem ausgeprägten Kollateralkreislauf eher niedrig anzusetzen. Entscheidend ist die Aufrechterhaltung stabiler Kreislaufverhältnisse während der Operation. Bei schlecht ausgebildetem Kollateralkreislauf kann eine Oberflächenhypothermie oder ein Linksherzbypass in Erwägung gezogen werden.

D. Extrakorporale Zirkulation (EKZ)

Myokardschutz und Reperfusionsschaden

M. M. Gebhard

Einleitung

Die Pumpleistung des Herzens wird durch die zelluläre Kapazität der oxidativen Bereitstellung an energiereichem Adenosintriphosphat (ATP) limitiert. Sinkt bei gegebenem ATP-Bedarf die oxidative ATP-Gewinnung z. B. infolge unzureichender myokardialer O_2-Versorgung oder infolge Schädigung der mitochondrialen Atmungskettenphosphorylierung ab, so führt dies unmittelbar zur Einschränkung der myokardialen Pumpfunktion. Eine Anaerobiose durch Unterbrechung der Koronarzirkulation wird vom Herzmuskel nur für eine begrenzte sog. Wiederbelebungszeit toleriert. Sie führt zu komplexen Schäden der zellulären Funktionen und Feinstruktur bis hin zur sicher irreversiblen Myokardnekrose. Denn die anaerobe ATP-Bereitstellung aus dem glykolytischen Abbau von Glykogen zu Laktat ist auch unter den Bedingungen eines minimalen myokardialen Energiebedarfs – etwa im künstlichen Herzstillstand – nicht ausreichend effizient, ein steady state des Energiestatus, der Funktionsbereitschaft und der Strukturerhaltung der Herzmuskelzellen zu ermöglichen [1, 2, 9, 11, 14]. Über den molekularen Mechanismus dieser prinzipiellen Begrenztheit der myokardialen Ischämietoleranz bestehen unterschiedliche Vorstellungen, aber keine abschließende Kenntnis [9, 11, 16, 17].

Ischämische Schädigung und Reperfusionsschaden

Die ischämische Schädigung des Myokards ist nach metabolischen, feinstrukturellen und Reversibilitätskriterien keine lineare, sondern eine sigmoide Funktion der Ischämiezeit [7, 9, 12] (Abb. 1). Sie beginnt sehr diskret: Während der myokardiale Spiegel an Phosphokreatin (PKr) von normal 8–10 µmol/g abfällt, steigt der Laktatgehalt über den physiologischen Normbereich von ≤ 5 µmol/g Myokard an. Gleichzeitig sinkt der pH-Wert im myokardialen Interstitium von normal 7,4 auf 6,5 und darunter ab. Die elektronenoptische Untersuchung des Myokards zeigt, daß die Mitochondrien ihre charakteristischen Matrixgranula verlieren und daß der kontraktile Apparat der Herzmuskelzellen zunehmend relaxiert.

Ab einer myokardialen PKr-Konzentration von etwa 3 µmol/g Myokard werden die ischämischen Veränderungen deutlicher. Ab diesem Ischämiezeitpunkt beginnt der ATP-Spiegel im Gewebe zu fallen, der Laktatgehalt nimmt weiter zu, und der interstitielle pH-Wert sinkt auf unter 6,0 ab. Ultrastrukturell zeigen

ISCHÄMISCHE SCHÄDIGUNG [%]

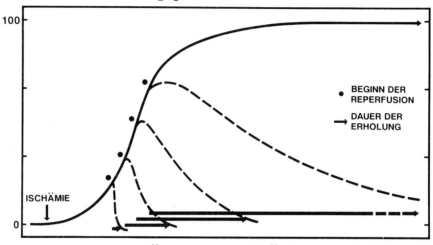

DAUER DER ISCHÄMIE BZW. POSTISCHÄMISCHEN ERHOLUNG

Abb. 1. Progredienz der ischämischen Myokardschädigung und des postischämischen Erholungsbedarfs des Herzens als Funktion der Dauer einer myokardialen Ischämiebelastung

die Mitochondrien Aufhellungen der Matrix sowie eine deutliche Schwellung. Auch die Herzmuskelzellen entwickeln ein Ödem.

Bleibt die Myokardischämie weiter bestehen, so nehmen die Veränderungen insbesondere der Feinstruktur jetzt sowohl an Ausprägung als auch an Schweregrad rasch zu und gehen asymptotisch in die irreversible sog. ischämische Myokardnekrose über: Die Mitochondrien zeigen Matrixverluste, Fragmentierungen der Cristae und regional eine Cristolyse. Das kontraktile System geht von Relaxation wieder in Kontraktion über. Im Unterschied zum Ausgangsstadium der Ischämie erscheinen die Übergänge aber deutlich inhomogen und irregulär. Die Herzmuskelzellen weisen ein in Teilen schweres Zellödem [13] auf. In zunehmend mehr Zellen finden sich jetzt morphologische Anzeichen einer irreversiblen Schädigung wie Lyse von Mitochondrien, Überdehnung bis hin zur Zerreißung des kontraktilen Apparates in der Nachbarschaft von Kontraktionsbanden sowie schließlich Brüche des äußeren Sarkolemms [15, 16].

Entsprechend dieser sigmoiden Abhängigkeit der ischämischen Schädigung des Herzens von der Ischämiezeit wächst der Bedarf an postischämischer Erholung bis zur Restitution der myokardialen Pumpfunktion nicht proportional, sondern annähernd exponentiell mit der Ischämiezeit (Abb. 1). Denn das Ausmaß der ischämischen Schädigung, nicht die Dauer der Ischämie, ist die eigentliche Determinante der postischämischen Wiederbelebbarkeit des Herzens.

Reperfusion des ischämischen Herzens während der Phase des PKr-Zerfalls führt ohne nennenswerte Erholungslatenz zur postischämischen Wiederaufnahme der Pumpfunktion und zur Normalisierung der Feinstruktur und des Energiestatus. Die Phase des PKr-Zerfalls wird daher auch als sog. Überlebenszeit des ischämischen Herzens bezeichnet [1, 2].

Reperfusion des ischämischen Herzens während Reduktion des myokardialen ATP-Gehalts bis auf etwa $2/3$ der Norm führt im Verlauf von nicht mehr als 20–30 min postischämischer Erholung zur Restitution der Feinstruktur und Funktion, sowie – innerhalb von Stunden bis wenigen Tagen [5] – auch zur Normalisierung des ATP-Gehalts des Myokards. Die ischämiebedingte Reduktion des myokardialen ATP-Spiegels auf $2/3$ der physiologischen Norm und die damit verbundenen Alterationen der Feinstruktur des Herzmuskelgewebes gelten als Grenze der sicheren Ischämietoleranz und postischämischen Wiederbelebbarkeit des ischämischen Herzens [1, 2].

Mit Absinken des myokardialen ATP-Spiegels unter $2/3$ der physiologischen Norm und Übergang in den Steilanstieg der ischämischen Myokardschädigung (Abb. 1) nimmt der Bedarf des Herzens an postischämischer Erholung bis zur Wiederaufnahme der Kreislaufarbeit exponentiell zu. Auch finden sich im ultrastrukturellen Bild des reperfundierten Myokards jetzt regional zunehmend sog. Reperfusionsschäden. Das heißt, Reperfusion des Myokards führt nicht mehr zur Restitution des geschädigten Gewebes, sondern bleibt im Sinne einer Defektheilung bis hin zur irreversiblen Myokardnekrose zunehmend unvollständig.

Der sog. Reperfusionsschaden des Herzens im Anschluß an eine Ischämiebelastung läßt sich anhand ultrastruktureller Veränderungen charakterisieren [10]. Zum Bild gehören v. a. schwere Irregularitäten im Verlauf des kontraktilen Systems: Innerhalb einer Myokardzelle wechseln Kontrakturen und Überdehnungen bis zur Zerreißung; dabei zeigen insbesondere die im Bereich von Kontraktionsbanden liegenden Mitochondrien schwere Strukturdefekte. Dieser Zellschaden geht jeweils deutlich über den ischämischen Schädigungsgrad unmittelbar vor Beginn der Reperfusion hinaus und wird deshalb auch als Reperfusionsschaden von der ischämischen Schädigung unterschieden [15].

Als ursächlich für die Schädigung des schwer ischämiebelasteten Myokard durch Reperfusion werden in erster Linie eine vermehrte Bildung und/oder unzureichende Inaktivierung membranschädigender O_2-Radikale sowie eine Überflutung der Zelle mit Kalzium aus dem Extrazellularraum diskutiert [4, 17]. Risiko und Schweregrad einer Schädigung des Herzens durch postischämische Reperfusion wachsen mit dem Grad der Ischämiebelastung und dem Ausmaß der ischämischen Schädigung des Herzmuskelgewebes unmittelbar vor Beginn der Reperfusion. Der zuverlässigste Schutz des Myokards gegenüber Reperfusionsschäden liegt somit – ungeachtet des zugrundeliegenden pathogenetischen Mechanismus – im Schutz des Myokards gegenüber der ischämischen Schädigung [5, 6].

Myokardschutz und Reperfusionsschaden

Die sigmoide Zunahme des myokardialen Ischämieschadens mit der Ischämiezeit und die daraus resultierende annähernd exponentielle Zunahme des Bedarfs an postischämischer Erholung mit der Ischämiezeit ist ein immanentes pathophysiologisches Prinzip. Allerdings gibt es eine Reihe prä- und intraischämischer Faktoren, die diese Beziehung im Sinne einer Links- oder auch

Rechtsverschiebung der Kurve beeinflussen können. Faktoren, die die Lage der Kurve nach links verschieben, reduzieren die Ischämietoleranz des Herzens. Das heißt, sie wirken – bei gleichbleibender Ischämiezeit – im Sinne einer Verstärkung der ischämischen Schädigung und einer Zunahme des postischämischen Erholungsbedarfs. Faktoren, die die Lage der Kurve nach rechts verschieben, verbessern die Ischämietoleranz des Herzens. Das heißt, sie wirken – bei gleichbleibender Ischämiezeit – im Sinne der Reduktion des Ischämieschadens und damit des postischämischen Erholungsbedarfs. Die Links- oder Rechtslage der Beziehung zwischen Ischämieschaden und Ischämiezeit wird wesentlich durch den Energiebedarf des Herzens unmittelbar vor und damit auch während der Myokardischämie bestimmt. Faktoren, die den prä- und intraischämischen Energiebedarf des Herzens steigern, verlagern die Beziehung im Sinne einer Reduktion der Ischämietoleranz nach links; Faktoren, die den prä- und intraischämischen Energiebedarf des Herzens senken, verlagern die Kurve im Sinne einer Verbesserung der Ischämietoleranz nach rechts [11].

Die zuverlässigste und zugleich quantitativ effizienteste Methode, die Beziehung zwischen ischämischer Schädigung und Ischämiezeit im Sinne einer Verbesserung der Ischämietoleranz des Herzens zu beeinflussen, ist der Myokardschutz durch präischämische Kardioplegie [2, 5]. Eine präischämische kardioplegische Koronarperfusion verlängert die sichere Ischämietoleranzzeit des gesunden Herzens in Normothermie von 10–15 min auf rund 50 oder auch 100 min je nach Kardioplegieverfahren [5]. Das heißt, Reperfusion des Myokards innerhalb dieser Ischämiezeit führt innerhalb einer Erholungszeit von maximal 20–30 min zur vollständigen Restitution der Ultrastruktur und suffizienten Wiederaufnahme der Pumpfunktion und innerhalb von einigen Stunden bis Tagen zur Normalisierung des myokardialen Gehalts an ATP.

Den z. Z. klinisch eingesetzten kardioplegischen Lösungen liegen im wesentlichen 3 elektrolytische Prinzipien der Induktion eines künstlichen Herzstillstands zugrunde [5] (Tabelle 1):

Tabelle 1. Zusammensetzung der z. Z. am häufigsten klinisch eingesetzten kardioplegischen Lösungen

	Kirklin [mmol/l]	St. Thomas [mmol/l]	Bretschneider [mmol/l]
Na^+	110	117	15
K^+	30	16	10
Ca^{2+}	0,5	1	–
Mg^{2+}	–	16	4
Substrate	Glukose 28	–	–
Puffer	HCO_3^- 27	HCO_3^- 25	Histidin 180 Histidin-HCl 18
Pharmaka	–	Procain-HCl 1	–
Osmolarität	362	318	310

1. Erhöhung der extrazellulären Kalium-Konzentration (Kirklin),
2. Erhöhung der extrazellulären Magnesium-Konzentration (St. Thomas) oder
3. Reduktion der extrazellulären Natrium- und Kalziumkonzentration auf näherungsweise zytoplasmatische Werte (Bretschneider).

Obgleich diese Kardioplegieprinzipien auf grundsätzlich unterschiedlichen Wirkmechanismen beruhen, ist der Gewinn an Myokardschutz gegenüber der reinen globalen Ischämie in erster Näherung jeweils vergleichbar. Erst die Kombination des Konzepts der extrazellulären Natrium- und Kalziumreduktion mit dem einer effizienten Pufferung der kardioplegischen Lösung durch Zusatz des Puffersystems Histidin/Histidin-HCl bewirkt, daß die Lösung HTK nach Bretschneider gegenüber der Kirklin-Lösung sowie der Lösung des St. Thomas-Hospitals in London den Myokardschutz noch einmal annähernd verdoppelt.

Ein spezifischer Reperfusionsschutz?

Die klinische Routine der Chirurgie am ischämischen Herzen hat die immense Bedeutung einer wirksamen präischämischen Kardioplegie für die sichere Reversibilität auch langer Ischämiezeiten inzwischen zweifelsfrei belegt. Dennoch kennt sie auch Fälle sehr protrahierter postischämischer Erholung trotz u. U. sogar vergleichsweise kurzer Ischämiezeiten. Diese Situationen machen deutlich, daß die ischämische Schädigung des Herzens in Abhängigkeit von der myokardialen Ischämiezeit auch unter den Bedingungen einer standardisierten wirksamen Kardioplegie in Grenzen variieren kann [6, 7]. Die wohl wesentlichste Einflußgröße dürfte mit dem präkardioplegischen Ausgangszustand des Myokards gegeben sein. Eine bereits präischämisch bestehende Vorschädigung des Myokards entspricht in Abb. 1 einer Verschiebung des Ischämiebeginns nach rechts und damit einer Verkürzung der sicheren Ischämiezeit bis zum Steilanstieg der sigmoiden Schädigungskurve.

Unter solchen Bedingungen gewinnen die *Bedingungen der postischämischen Reperfusion* eine zentrale Bedeutung. Die bislang einzige Möglichkeit eines besonderen Reperfusionsschutzes liegt, wie insbesondere die systematischen Untersuchungen der Arbeitsgruppe um Buckberg [3] bestätigt haben, in einer maximalen energetischen Entlastung des Organs für eine ausreichend lange postischämische Erholungszeit unter Verzicht auf alle pharmakologischen, aber v. a. auch hämodynamischen Maßnahmen [8], die den ATP-Verbrauch des Herzens im Sinne einer Stimulation der Pumpfunktion und damit auf Kosten der Restitution von Struktur und Funktionsbereitschaft binden.

Literatur

1. Bretschneider HJ (1964) Überlebenszeit und Wiederbelebungszeit des Herzens bei Normo- und Hypothermie. Verh Dtsch Ges Kreislaufforsch 30: 11–34

2. Bretschneider HJ, Hübner G, Knoll D, Lohr B, Nordbeck H, Spieckermann PG (1975) Myocardial resistance and tolerance to ischemia: physiological and biochemical basis. J Cardiovasc Surg 16:241–260

3. Buckberg GD (1986) Studies of controlled reperfusion after ischemia: When is cardiac muscle damaged irreversibly? J Thorac Cardiovasc Surg 92:483–487

4. Downey JM (1990) Free radicals and their involvement during long-term myocardial ischemia and reperfusion. Ann Rev Physiol 52:487–504

5. Gebhard MM (1987) Pathophysiologie der globalen Ischämie des Herzens. Z Kardiol [Suppl 4] 76:115–129

6. Gebhard MM, Bretschneider HJ (1989) Myocardial protection. Curr Opin Cardiol 4:803–806

7. Gebhard MM (1990) Myocardial protection and ischemia tolerance of the globally ischemic heart. An invited comment. Thorac Cardiovasc Surg 38:55–59

8. Hellige G (1981) Koronardurchblutung. In: Krayenbühl HP, Kübler W (Hrsg) Kardiologie in Klinik und Praxis, Bd 1. Thieme, Stuttgart New York, S 8.1–8.12

9. Reimer KA, Jennings RB (1986) Myocardial ischemia, hypoxia, and infraction. In: Fozzard HA et al. (eds) The heart and cardiovascular system. Raven, New York, pp 1133–1201

10. Schaper J (1986) Ultrastructural aspects of ischemia and reperfusion in canine and human hearts. In: Effert S (ed) Facts and hopes in thrombolysis in acute myocardial infarction. Steinkopff, Darmstadt, pp 7–12

11. Schaper W (1990) Der aktuelle Stand der experimentellen Herzinfarktforschung. Z Kardiol 79:811–818

12. Schmiedl A, Schnabel PA, Mall G, Gebhard MM, Hunneman DH, Richter J, Bretschneider HJ (1990) The surface to volume ratio of mitochondria, a suitable parameter for evaluating mitochondrial swelling. Virchows Arch [A] 416:305–315

13. Schmiedl A, Schnabel PA, Haasis G, Mall G, Gebhard MM, Richter J, Bretschneider HJ (1990) Influence of pretreatment on interstitial space of canine left-ventricular myocardium. Acta Anat 138:175–181

14. Schnabel PA, Gebhard MM, Pomykaj T, Schmiedl A, Preuße CJ, Richter J, Bretschneider HJ (1987) Myocardial protection: left ventricular ultrastructure after different forms of cardiac arrest. Thorac Cardiovasc Surg 35:148–156

15. Schnabel PA, Schmiedl A, Ramsauer B, Bartels U, Gebhard MM, Richter J, Bretschneider HJ (1990) Occurrence and prevention of contraction bands in Purkinje fibres, transitional cells and working myocardium during global ischaemia. Virchows Arch [A] 417:463–471

16. Steenbergen C, Murphy E, Watts JA, London RE (1990) Correlation between cytosolic free calcium, contracture, ATP, and irreversible ischemic injury in perfused rat heart. Circ Res 66:135–146

17. Tani M (1990) Mechanisms of Ca^{2+} overload in reperfused ischemic myocardium. Ann Rev Physiol 52:543–559

Monitoring und Protektion der Hirnfunktion

L. Brandt

Auch wenn die operationsbedingte Morbidität und Mortalität in der Herzchirurgie in den letzten Jahren dank technischer Fortschritte in Chirurgie, Anästhesie und extrakorporaler Technik weiter reduziert werden konnten, sind die zentralnervösen Komplikationen nach Operationen am offenen Herzen nach wie vor ein ungelöstes Problem. Nach den kardialen Komplikationen stellen sie die zweithäufigste Todesursache dar [12, 13].

Inzidenz und Ätiologie zentralnervöser Komplikationen

Die Inzidenz neurologischer oder psychopathologischer Dysfunktionen wird in der Literatur mit 0–40% angegeben, wobei der obere Bereich als der realistischere angenommen werden darf. Denn wie mehrfach gezeigt werden konnte, spielt das Protokoll der Datenerhebung eine entscheidende Rolle für das Ergebnis. So fand man bei Patienten, die retrospektiv von einem Nichtneurologen untersucht wurden, eine Inzidenz der zerebralen Dysfunktionen von nur 6%. Wurden die Patienten dagegen prospektiv von einem Neurologen untersucht, stieg die Inzidenz auf 35% an. Ein weiteres Beispiel dafür bieten in Tabelle 1 die von Meyendorf [in 3] für das Auftreten visueller Störungen genannten Zahlen: Im ersten Untersuchungszeitraum 1972/73 wurden lediglich Spontanäußerungen der Patienten registriert, die Inzidenz lag bei 10%. Im zweiten Untersu-

Tabelle 1. Inzidenz psychopathologischer und neurologischer Dysfunktionen nach Eingriffen am offenen Herzen. *ACVB* Koronarchirurgie, *KCh* Klappenchirurgie, *V* Verschiedene Operationen. (Nach [3, 11, 12])

Autor(en)	Zeitraum der Untersuchung	Anzahl der Patienten	Art der Operation	Inzidenz [%]
Björk et al.	1969–1975	901	KCh	8,4
	1978–1979	437	KCh	4,1
Meyendorf	1972–1973	150	ACVB/KCh	10,0
	1977–1978	120	ACVB/KCh	25,0
Paech et al.	?	1 360	ACVB/KCh	19,3
Scheld et al.	?	73	ACVB/KCh	23,0
Kolkka et al.	1980	204	V	40,0
Slogoff et al.	1982	204	V	16,2
Shaw et al.	1984	312	ACVB	5,0

chungszeitraum 1977/78 wurden die Patienten dann systematisch nach visuellen Störungen untersucht, die Inzidenz stieg entsprechend auf 25 % an.

Die Formen zentralnervöser Störungen reichen vom fatalen generalisierten Hirnschaden bis zu diskreten Änderungen der Persönlichkeit oder der Wahrnehmung. Da die Mehrzahl der zerebralen Komplikationen embolischer Genese ist, trifft man häufig auf Zeichen einer fokalen Hirnschädigung, wie Visusstörungen, Extremitätenparesen usw. Als Spätschäden werden häufig psychopathologische Dysfunktionen beobachtet.

Mentale Funktionen, die nach Operationen am offenen Herzen pathologisch verändert sein können, sind (Einteilung nach der *AMDP*-Skala, Arbeitsgemeinschaft für *Methodik* und *Dokumentation* in der *Psychiatrie*; nach [3]):
1. Vigilanz,
2. Orientierung,
3. Aufmerksamkeit/Gedächtnis,
4. formales Denken,
5. hypochondrische Stimmung/Phobie,
6. Paranoia,
7. Wahrnehmung,
8. Derealisierung,
9. Stimmung,
10. Psychomotilität,
11. soziales Verhalten.

Die Ursachen zentralnervöser Komplikationen nach Operationen am offenen Herzen sind:
1. inadäquate zerebrale Perfusion:
   – Perfusionsdruck,
   – Pumpenzeitvolumen,
   – Fehllage der Perfusionskanülen,
   – intrakranielle/extrakranielle arterielle Verschlußkrankheit;

2. Mikroembolie:
   – Thrombozyten-, Leukozyten-, Fibrinaggregate,
   – Fett-, Kalziumkarbonatpartikel,
   – Muskelfragmente,
   – Fremdkörper aus dem extrakorporalen System,
   – Gas (Luft, O_2);

3. Makroembolie:
   – Luft,
   – Klappenfragmente,
   – Vorhof-/Ventrikelthromben,
   – atheromatöses Material.
Wie schon erwähnt, dominieren die embolischen Geschehen bei weitem.

Vor diesem Hintergrund kommt der Überwachung der zerebralen Funktion während extrakorporaler Zirkulation und der Prophylaxe bzw. Therapie zerebraler Komplikationen eine besondere Bedeutung zu.

Methoden zur Überwachung der Hirnfunktion

Methoden zur Überwachung der Hirnfunktion während Operationen mit EKZ sollen Informationen für die Abwägung des „Ist-Zustandes" gegenüber dem physiologischen „Soll-Zustand" liefern. Hauptziel ist die Beurteilung einer adäquaten Durchblutung und somit der O_2- und Substratversorgung des Gehirns. Dabei kann die Überwachung einmal direkt erfolgen, z. B. durch Erfassung der metabolischen Situation des Gehirns (Messung der O_2-Aufnahme) oder durch Erfassung der neuronalen elektrischen Aktivität (EEG, evozierte Potentiale). Indirekte Überwachungsmethoden sind z. B. die Parameter zur Quantifizierung der zerebralen Durchblutung, des arteriellen O_2-Angebotes und des intrakraniellen Drucks.

Nachfolgend sind diese Methoden zur Überwachung der zerebralen Funktion aufgelistet:

1. *Indirekte Methoden:*
   - arterielles O_2-Angebot (C_aO_2, HZV, p_a),
   - zerebraler Blutfluß (CBF),
   - intrakranieller Druck (ICP),
   - zerebraler Perfusionsdruck (CPP).

2. *Direkte Methoden:*
   - Metabolismus ($D_{av}O_2$, $CMRO_2$, Laktatbestimmung),
   - evozierte Potentiale (SSEP, AEP, VEP),
   - Elektroenzephalogramm (EEG).

Für die Routineüberwachung des kardiochirurgischen Patienten eignen sich von den direkten Methoden das Elektroenzephalogramm und – mit Einschränkungen – die evozierten Potentiale, von den indirekten Methoden nur die Parameter des arteriellen O_2-Angebotes und – ebenfalls mit Einschränkungen – die Beurteilung des globalen zerebralen Blutflusses mittels Fremdgasmethoden oder des Blutflusses in definierten intrakraniellen Gefäßabschnitten mittels Doppler-Sonographie.

Da die Parameter des arteriellen O_2-Angebotes Bestandteil der Standardüberwachung bei kardiochirurgischen Patienten sind, soll hier nicht näher auf sie eingegangen werden.

Zerebraler Blutfluß
Die Bestimmung des zerebralen Blutflusses (CBF) erfolgt durch Sättigungs- oder Clearancemessungen bei Applikation von Tracersubstanzen wie „inerten" Gasen oder Isotopen. Die klassische Methode ist die bereits 1945 von Kety u.

Schmidt beschriebene Methode mit N_2O. Unter physiologischen Bedingungen beträgt der Mittelwert

$$CBF = 45{-}50 \text{ ml} \cdot \text{min}^{-1} \cdot 100 \text{ g}^{-1},$$

wobei die graue Substanz etwa 4mal stärker durchblutet wird als die weiße (100 ml : 25 ml). Die Hauptdeterminante des CBF ist der zerebrale O_2-Verbrauch ($CMRO_2$).

Der zerebrale Blutfluß ist stark abhängig vom p_aCO_2 und ändert sich pro mm HG pCO_2-Änderung um etwa 2 ml/min 100 g. Zur routinemäßigen intraoperativen Überwachung ist die Bestimmung des CBF infolge des hohen apparativen Aufwandes nicht geeignet.

Intrakranieller Druck
Der intrakranielle Druck (ICP) ist nur durch Anwendung invasiver Druckmeßverfahren, die eine Trepanation voraussetzen, als intraventrikulärer, subduraler oder epiduraler Druck erfaßbar. Auch er kommt deshalb als intraoperatives Routinemonitoring nicht in Betracht.

Zerebraler Perfusionsdruck
Der zerebrale Perfusionsdruck (CPP) ist die Differenz zwischen mittlerem Aortendruck und intrakraniellem Druck. Aufgrund der zerebralen Autoregulation bleibt er jedoch über einen Bereich des mittleren p_a von 50–150 mm Hg konstant (beim Normotoniker). Auch der CPP entzieht sich infolge des dazu notwendigen technischen Aufwandes (ICP-Bestimmung) der intraoperativen Routineüberwachung.

Zerebraler Metabolismus

Die Bestimmung zerebraler metabolischer Größen erfolgt v. a. durch die Bestimmung des globalen zerebralen O_2-Verbrauchs ($CMRO_2$). Dieser beträgt im Wachzustand

$$CMRO_2 = D_{av}O_2 \cdot CBF = 3{,}0{-}3{,}5 \text{ ml} \cdot \text{min}^{-1} \cdot 100 \text{ g}^{-1}.$$

Auch die Bestimmung des zerebralen Metabolismus geht deshalb weit über das hinaus, was ein Routinemonitoring zu leisten vermag.

So bleiben dann als praktikable Methoden zur intraoperativen Überwachung der zerebralen Funktion nur die direkten Methoden der Ableitung evozierter Potentiale bzw. des Elektroenzephalogramms. Beide Verfahren sind in der Lage, Auskunft über den aktuellen zerebralen Funktionszustand zu geben, wobei die Interpretation der Information jedoch vielfältig sein kann.

Evozierte Potentiale
Hierbei handelt es sich um die elektrophysiologische Antwort des Organismus auf sensorisch (SEP), akustisch (AEP), visuell (VEP), mechanisch oder che-

misch ausgelöste Reize. Ihre Amplitude ist so niedrig (1–2 µV), daß sie mit speziellen Methoden der Signalverarbeitung aus der normalen Hintergrundaktivität des EEG und anderem elektrophysiologischem „Rauschen" herausgefiltert werden muß.

Störungen der Integrität einer spezifischen sensorischen Nervenleitung äußern sich im entsprechenden evozierten Potential in einer Amplitudenminderung und/oder Latenzverzögerung. Die Änderungen sind unspezifisch und können z. B. durch Anästhetika, Hypoxie oder Hypothermie hervorgerufen werden.

Die Ableitung evozierter Potentiale ist nach Berichten in der Literatur [7, 21] geeignet, eine zerebrale Ischämie während EKZ zu erkennen. So beobachteten Coles et al. [7] eine verzögerte Erholung des SEP nach hypothermem Kreislaufstillstand bei einem Kind, das postoperativ zerebrale Krämpfe entwickelte. In 2 Fällen einer sich intraoperativ manifestierenden kortikalen Blindheit fehlten allerdings (erwartungsgemäß) jegliche Hinweise im SEP. Wilson et al. [21] konnten an einem Tiermodell zeigen, daß es durch Flußreduction auf < 0.75 l/min/m^2 unter Normothermie zu einem reversiblen Verlust des SEP als Hinweis auf eine zerebrale Ischämie kommt.

Trotz dieser positiven Hinweise auf einen Zusammenhang zwischen den Charakteristika evozierter Potentiale und einer zerebralen Hypoxie können Änderungen der evozierten Potentiale (EP) aufgrund ihrer fehlenden Spezifität nur im Kontext mit der klinischen Gesamtsituation eine mögliche Hilfe bei der Entdeckung zerebraler Komplikationen während EKZ sein. Für die Prognose bedeutsame evtl. intraoperativ auftretende Änderungen der kortikalen Aktivität (Spike/Wave- oder Suppression/Burst-Muster) können mit dieser Methode selbstverständlich nicht erkannt werden.

Elektroenzephalogramm
Mit dem Elektroenzephalogramm (EEG) erfaßt man die elektrophysiologische Spontanaktivität des Kortex. Es handelt sich dabei um einen Summationseffekt von exzitatorischen und inhibitorischen postsynaptischen Potentialen an den kortikalen Pyramidenzellen mit ihren langen, gegen die Kortexoberfläche gerichteten apikalen Dendriten.

Änderungen des kortikalen Aktivitätszustandes äußern sich im EEG in Form von Frequenz- und Amplitudenänderungen und Änderungen in der Regelmäßigkeit, im Muster und in topographischen Verschiebungen der Aktivität [5]. Die Änderungen sind zum großen Teil ebenfalls unspezifisch und können z. B. durch Anästhetika, Hypoxie oder Hypothermie hervorgerufen werden.

Auch das EEG ist nach Berichten in der Literatur geeignet, eine zerebrale Ischämie während EKZ zu erkennen [1, 4, 8, 9, 10, 14] oder eine zentralwirkende medikamentöse Therapie bedarfsgerecht zu steuern [5, 16, 18, 22]. So gelang es Arom et al. [1] durch Änderungen der Perfusionstechnik (Flußerhöhung, Druckerhöhung, Eukapnie) auf der Basis von plötzlich auftretenden Änderungen im EEG die postoperative neurologische Komplikationsrate von 44 % auf 5 % zu senken.

Zur Ableitung und Weiterverarbeitung des EEG-Signals stehen eine Reihe von Techniken zur Verfügung, die jedoch alle mit einem Informationsverlust im

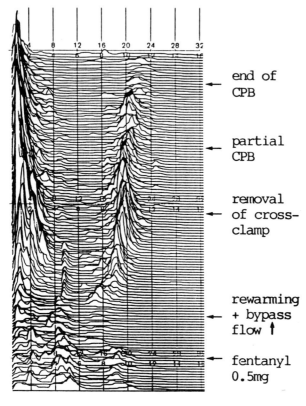

end of
CPB

partial
CPB

removal
of cross-
clamp

rewarming
+ bypass
flow ↑

fentanyl
0.5mg

Abb. 1. Beispiel eines compu-
terisierten EEG in Form einer
Power-Spektrum-Analyse
(Schwarzer ETM 2002). Über
eine Bandbreite von 0,5–32 Hz
wird das EEG in Epochen von
30 s Dauer nach Leistung und
Frequenz analysiert. Die jüng-
ste Information findet sich am
oberen, die älteste am *unteren
Bildrand*. Dargestellt ist eine
Analyse der Wiederaufwärm-
phase bis zum Ende der extrakorporalen Zirkulation. Deutlich erkennbar wird die zunehmende Aktivität im δ-
(0,5–4,0 Hz) und im β-Bereich
(> 12 Hz) mit Beginn des Wie-
dererwärmens und Erhöhung
des Pumpenflusses

Vergleich zum genuinen EEG-Signal einhergehen (so ist z. B. die Erkennung
eines Suppression/Burst-Musters oder von Krampfpotentialen nur mit dem kon-
ventionellen EEG möglich; gleiches gilt für spezielle Artefakte, z. B. EKG-
Einstreuung und Rollerpumpenartefakte; s. Abb. 1 und 2), dafür jedoch leichter erlernbar und interpretierbar sein sollen [9]. Aufgrund der mangelnden
Spezifität muß sowohl mit falsch-positiven [8] wie auch mit falsch-negativen
Befunden [4] gerechnet werden. Auch hier gilt also, daß intraoperativ auftretende EEG-Änderungen nur im Kontext der klinischen Gesamtsituation erklärt
werden können. Als gut geeignet hat sich das konventionelle EEG zur Steuerung z. B. einer medikamentösen Senkung des $CMRO_2$ z. B. mit Barbituraten
erwiesen [16, 18, 21].

Zusammenfassend muß man feststellen, daß die Routineüberwachung des
ZNS während EKZ mittels EEG oder evozierter Potentiale, früher vielfach
gefordert, heute wieder mehr und mehr in den Hintergrund tritt. Denn aufgrund
der fehlenden Spezifität dieser Verfahren ist ihr Nutzen bei gleichzeitigem hohem finanziellem, technischem und personellem Aufwand fraglich. Gerade
während EKZ wird in der Regel die Ursache für einen zerebralen Mangelzu-
stand eher erkannt als dessen Auswirkungen auf die elektrische Aktivität des
ZNS, falls diese überhaupt sichtbar werden:

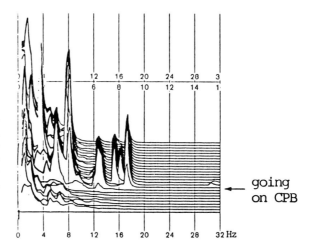

Abb. 2. Power-Spektrum-Analyse des EEG um den Beginn der extrakorporalen Zirkulation. Die mit Beginn der EKZ im ϑ- (4,0–8,0 Hz) und β-Bereich (> 12 Hz) auftretenden Aktivitäten sind artefaktbedingt und stellen harmonische Frequenzen der Rotationsfrequenz der Rollerpumpe dar

going on CPB

„While the EEG ist an important research tool in developing cardiac surgical, anesthetic, and perfusion techniques, the value of routine EEG monitoring during open heart surgery remains debatable" (Bashein in [13]).

Wichtiger als die Frage nach geeigneten Möglichkeiten einer Erkennung zerebraler Komplikationen während EKZ erscheint daher die Frage nach den geeigneten Möglichkeiten einer Optimierung der extrakorporalen Techniken zur Verhütung solcher Zwischenfälle.

Prophylaktische und therapeutische Ansätze

Es gibt eine Reihe von Ansätzen zur Reduktion neurologischer Komplikationen während EKZ, sowohl hinsichtlich der Technik der Pumpensteuerung (CO_2-Management, Hypothermie, Fluß, Druck), wie auch hinsichtlich einer medikamentösen Prophylaxe (z. B. Barbiturate). An erster Stelle steht jedoch die Auswahl geeigneter Anästhetika, die die physiologischen Regulationsmechanismen der Hirndurchblutung möglichst wenig beeinträchtigen.

Anästhetika
Die heute gebräuchlichen intravenösen Anästhetika supprimieren alle den zerebralen Aktivitätszustand und bewirken so eine Reduzierung der $CMRO_2$ [15, 18, 19, 22]. Gleichzeitig sinkt der CBF, so daß die bedarfsorientierte Steuerung der Hirndurchblutung intakt bleibt. So konnten z. B. Murkin et al. [15] zeigen, daß unter einer Fentanyl-Diazepam-Anästhesie sowohl der $CMRO_2$ (auf $1{,}67 \; \text{ml} \cdot \text{min}^{-1} \cdot 100 \; \text{g}^{-1}$) als auch der CBF (auf $25 \; \text{ml} \cdot \text{min}^{-1} \cdot 100 \; \text{g}^{-1}$) um etwa 50 % gegenüber den Werten im Wachzustand abnahmen. Volatile Anästhetika bewirken hingegen zwar ebenfalls eine Senkung des $CMRO_2$, der CBF bleibt jedoch konstant [22]. Als Folge tritt eine konzentrationsabhängige Entkopplung von Perfusion und Metabolismus ein (Luxusperfusion).

Hypothermie

Eine noch stärkere Reduzierung der $CMRO_2$ als mit Anästhetika wird durch die Hypothermie erreicht. Wiederum Murkin et al. [15] bestimmten für den $CMRO_2$ ein Q_{10} von 2,5 (Abnahme von 1,05 ml $\cdot$ min^{-1} $\cdot$ 100 g^{-1} auf 0,42 ml $\cdot$ min^{-1} $\cdot$ 100 g^{-1}). Die anästhetikainduzierte Senkung des $CMRO_2$ verhält sich dazu weitgehend additiv.

CO_2-Reaktivität der Hirngefäße

Während einer hypothermen EKZ bleibt die CO_2-Reaktivität der Hirngefäße erhalten. Zur Vermeidung einer hyperkapniebedingten Hyperfusion empfiehlt sich die Überwachung und Korrektur des Säure-Basen-Haushalts nach der Alpha-Stat-Methode (keine Temperaturkorrektur), die sich immer mehr durchsetzt [15, 17, 18, 19], wenn auch die klinische Relevanz dieser Vorgehensweise gerade in jüngster Zeit wieder in Frage gestellt wurde [2].

Perfusionsdruck und Pumpenfluß

Die Gründe für einen inadäquaten zerebralen Perfusionsdruck können vielfältig sein. In Frage kommen ein zu niedriger mittlerer arterieller Druck, ein zu niedriger Fluß, Kanülenfehllagen oder eine intra- bzw. extrakranielle arterielle Verschlußkrankheit [6]. Die Meinungen über den adäquaten Perfusionsdruck während EKZ sind nach wie vor kontrovers [6, 11, 12, 15, 17, 19, 20]. Der mittlere arterielle Druck ist nach Ausschluß anatomischer Besonderheiten und technischer Fehler eine einfach zu überwachende und zu korrigierende Größe. Er sollte immer innerhalb des aktuellen Autoregulationsbereichs der Hirngefäße liegen:

Unter den Bedingungen einer Eukapnie kann man bei einem mittleren Hypothermieniveau von 28–30°C von einem Autoregulationsbereich zwischen 20 und 100 mm Hg ausgehen [12].

Kontrovers wie die Meinungen über den optimalen Perfusionsdruck sind die Standpunkte zum adäquaten Pumpenfluß während EKZ [11, 12, 18]. Allgemein geht die Tendenz heute dahin, daß ein Pumpenfluß von 1,0–1,2 l/m² KOF jedenfalls über kurzfristige Perioden (Minuten) akzeptiert werden kann, ohne die zerebrale O_2-Versorgung zu gefährden [11, 12, 19].

Medikamentöse Protektion

Neben der Hypothermie als allgemein akzeptierter Methode zur Senkung des $CMRO_2$ werden immer wieder auch medikamentöse Maßnahmen zur Steigerung der Ischämietoleranz des ZNS diskutiert [12, 16, 22]. In erster Linie sind hierbei die Anästhetika zu nennen. Eine Senkung des $CMRO_2$ wurde unter Isofluran [22], Thiopental [12, 22], Etomidat [12] und Midazolam [12] beschrieben.

Isofluran supprimiert die kortikale elektrische Aktivität und hat die Ausbildung eines Burst-Suppression-EEG bei inspiratorischen Konzentrationen > 2,0% zur Folge. Aufgrund einer Störung der Autoregulation kommt es jedoch zu einer relativen Steigerung des CBF. Etomidat, Midazolam und Barbiturate senken hingegen den $CMRO_2$, ohne die Autoregulation zu beeinflussen.

Es ist umstritten, inwieweit die Barbiturate einen protektiven Effekt bezüglich neurologischer und psychopathologischer Störungen nach EKZ haben. Während Slogoff et al. [18] einen protektiven Effekt verneinen, empfehlen Nussmeier et al. [16] expressis verbis „die Barbituratgabe bei Patienten mit intrakardialen Eingriffen zur Reduktion postoperativer neuropsychiatrischer Komplikationen".

Experimentelle Ansätze einer medikamentösen Hirnprotektion gibt es weiter für Kalziumantagonisten, Antikonvulsiva und Lokalanästhetika [12].

All diese z. T. ermutigenden Ansätze dürfen jedoch nicht über die Tatsache hinwegtäuschen, daß es im Rahmen operativer Eingriffe am Herzen immer eine Anzahl nicht-vermeidbarer Komplikationen gibt. Immer wird das notwendige chirurgische Vorgehen selbst das größte Risiko darstellen. Dies konnte mehrfach gezeigt werden. Müssen z. B. die Binnenräume des Herzens eröffnet werden, so steigt die Inzidenz neurologischer Komplikationen sprunghaft an [3, 12, 18, 19]. Peinlichste Sorgfalt bei allen chirurgischen Maßnahmen (z. B. Entfernen verkalkter Klappen, Entlüften der Herzbinnenräume und der aufsteigenden Aorta) ist deshalb nach wie vor die beste Prophylaxe zerebraler Störungen nach EKZ.

Schlußfolgerungen

Obwohl es inzwischen eine Reihe interessanter Ansätze und Hinweise zur Überwachung und Protektion des Zentralnervensystems während extrakorporaler Zirkulation (EKZ) gibt, ist das „know how" für eine ideale EKZ noch nicht gefunden. Die Kenntnisse über die Ursachen neurologischer Störungen nach einer EKZ sind noch unvollständig. Deshalb kann es zum jetzigen Zeitpunkt weder eine generelle Empfehlung zur Erfassung noch zur Prävention neurologischer und psychopathologischer Schäden geben. Die einzig mögliche Empfehlung ist die einer noch intensiveren Beschäftigung mit dieser häufigen und schwerwiegenden Komplikation.

Literatur

1. Arom KV, Cohen DE, Strobl FT (1989) Effect of intraoperative intervention on neurological outcome based on electroencephalographic monitoring during cardiopulmonary bypass. Ann Thorac Surg 48:476–483
2. Bashein G, Townes BD, Nessley ML et al. (1990) A randomized study of carbon dioxide management during hypothermic cardiopulmonary bypass. Anesthesiology 72:7–15
3. Becker R, Katz J, Polonius MJ, Speidel H (eds) (1982) Psychopathological and neurological dysfunctions following open-heart surgery. Springer Berlin Heidelberg New York
4. Bolsin SNC (1986) Detection of neurological damage during cardiopulmonary bypass. Anaesthesia 41:61–66
5. Brandt L (1987) The influence of equipotent concentrations of inhalation anesthetics on the human electroencephalogram. Anaesth Intensive Care Med 185:60–72
6. Brusino FG, Reves JG, Prough DS, Stump DA (1989) Cerebral blood flow during cardiopulmonary bypass in a patient with occlusive cerebrovascular disease. J Cardiothorac Anesth 3:87–90

204   L. Brandt

7. Coles JG, Taylor MJ, Pearce JM, Lowry NJ, Stewart DJ, Trusler GA, Williams WG (1984) Cerebral monitoring of somatosensory evoked potentials during profoundly hypothermic circulatory arrest. Circulation 70: I96–102
8. El-Fiki M, Fish KJ (1987) Is the EEG a useful monitor during cardiac surgery? A case report. Anesthesiology 67: 575–578
9. Erdmann K, Brandt L (1988) EEG-Geräte für die Anästhesie. In: Brandt L (Hrsg) Cerebrales Monitoring in der Anästhesie. Bibliomed Melsungen, S. 79–101
10. Glaria AP, Murray A (1985) Comparison of EEG monitoring techniques: an evaluation during cardiac surgery. Electroencephalogr Clin Neurophysiol 61: 323–330
11. Govier AV, Mickay RD, Reves JG (1984) Cerebral blood flow during bypass (Is pressure important?). In: Stanley TH, Clayton Petty W (eds) Anesthesia and the cardiovascular system. Nijhoff, Boston, pp 113–118
12. Govier AV (1989) Central nervous system complications after cardiopulmonary bypass. In: Tinker JH (ed) Cardiopulmonary bypass: Current concepts and controversies. Saunders, Philadelphia, pp 41–68
13. Hilberman M (ed) (1988) Brain injury and protection during heart surgery. Nijhoff, Boston, pp 109–135
14. Murday HK (1988) Die kontinuierliche Ableitung des Elektroenzephalogramms (EEG) als Hirnfunktionsmonitor während Operationen am offenen Herzen. In: Brandt L (Hrsg) Cerebrales Monitoring in der Anästhesie. Bibliomed, Melsungen, S 185–205
15. Murkin JM, Farrar JK, Tweed WA, McKenzie FN, Guiraudon G (1987) Cerebral autoregulation and flow/metabolism coupling during cardiopulmonary bypass: The influence of p_aCO_2. Anesth Analg 66: 825–832
16. Nussmeier NA, Arlund C, Slogoff S (1986) Neuropsychiatric complications after cardiopulmonary bypass: Cerebral protection by a barbiturate. Anesthesiology 64: 165–170
17. Prough DS, Stump DA, Roy RC et al. (1986) Response of cerebral blood flow to changes in carbon dioxide tension during hypothermic cardiopulmonary bypass. Anesthesiology 64: 576–581
18. Slogoff S, Girgis KZ, Keats AS (1982) Etiologic factors in neuropsychiatric complications associated with cardiopulmonary bypass. Anesth Analg 61: 903–911
19. Thomson IR (1989) The influence of cardiopulmonary bypass on cerebral physiology and function. In: Tinker JH (ed) Cardiopulmonary bypass: Current concepts and controversies. Saunders, Philadelphia, pp 21–40
20. Tinker JH (1984) Cerebral blood flow during bypass (is pressure imporant?). In: Stanley TH, Clayton Petty W (eds) Anesthesia and the cardiovascular system. Nijhoff, Boston, pp 113–118
21. Wilson GJ, Rebeyka IM, Coles JG et al. (1988) Loss of the somatosensory evoked response as an indicator of reversible cerebral ischemia during hypothermic, low flow cardiopulmonary bypass. Ann Thorac Surg 45: 206–209
22. Woodcock TE, Murkin JM, Farrar K, Tweed WA, Guiraudon GM, McKenzie N (1987) Pharmacologic EEG suppression during cardiopulmonary bypass: Cerebral hemodynamic and metabolic effects of Thiopental or Isoflurane during hypothermia and normothermia. Anesthesiology 67: 218–224

Management von Heparinisierung, Beatmung und Säure-Basen-Status

P. Schmucker

Heparinisierung

Grundlage für die Antikoagulation bei der extrakorporalen Zirkulation (EKZ) ist heute nach wie vor Heparin. Heparin ist ein aus biologischen Materialien wie Schweinedarm oder Rinderlunge extrahiertes Mukopolysaccharid mit einem mittleren Molekulargewicht von etwa 15 000.

Zumindest ein Teil des Heparins wird zusammen mit Histamin in Form eines Heparin-Histamin-Komplexes in den Mastzellen der genannten Organe gespeichert. Die gerinnungshemmende Aktivität des Heparins variiert je nach Ausgangsmaterial und Extraktionsverfahren bei verschiedenen Präparaten unterschiedlicher Hersteller, bisweilen auch von Charge zu Charge. Aus diesem Grund sollten Dosisangaben bei Heparin ausschließlich anhand der auf den gerinnungshemmenden Eigenschaften basierenden internationalen Einheiten gemacht werden, nicht jedoch anhand von Angaben in Milligramm. Die handelsübliche Lösung des linearen anionischen Polyelektrolyten Heparin reagiert stark sauer.

Die gerinnungshemmende Wirkung von Heparin in der zur EKZ üblichen hohen Dosis beruht auf der Komplexbildung mit dem körpereigenen gerinnungshemmenden Wirkstoff Antithrombin III. Durch diese Komplexbildung des Heparins wird dessen Wirkung auf die Gerinnungsfaktoren II, IX, X, XI, XII und XIII erheblich verstärkt.

Nach intravasaler Injektion von Heparin und nach seiner Verteilung im Kreislauf (je nach Kreislaufverhältnissen bis zu 2 min) tritt die Wirkung sofort ein, welche darin besteht, daß die aufgrund des Kontaktes mit den körperfremden Oberflächen der Herz-Lungen-Maschine (HLM) während der EKZ ohne vorherige Heparinisierung unweigerlich eintretende Blutgerinnung bei ausreichender Heparinwirkung vollkommen verhindert wird. Eine solche Gerinnung zieht die sofortige Funktionsunfähigkeit der HLM nach sich und ist in praktisch allen Fällen mit katastrophalen Folgen für den Patienten verbunden [9].

Das praktische Problem besteht somit darin, absolut sicherzustellen, daß vor Beginn der EKZ, konkret heißt dies bereits vor der Insertion der Kanülen in das Herz bzw. in die großen Gefäße, eine ausreichende gerinnungshemmende Wirkung von Heparin vorliegt und daß diese Wirkung bis nach dem Ende der extrakorporalen Zirkulation anhält, d. h. bis mindestens zur venösen Dekanülierung. Um dies sicherzustellen, ist die Überprüfung der Gerinnungsfähigkeit des Blutes bzw. der Antikoagulation durch Heparin mit Hilfe eines Globaltests erforderlich, welcher einfach und direkt am Patienten durchführbar ist und dessen Resultat innerhalb möglichst kurzer Zeit zur Verfügung steht. Es besteht weitgehende Übereinstimmung darin, daß der 1966 von Hattersley [11] beschriebene Test der „activated coagulation time" (ACT) diese Bedingungen hinreichend erfüllt. Praktisch wird eine kleine Menge Blut (2–3 ml, je nach Art des kommerziellen Systems) in einem Teströhrchen mit einem Oberflächenaktivator (Celite) in Kontakt gebracht, welcher das intrinsische Gerinnungssystem aktiviert. Die Gerinnung wird anhand der Bewegungen eines im flüssigen Blut bzw. im Koagel mitgeführten Magnetkerns registriert. Der Normalwert ist abhängig von der Art des kommerziellen Tests und liegt zwischen 105 und 167 s [11].

Die Angaben über die ACT als sicheres Zeichen einer für die EKZ ausreichenden Heparinisierung sind etwas unterschiedlich. Übereinstimmung besteht jedoch in dem Punkt, daß bei einer ACT von weniger als 300 s die EKZ nicht aufgenommen werden darf. Dabei ist zu beachten, daß die Auswirkung von Heparin auf die Blutgerinnung und damit auf die ACT erheblichen interindividuellen Schwankungen unterliegt. So zeigten Bull et al. [6], daß verschiedene schematische Dosierungen für Heparin zu im Einzelfall nicht vorhersagbaren Veränderungen der ACT führten. Für dieses Phänomen werden mehrere verschiedene Gründe genannt. So ergeben gleiche Heparindosen bei Frauen und Kindern niedrigere ACT-Werte als bei Männern [18]. Es wird eine ganze Reihe von Ursachen für einen erhöhten Heparinbedarf („heparin resistance") angegeben [3]:
- infektiöse Endokarditis,
- intraaortale Ballongegenpulsation,
- hypereosinophiles Syndrom,
- orale Kontrazeptiva,
- Schock,
- intravasale Gerinnung geringen Ausmaßes,
- vorangegangene Heparintherapie,
- vorangegangene Streptokinaseapplikation,
- Vorhandensein eines Koagels im Blutstrom (z. B. im linken Vorhof),
- genetischer Antithrombin-III-Mangel,
- Schwangerschaft,
- „neonatal respiratory distress syndrome",
- erhöhte Thrombozytenzahl,
- erhöhter Faktor-VIII-Spiegel,
- symptomatischer AT-III-Mangel.

Im Einzelfall kann ein Vielfaches der normalerweise erwarteten Heparindosis notwendig werden, um einen entsprechenden Effekt auf die ACT zu erzielen. Besonders in Fällen von Antithrombin-III-Mangel kann ein verbesserter Heparineffekt auch durch die Applikation von Antithrombin III etwa in frischgefrorenem Plasma erreicht werden [3].

Ausgehend von einem möglichen Versagen schematischer Heparindosierungsrichtlinien wurde von Bull et al. [7] das Verfahren der „Heparintitration" entwickelt und angegeben. Danach werden eine Bestimmung der ACT vor Heparinapplikation sowie eine weitere 2 min nach Injektion von 2 mg Heparin/kg KG erhoben und in ein Diagramm mit der Heparindosis in mg/kg KG auf der Ordinate und der ACT in s auf der Abszisse eingetragen. Ausgehend von den beiden ACT-Werten wird sodann linear auf eine ACT von 480 s extrapoliert und die zur Erreichung dieses Wertes voraussichtlich notwendige Restmenge von Heparin aus dem Diagramm abgelesen. 2 min nach Applikation dieser Restdosis wird erneut eine Bestimmung der ACT erhoben. Liegt die ACT niedriger als 480 s, so wird nochmals entsprechend Heparin nachinjiziert. Während der EKZ wird die ACT im Abstand von 60 min kontrolliert und nach Eintragung in das erwähnte Diagramm die jeweils notwendige Heparindosis zur Aufrechterhaltung einer ACT von 480 s abgelesen und nachinjiziert. Nach Beendigung der EKZ läßt sich die noch wirksame Heparinrestmenge ebenfalls anhand einer erneuten Bestimmung der ACT aus dem Diagramm ablesen, worauf mit Protamin im Verhältnis 1,3 mg Protamin/1 mg Heparin die Antikoagulation aufgehoben wird [7].

Das hier in Umrissen beschriebene Verfahren ist noch heute Grundlage der Heparinisierung zur EKZ an vielen Institutionen. Zwei kritische Anmerkungen sind zu dem von Bull beschriebenen Originalverfahren zu machen:

1. Bull geht von der Heparindosis in mg bzw. in mg/kg KG aus. Wegen der unterschiedlichen Aktivität des Heparins muß die Dosisangabe in internationalen Einheiten (IE) als sicherer angesehen werden.

2. Bull geht von einer ACT von 480 s als sicher für die EKZ aus, was eine doch recht willkürliche Annahme darstellt. Während 300 s als das Minimum vor EKZ-Beginn angesehen werden muß, konnte bei Primaten gezeigt werden, daß bei EKZ-Beginn mit ACT-Werten unter 400 s Fibrinmonomere als Zeichen einer nicht vollständig ausgeschalteten Gerinnung auftreten [3]. Aus diesem Grund sollte eine ACT von mindestens 400 s vor EKZ-Beginn angestrebt werden. Entsprechend konnte Satter et al. 1984 [21] zeigen, daß eine feste Heparindosis von 350 IE/kg KG zwar zu einer breiten Variation in den erreichten ACT-Werten führt, aber bei allen untersuchten Patienten für einen sicheren Beginn der EKZ ausreichend war. Dagegen war von der gleichen Arbeitsgruppe bei Befolgung der Heparintitration für eine ACT von 480 s eine vermehrte perioperative Blutungsneigung festgestellt worden [21].

Das am Deutschen Herzzentrum Berlin 1990 angewendete Verfahren ergibt sich aus den oben stehenden Überlegungen und soll in der Folge stichwortartig dargestellt werden:

– Injektion von 375 IE Heparin/kg KG in den zentralvenösen Katheter, nachspülen.

   Beim leisesten Verdacht auf eine atypische Katheterlage (vorausgegangene Punktionsschwierigkeiten, Gefäßanomalien, keine typische ZVD-Druckkurve am Monitor) Injektion des Heparins durch den Chirurgen in den rechten Vorhof oder in die Aortenwurzel.

– Mehrfache Absicherung der Heparininjektion:

   Ankündigung durch den Chirurgen vor Kanülierung. Nachfragen durch den Kardiotechniker vor Einschalten eines Saugers. Direkte Beobachtung der chirurgischen Manipulationen durch den Anästhesisten.

– Nach 2 min ACT > 400 s.
  Bei ACT < 300 s keinesfalls EKZ-Beginn.
  Bei ACT < 400 s nach Injektion von Heparin ACT-Kontrolle, gegebenenfalls
  Heparinnachinjektion oder Infusion von frischgefrorenem Plasma.
– An der EKZ ACT-Kontrolle alle 30 min (> 400 s). Gegegebenenfalls Heparinnachinjektion, 5000–10000 IE i. v.
– Nach EKZ-Ende und Dekanülierung Antagonisierung mit Protamin im Verhältnis 1 : 1 gegenüber der Heparinerstdosis. ACT < 130 s.

Nach Eingriffen am Herz und an den großen Gefäßen, insbesondere nach Vollheparinisierung, ist eine vermehrte Blutungsneigung im Operationsgebiet keine Seltenheit. Die häufigste Ursache hierfür ist eine inadäquate chirurgische Blutstillung [16]. Daneben kommt jedoch eine Reihe von anderen Ursachen in Betracht, u. a. eine Thrombozytopenie oder eine ungenügende Neutralisierung von Heparin mit Protamin. Bei einer Nachblutung aus dem letztgenannten Grund kommt es bei der Zufuhr von frischgefrorenem Plasma aufgrund der Zufuhr von Antithrombin III neben Gerinnungsfaktoren u. U. zu einer Verstärkung der Heparinrestwirkung und damit zu einer noch vermehrten Blutungsneigung [8].

Pharmakokinetische Unterschiede zwischen Protamin und Heparin, insbesondere eine kürzere intravasale Verweildauer von Protamin im Vergleich zu Heparin, wurden vielfach als Ursache für das „Heparinreboundphänomen" angegeben. Hierbei soll aus dem Heparin-Protamin-Komplex aufgrund der schnelleren Elimination von Protamin nach ursprünglich vollständiger Neutralisierung Heparin wieder freigesetzt werden, welches zu vermehrter Blutungsneigung führen soll. In diesem Zusammenhang wurde auch angenommen, daß Protaminsulfat eine kürzere Halbwertszeit besitze als Protaminchlorid und deshalb stärker zum „Heparinrebound" disponieren soll. Im Gegensatz zu diesen Annahmen konnte jedoch gezeigt werden, daß es zwar nach vollständiger Heparinantagonisierung tatsächlich zu einem Anstieg der freien Plasmaheparinspiegel mit einem Maximum 2 h nach der Neutralisierung kommt. Dieser geringfügige Anstieg des freien Heparins im Plasma führt jedoch nicht zu einer Beeinflussung der ACT, und es ist kein signifikanter Unterschied im Hinblick auf die Verwendung von Protaminchlorid oder Protaminsulfat nachweisbar [14].

Als Nebenwirkungen von Heparin sind v. a. histamininduzierte Kreislaufreaktionen, die Aktivierung der Lipoproteinlipase sowie die heparininduzierte Thrombozytopenie zu nennen. Bereits Sekunden nach der Injektion von Heparin kommt es zu einem signifikanten Ansteigen des Serumhistaminspiegels, welcher von einer Kreislaufreaktion mit Hypotension, Tachykardie, Absinken des peripheren Gefäßwiderstandes und Ansteigen des Herzzeitvolumens gekennzeichnet ist. Diese Kreislaufreaktion wird klinisch häufig nicht genügend beachtet, da sie zeitlich mit Reaktionen zusammenfällt, welche durch die Manipulationen des Operateurs am Herzen und den großen Gefäßen ausgelöst werden (Kanülierung der Aorta und der Vorhöfe). Da auch in vitro die Beimengung von Heparin zu Nativblut zu einem sofortigen Ansteigen des Histaminspiegels führt, ist es als wahrscheinlich anzusehen, daß die handelsüblichen

Heparinpräparate aufgrund ihrer Herkunft aus der Mastzelle bzw. dem Heparin-Histamin-Komplex, welcher die Speicherform von Heparin darstellt, trotz der Reinigungsverfahren noch Reste dieses Komplexes enthalten, welcher aufgrund der pH-Änderungen bei der Durchmischung mit Blut dissoziiert und Histamin freisetzt [2]. Die heparininduzierte Kreislaufreaktion läßt sich durch die prophylaktische Applikation von H_1- und H_2-Antihistaminika etwa 20 min vor der Heparininjektion vollkommen verhindern. Ist die prophylaktische Infusion der Histaminantagonisten zu einem früheren Zeitpunkt erfolgt, etwa vor Narkosebeginn, so ist die heparinbedingte Kreislaufreaktion noch deutlich abgeschwächt, aber nicht ganz aufgehoben [2].

Während bei bis zu 40 % der Patienten unter Heparinbehandlung die Thrombozytenzahl akut, jedoch in einem klinisch nicht bedeutsamen Ausmaß abnimmt, kommt es aufgrund allergischer Disposition wahrscheinlich infolge von thrombozytenfixierten IgG-Antikörpern in vereinzelten Fällen zur ausgeprägten Thrombozytopenie, welche entweder direkt nach Heparinapplikation oder 8–10 Tage danach (Antikörperbildung) einsetzt. Diese den Patienten gefährdende Thrombozytopenie kann durch Applikation von Prostacyclinanaloga zur Thrombozytenaggregationshemmung für die Zeitdauer der Heparinisierung verhindert werden [13].

Aufgrund der Aktivierung des Enzyms Lipoproteinlipase durch Heparin kommt es zu einem Anstieg der Konzentration freier Fettsäuren im Serum, welche ihrerseits pharmakologisch wirksame Substanzen wie Digitalisglykoside, Benzodiazepine oder Propranolol aus der Plasmabindung verdrängen und durch Erhöhung des ungebundenen Anteils des jeweiligen Pharmakons möglicherweise zu einer Verstärkung von dessen Wirkung führen können. Dies spielt klinisch jedoch wohl nur eine untergeordnete Rolle [10].

Protaminbedingte hämodynamische Reaktionen mit Blutdruckabfall und Absinken des Herzzeitvolumens sind häufig beschrieben worden. In einem Teil dieser Fälle wurden eine gleichzeitige pulmonale Hypertension sowie Bronchokonstriktion und urtikarielle Exantheme beobachtet. Dies wurde als Hinweis darauf gewertet, daß die Protaminkreislaufreaktion histamin-vermittelt sei, was jedoch nicht bestätigt werden konnte [15]. Entsprechend konnte zwar gezeigt werden, daß im Anschluß an die Protamininfusion die Serumhistaminspiegel signifikant ansteigen [1]. Durch prophylaktische Infusion von H_1 und H_2-Histaminantagonisten waren die protamininduzierten hämodynamischen Reaktionen jedoch nur abzuschwächen und nicht vollkommen zu verhindern [17]. Der Möglichkeit einer Protaminreaktion wird in den meisten herzchirurgischen Kliniken durch eine langsame Infusion von Protamin Rechnung getragen, wenngleich bei der allerdings eher seltenen allergischen Genese der Protaminreaktion diese Maßnahme sicherlich nicht zum gewünschten Erfolg führen kann.

Ventilation der Lunge während der extrakorporalen Zirkulation

Die Beatmung der Lunge leistet während der totalen extrakorporalen Zirkulation, welche durch die vollständige Ableitung des venösen Blutes bereits aus den Hohlvenen und der damit verbundenen Minimierung der Lungendurchblutung gekennzeichnet ist, keinen Beitrag zur Oxygenierung. Dagegen ist die Lunge während der partiellen extrakorporalen Zirkulation mit Ableitung des venösen Blutes aus dem rechten Vorhof bzw. vor oder nach Ligatur der Hohlvenen um die venösen Kanülen in unterschiedlichem Ausmaß durchblutet. Der Beitrag der Beatmung zur Oxygenierung ist abhängig vom Ausmaß der Lungendurchblutung. Insbesondere in Phasen niedriger Flüsse durch die Herz-Lungen-Maschine während partieller EKZ kann das Ausmaß der Lungendurchblutung erheblich und damit auch der Beitrag der Beatmung zur Oxygenierung groß sein. Dies gilt insbesondere zu Beginn und Ende der EKZ. Dabei ist die mit dem Kapnometer gemessene CO_2-Elimination gerade während dieser Phasen ein guter Anhaltspunkt für die notwendige Einstellung des Ventilators. Zu beachten ist insbesondere, daß bei Aufnahme der EKZ Schwierigkeiten auftreten können (schlechter Abfluß wegen venöser Kanülenfehllage oder Luft im venösen System), welche die Funktion der EKZ in erheblichem Maße beeinflussen oder sie ausschließen. Aus diesem Grund ist die Beatmung bei EKZ-Beginn erst dann einzustellen, wenn von dem Kardiotechniker „voller Fluß" gemeldet ist bzw. das Kapnometer bei funktionierender EKZ gegen Null gehende endexspiratorische CO_2-Konzentrationen anzeigt. Umgekehrt gilt bei der Entwöhnung von der EKZ mit langsamem Zurücknehmen des Maschinenzeitvolumens, daß rechtzeitig eine suffiziente Beatmung der Lungen einsetzen muß. Wegen der üblichen Ventilation mit niedrigen Atemzeitvolumina und inspiratorischen O_2-Konzentrationen während der EKZ ist die rechtzeitige Erhöhung beider Größen bereits bei Beginn des Abgehens von der EKZ von größter Bedeutung für den Patienten. Dabei ist die Gefahr, daß eine adäquate Ventilation übersehen wird, nicht gering, da besonders bei Patienten mit schlechter kardialer Funktion und Problemen beim Entwöhnen von der EKZ vielfältige Aktionen zur Verbesserung der Kreislaufsituation im Vordergrund stehen und den Blick auf die Beatmung verstellen können. Es wird daher empfohlen, bereits beim Beginn des Abgehens den F_IO_2 auf 1,0 zu erhöhen und mit einem Atemzeitvolumen von etwa 4 l beim Erwachsenen eine zumindest kurzfristig ausreichende Ventilation sicherzustellen, ohne daß durch die Exkursion der Lungen die chirurgische Tätigkeit zu sehr behindert wird (s. unten).

Obgleich die Ventilation der Lungen während totaler EKZ für die aktuelle Oxygenierung also unwesentlich ist, ist doch zumindest nicht auszuschließen, daß unterschiedliche Beatmungsformen das Lungenparenchym in unterschiedlicher Weise beeinflussen und so einen Einfluß auch auf die pulmonale Funktion in der Zeit nach Abgehen von der EKZ nehmen. Dieses Problem ist Gegenstand einer 1990 erschienenen Untersuchung von Boldt et al. [5].

An einem Kollektiv von insgesamt 90 Patienten, welche sich aortokoronaren Bypassoperationen mit Hilfe der EKZ unterzogen, wurden 6 Beatmungsverfahren während der totalen EKZ hinsichtlich der postoperativen Zunahme des extravaskulären Lungenwassers und der postoperativen Blutgaswerte untersucht. Unter anderem zeigte sich klar, daß die Patienten, welche während totaler EKZ mit statischer Blähung der Lungen mit einem PEEP von + 5 cmH_2O bei einem F_IO_2 von 0,21 beatmet wurden, die geringste Zunahme von extravaskulärem Lungenwasser im Gefolge der Operation hatten. Beatmung oder Blähung der Lungen mit höheren endexspiratorischen Drücken und höherem F_IO_2 ergaben ebenso wie das vollständige Einstellen der Beatmung mit Kollaps der Lungen während der EKZ höhere Werte für das extravaskuläre Lungenwasser. Intrapulmonaler Rechts-links-Shunt und p_aO_2-Werte korrelierten signifikant mit den Werten für das extravaskuläre Lungenwasser [5].

Die vorliegende Untersuchung bestätigt, daß das an vielen herzchirurgischen Zentren geübte Verfahren einer statischen Blähung der Lungen mit Luft während der totalen EKZ tatsächlich gegenüber anderen aufwendigeren Verfahren erhebliche Vorteile für den Patienten bringt.

Im folgenden soll das Vorgehen am Deutschen Herzzentrum Berlin schematisch dargestellt werden:

I. Beginn der EKZ

1. Bereits vor EKZ-Beginn N_2O abatmen (wegen möglicher Luftbläschen im Kreislauf) und den F_IO_2 auf 1,0 erhöhen bei normalem Atemzeitvolumen (wegen möglicher Probleme bei EKZ-Beginn zur Aufsättigung mit O_2).
2. Beatmung solange weiterführen, bis der volle angestrebte EKZ-Fluß erreicht ist.
3. Den F_IO_2 auf 0,21 reduzieren, Lungen statisch blähen mit PEEP von $+ 5\,cm\,H_2O$.

II. Abgehen von der EKZ

1. Bereits bei Beginn der Reduktion des EKZ-Flusses den F_IO_2 auf 1,0 erhöhen bei der Hälfte des errechneten Atemzeitvolumens ohne PEEP.
2. Vor Einstellen der EKZ auf vollständiges Atemzeitvolumen erhöhen bei einem F_IO_2 von 1,0 (Kapnometer, Blutgasanalyse).
3. Nach Abgang von der EKZ Blutgasanalyse, adäquate Adaptation von Atemzeitvolumen und F_IO_2.

Management des Säure-Basen-Status während der extrakorporalen Zirkulation

Während der überwiegenden Mehrzahl der Eingriffe am offenen Herzen wird der Patient mit Hilfe eines in die Herz-Lungen-Maschine eingebauten Wärmeaustauschers in den Zustand einer Hypothermie unterschiedlichen Ausmaßes versetzt. Auf diese Weise wird der Metabolismus verlangsamt und somit der Gesamtkörper-O_2-Verbrauch abgesenkt, was bei der während der EKZ insbesondere durch Veränderungen der Mikrostrombahn beeinträchtigten O_2-Versorgung einzelner peripherer Stromgebiete zur Protektion der Zellen vor hyoxischen Schäden beiträgt. Aufgrund des Absinkens der Temperatur kommt es zu Veränderungen der Partialdrücke aller im Blut gelösten Gase und somit auch des p_aCO_2 sowie des pH-Wertes. Unterschiedliche Auffassungen über die Physiologie des Säure-Basen-Status bei Hypothermie haben zu unterschiedlichen Behandlungsformen insbesondere im Hinblick auf das Management des p_aCO_2 geführt.

Physiologische Zustände mit Hypothermie gibt es beim Menschen nicht. Aus diesem Grund sind Anhaltspunkte über das physiologische Verhalten von Blutgasen und Säure-Basen-Status aus theoretischen Überlegungen sowie aus den Betrachtungen über die Verhältnisse bei Tierspezies abzuleiten, bei welchen eine Hypothermie physiologisch vorkommt.

Verhalten von Blutproben in vitro bei Kühlung

Für den Menschen beträgt der physiologische pH-Wert 7,40. Dies bedeutet, daß die Konzentrationen von protoniertem Wasser (H_3O^+) und Hydroxylionen (OH^-) sich wie 1 : 16 verhalten. Eine Blutprobe bei 37°C mit normalen Partialdrücken für O_2 und CO_2, welche gekühlt wird, hält dieses Verhältnis zwischen protoniertem Wasser und Hydroxylionen aufrecht. Dabei ist jedoch der pH-Wert eine Funktion der Temperatur:
pH (Temp) = 7,40 − 0,0147 · (Temp − 37),
wobei Temp die jeweilige Körpertemperatur ist. Der pH-Wert nimmt demnach bei Kühlung um jeweils ein Grad um jeweils 0,0147°C zu.
Es erhebt sich somit die Frage, ob bei Hypothermie die in vitro zu demonstrierende Abnahme des pH-Wertes bei konstantem Verhältnis H^+ : OH^- oder ein konstanter pH-Wert bei einer Zunahme des Verhältnisses H^+ : OH^- physiologisch ist. Interessanterweise gibt es bei unterschiedlichen Tierspezies, bei welchen eine Hypothermie physiologischerweise vorkommt, beide Regulationsmechanismen.

Wechselwarme Tiere (Poikilotherme)

Bei den wechselwarmen Tieren wie etwa den Amphibien folgt die Regulation des pH-Wertes dem Verhalten einer Blutprobe in vitro wie oben beschrieben. Mit Abnehmen der Temperatur nimmt die Löslichkeit der Gase im Blut zu, der Partialdruck nimmt ab, so daß bei niedrigerem pCO_2 der pH-Wert in der oben beschriebenen Weise ansteigt.

Warmblüter im Winterschlaf

Die von der phylogenetischen Verwandtschaft dem Menschen näher stehenden Warmblüter, welche einen Winterschlaf halten, halten dagegen bei allen Temperaturen den pH-Wert konstant. Dies bedeutet, daß in Hypothermie durch CO_2-Retention und damit Hyperkapnie der besseren Löslichkeit der Gase Rechnung getragen und eine Zunahme des pH-Wertes, wie sie in vitro stattfinden würde, gegengesteuert wird.

Bei Hypothermie während der extrakorporalen Zirkulation angewandte Verfahren

Entsprechend den Mustern bei den erwähnten Tierspezies werden tatsächlich auch in der Hypothermie während der EKZ zwei unterschiedliche Verfahren angewandt. Dasjenige Verfahren, welches sich an den Winterschlaf haltenden Warmblütern orientiert und während Hypothermie den pH-Wert konstant hält, ist als sog. „pH-Stat-Verfahren" bekannt. Bei Anwendung des pH-Stat-Verfahrens ergibt sich die Notwendigkeit, trotz Abkühlung den Partialdruck des CO_2 konstant zu halten. Da die CO_2-Produktion in Hypothermie eingeschränkt ist, ist hierzu die Zufuhr von exogenem CO_2 im Oxygenator der Herz-Lungen-Maschine notwendig. Im Gegensatz dazu geht das „Alpha-Stat-Verfahren" davon aus, daß für die Funktion der Enzymsysteme ein konstanter Dissoziationsgrad der Proteinseitengruppen notwendig ist. Als Beispiel dient die beim L-Histidin in α-Position befindliche Imidazolgruppe, was zu der Bezeichnung „Alpha-Stat" geführt hat. In praxi bedeutet die Anwendung des Alpha-Stat-Verfahrens, daß das Ansteigen des pH-Wertes mit der Abkühlung hingenommen und konkret kein exogenes CO_2 zugeführt wird.

Beide Verfahren werden an verschiedenen Zentren derzeit noch durchgeführt. Hervorzuheben ist, daß zweifellos das Alpha-Stat-Verfahren das einfachere Verfahren ist. Dies hängt damit zusammen, daß die Blutgasanalyse in den derzeit verwendeten Automaten stets bei 37°C durchgeführt wird. Werden die Blutgase eines hypothermen Patienten bestimmt, so werden die Werte bei der jeweiligen Temperatur durch automatische Rückrechnung im Blutgasautomaten nach einer Formel erreicht, welche der oben angegebenen für die Verhältnisse in vitro sehr ähnlich ist. Da die In-vitro-Verhältnisse dem Alpha-Stat-Verfahren entsprechen, genügt es bei diesem Verfahren, eine Blutgasanalyse bei einem Patienten jedweder Temperatur einfach bei 37°C durchzuführen und ohne Kompensation auf die tatsächliche Temperatur des Patienten Normwerte für 37°C anzustreben. Diesem relativ geringen Aufwand steht die bereits erwähnte Notwendigkeit der exogenen Zufuhr von CO_2 bei Anwendung des pH-Stat-Verfahrens, bei welchem die Blutgaswerte auf die tatsächliche Patiententemperatur korrigiert werden, gegenüber [20, 22].

Derzeit werden beide Verfahren angewandt. Es darf nicht als vollkommen geklärt gelten, welches Verfahren vorzuziehen ist. Es gibt jedoch Hinweise darauf, daß während des Alpha-Stat-Verfahrens die Myokardprotektion sicherer ist als während des pH-Stat-Verfahrens, wie sich anhand der myokardialen Laktatextraktion zeigen ließ [12]. Daneben ist festzuhalten, daß das pH-Stat-Verfahren aufgrund der vergleichsweise hohen CO_2-Partialdrücke zu einer Aufhebung der Autoregulation der Durchblutung der Hirngefäße führt. Mit einer druckpassiven und hohen Durchströmung des zentralen Nervensystems könnte es während der EKZ zu einer Ableitung von Mikropartikeln und Gasbläschen in das zerebrale Stromgebiet und damit zu postoperativen neurologischen oder neuropsychologischen Schäden kommen. Diese Frage ist Gegenstand einer jüngst erschienenen Publikation, welche jedoch zeigt, daß Patienten, welche randomisiert dem pH-Stat- oder Alpha-Stat-Verfahren zugeordnet wurden, postoperativ keine signifikanten Unterschiede in den neuropsychologischen Parametern erkennen lassen [4, 19].

Da somit das Alpha-Stat-Verfahren zwar keinen wesentlichen Vorteil bezüglich der postoperativen neuronalen Funktion zeigt, da auf der anderen Seite aber Vorteile im Hinblick auf die Myokardpräservation vorhanden zu sein scheinen, und da das Alpha-Stat-Verfahren in der Durchführung einfacher ist als das pH-Stat-Verfahren, wird am Deutschen Herzzentrum Berlin ausschließlich das Alpha-Stat-Verfahren durchgeführt.

Literatur

1. Adt M, Reimann H-J, Schmucker P (1987) Anstieg der Histamin-Serumkonzentrationen nach Protamin-Infusion bei koronarchirurgischen Patienten. Anästhesist 36:529
2. Adt M, Reimann H-J, Schmucker P, Kuppe H, Weinhold C (1989) Effects of preservative-free heparin on plasma histamine concentration and on hemodynamics in patients undergoing aortocoronary bypass surgery. J Cardiovasc Surg 302:250–256
3. Anderson EF (1986) Heparin resistance prior to cardiopulmonary bypass. Anesthesiology 64:504–507
4. Bashein G, Townes BD, Nessly ML et al. (1990) A randomized study of carbon dioxide management during hypothermic cardiopulmonary bypass. Anesthesiology 72:7–15
5. Boldt J, King D, Scheld HH, Hempelmann G (1990) Lung management during cardiopulmonary bypass: Influence on extravascular lung water. J Cardiothorac Anesth 4/1:73–79
6. Bull BS, Korpman RA, Huse WM, Briggs BD (1975) Heparin therapy during extracorporeal circulation I. Problems inherent in existing heparin protocols. J Thorac Cardiovasc Surg 69:674–684
7. Bull BS, Huse WM, Brauer FS, Korpman RA (1975) Heparin therapy during extracorporeal circulation. II. The use of a dose-response curve to individualize heparin and protamine dosage. J Thorac Cardiovasc Surg 69:685–689
8. Ellison N (1987) Postoperative prolongation of activated clotting time. In: Reves JG, Hall KD (eds) Common Problems in Cardiac anesthesia. Year Book Medical Publishers, Chicago
9. Esposito RA, Culliford AT, Colvin SB, Thomas SJ, Lackner H, Spencer FC (1989) Heparin resistance during cardiopulmonary bypass. J Thorac Cardiovasc Surg 85:346–353
10. Forth W, Rummel W (1983) Antikoagulation und Fibrinolytika. In: Forth W, Henschler D, Rummel W (Hrsg) Allgemeine und spezielle Pharmakologie und Toxikologie. BI Wissenschaftsverlag, Zürich
11. Hattersley TG (1966) Activated coagulation time of whole blood. JAMA 196:436
12. Held PG (1990) Pathophysiology of cardiopulmonary bypass. In: Hemsley FA, Martin DE (eds) The practice of cardiac anesthesia. Little, Brown, Boston
13. Kappa JR, Ellison N, Fisher CA et al. (1985) The use of iloprost (ZK 36374) to permit cardiopulmonary bypass in patients with heparin-induced thrombocytopenia. Anesthesiology 63:32
14. Kuitunen A, Salempera M, Heinonen J, Rasi V, Myllyla G (1989) Heparin rebound: A comparative study of protamine sulfate and protamine chloride in CABG surgery. Society of Cardiovascular anesthesiologists, Proceedings of the 11th Annual Meeting, p 134
15. Levy JH, Faidan JR, Faraj B (1986) Prospective evaluation of protamine reactions in NPH insulin dependent diabetics. Anesth Analg 65:739–742
16. McKenna AR, Bachmann F, Whittaker B et al. (1975) The hemostatic response after open heart surgery: II. Frequency of abnormal functing during and after extracorporeal circulation. J Thorac Cardiovasc Surg 70:298–308

17. Parsons RS, Mohandas K (1990) The effect of histamin-receptor-blockade on the hemodynamic responses to protamine. J Cardiothorac Anesth 3: 37–43
18. Preiss DN (1986) Heparin and protamine. In: Richter JA (ed) Abstracts of the International Symposium on Anaesthesia for Cardiac Patients, München 1986
19. Prough DS, Stump DA, Todd Troost B (1990) Editorial news: Pa CO_2 management during cardiopulmonary bypass: Intriguing physiologic rationale, convincing clinical data, evolving hypothesis? Anesthesiology 72: 3–6
20. Ream AK, Reitz BA, Silverberg G (1982) Temperature correction of P CO_2 and pH in estimating acid-base status: An example of the emperor's new clothes? Anesthesiology 56: 41–44
21. Satter P, Förster R, Scherm P (1984) Heparin and activated clotting time (ACT) in extracorporeal circulation. In: Hagl S, Klövekorn WP, Mayr N, Sebening F (eds) Proceedings of the Symposium on: Thirty years of Extracorporeal Circulation 1953–1983, Munich, April 5–7, 1984. Deutsches Herzzentrum, München, pp 379–388
22. Williams JJ, Marshall BE (1982) Editorial News: A fresh look at an old question. Anesthesiology 56: 1–2

Zusammenfassung der Diskussion zu Teil D

Frage:

Erscheint es sinnvoll, bei ischämiegefährdeten Herzen präoperativ die Glykogenspeicher durch Zufuhr von Glukose, Kalium und Insulin aufzufüllen?

Antwort:

Das Myokard gewinnt ATP unter physiologischen Bedingungen zu etwa 10–15 % aus der Glykolyse, unter ischämischen Bedingungen jedoch zu annähernd 100 %. Unter ischämischen Bedingungen liegt der ATP-Gewinn je Mol Glukose aus Glykogen 50 % höher als der ATP-Gewinn je Mol freier Glukose. So gesehen stellt Glykogen, nicht Glukose, das wesentliche Substrat des ischämischen Myokardstoffwechsels dar. Unter präischämischen homogenen aeroben Bedingungen sind die Glykogenreserven des Myokards hoch; die Ischämietoleranz des Herzens ist nicht glykogenlimitiert. Zufuhr von Glukose-Insulin-Kalium dürfte somit nur dann Bedeutung gewinnen, wenn im Rahmen eines ausgeprägten regionalen oder globalen myokardialen O_2-Mangels mit einer Erschöpfung der Glykogenvorräte zu rechnen ist. Das Auffüllen der Glykogenspeicher durch Erhöhung des zellulären Glukosespiegels scheint allerdings im Myokard deutlich langsamer stattzufinden als in der Leber. Die Gabe von Glukose-Insulin-Kalium sollte daher möglichst frühzeitig vor einer chirurgisch bedingten erneuten Unterbrechung der Koronardurchblutung erfolgen [3].

Frage:

Welche Gründe haben dazu geführt, daß die in Göttingen entwickelte kardioplegische Lösung keine Kalziumantagonisten enthält?

Antwort:

Die in Göttingen entwickelte Lösung HTK nach Bretschneider basiert auf dem Prinzip der elektrischen und mechanischen Inaktivierung des Herzens durch Reduktion des extrazellulären Natriums und Kalziums auf zytosolische Werte. Der Kalziumgehalt liegt dabei mit 15 μmol/l so niedrig, daß auf Maßnahmen zur Verhinderung einer zellulären Kalziumaufnahme, die die Ischämietoleranz durch Stimulation des myokardialen Energiebedarfs beeinträchtigen würde, verzichtet werden kann [6, 8].

Frage:

Spielt der Druck, der zur Perfusion der Koronarien mit kardioplegischer Lösung aufgebracht wird, klinisch eine Rolle?

Antwort:

Um das Herz stillzustellen und das Blut aus dem Koronarsystem auszuspülen, ist beim koronargesunden, nicht-hypertrophierten Herzen eines Erwachsenen ein Perfusionsdruck von initial 80–100 mm Hg notwendig. Für ein kleines Säuglingsherz sollte jedoch der Perfusionsdruck zu Beginn der kardioplegischen Koronarperfusion 40 bis maximal 50 mm Hg, für ein hypertrophiertes oder koronarstenotisches Erwachsenenherz dagegen sicher 100 mm Hg betragen. Ein initial zu hoher Perfusiondruck führt über Vermittlung des Koronarsystems zu einer inneren Überdehnung des Herzmuskels, ein initial zu niedriger Perfusionsdruck zu Inhomogenitäten der Perfusion. Beides gefährdet die gleichmäßige Kardioprotektion und die postischämische Wiederbelebbarkeit des Herzens. Sobald nach Einleitung der kardioplegischen Koronarperfusion der Herzstillstand eintritt, muß der Perfusionsdruck wegen der Gefahr einer Überdehnung des jetzt relaxierenden Myokards gesenkt werden. Für die Phase nach Eintritt des diastolischen Herzstillstands bis zur Äquilibrierung auch des myokardialen Interstitiums mit dem Kardioplegikum genügt für das koronargesunde, nicht-hypertrophierte Erwachsenenherz ein mittlerer Perfusionsdruck von etwa 40 mm Hg. Das kleine Säuglingsherz sollte mit etwa 25 mm Hg, das hypertrophische oder koronarstenotische Erwachsenenherz dagegen mit sicher 50 mm Hg Perfusionsdruck äquilibriert werden. Aufgrund der Bedeutung des koronaren Perfusionsdrucks für die Wirksamkeit einer Kardioplegie empfiehlt es sich, ihn zu messen. Die Höhe des koronarvenösen Ausflusses ist nur ein indirektes Maß für die Güte der Perfusion [5, 9].

Frage:

Was ist von der Oxygenierung kardioplegischer Lösungen zu halten?

Antwort:

Hinter der Frage nach der Oxygenierung kardioplegischer Lösungen steht *erstens* die Sorge über eine mangelhafte O_2-Versorgung des Myokards schon während der Einleitung der Kardioplegie, *zweitens* die Überlegung, die Ischämietoleranz des Myokards durch eine Steigerung der myokardialen O_2-Reserven zu verlängern [4].

1. Hinsichtlich der Sorge über einen primären O_2-Mangel während der Einleitung der Kardioplegie gilt die folgende Überlegung: Eine auf 4–8 °C gekühlte kristalloide Lösung enthält bei einem O_2-Partialdruck der umgebenden Atmosphäre von 150 mm Hg rund 0,8 Vol.-% O_2. Die oben genannten Perfusionsdrücke bewirken eine koronare Flußrate zwischen rund 150 und 250 ml/min an kardioplegischer Lösung pro 100 g Myokard, d. h. eine O_2-Zufuhr

von 1–2 ml/min/100 g Myokard. Der O_2-Bedarf des Herzens sinkt – infolge der Aufhebung der Pumpleistung, der Inaktivierung des kontraktilen Systems und der Abkühlung – schon innerhalb der ersten Minute einer homogenen kardioplegischen Koronarperfusion von 8–10 auf 0,8–1 ml/min/100 g und beträgt nach 5 min im Mittel 0,5, nach 8 min rund 0,2 ml/min/100 g. Das heißt, selbst wenn während der ersten 1–2 min einer kardioplegischen Koronarperfusion eine O_2-Schuld eingegangen werden sollte, so wird sie während der nachfolgenden Perfusionsminuten der kardioplegischen Äquilibrierung getilgt. Ein guter Beleg für die Richtigkeit dieser Abschätzung ist der besonders hohe Phosphokreatingehalt des Herzmuskelgewebes unmittelbar nach Abschluß einer kardioplegischen Koronarperfusion.

2. Begasung einer kristalloiden Lösung mit O_2 erhöht den O_2-Partialdruck in der Lösung von 150 auf rund 600 mm Hg. Die O_2-Reserve des Myokards aus myoglobingebundenem und physikalisch gelöstem O_2 erhöht sich unter diesen Bedingungen durch Erhöhung des im Wasseranteil des Gewebes physikalisch gelösten Anteils von rund 0,5 + 1 = 1,5 ml/100 g auf je nach Myokardtemperatur 2,5 (30 °C) bis 3 ml/100 g (20 °C). Diese Reserve reicht – ausgehend von einem minimalen myokardialen O_2-Bedarf nach Einleitung einer Kardioplegie von rund 0,2 ml/min/100 g (bei 20 °C) – für ein aerobes Intervall von 8–10 min. Gegenüber der durch Kardioplegie ohne O_2-Begasung erreichbaren Ischämietoleranzzeit von 120 oder 250 min je nach Kardioplegikum bei 20–25 °C Myokardtemperatur ist dieser Zugewinn klein.

Abgesehen von der quantitativen Betrachtung der Frage eines möglichen Gewinns an myokardialer Ischämietoleranzzeit durch Oxygenierung des Kardioplegikums sollte bedacht werden, daß hohe O_2-Partialdrücke während einer Myokardischämie nach dem derzeitigen Stand der Diskussion die Bildung zytotoxischer O_2-Radikale verstärken sollen. Solche Metaboliten können die Wiederbelebbarkeit des Myokards auch dann gefährden, wenn die Ischämiebelastung, gemessen an der Energetik des Gewebes, nicht kritisch hoch war.

Frage:

Welche Bedeutung hat die transkranielle Doppler-Sonographie bei der intraoperativen Beurteilung der Gehirnfunktion?

Antwort:

Die Methode sagt etwas über den Bluteinstrom in das Gehirn aus, nicht jedoch über dessen Funktionszustand. Hierfür stehen z. Z. nur 2 Parameter zur Verfügung, die Ableitung evozierter Potentiale und das EEG. Keinesfalls kann eine der beiden Methoden heute schon als Standardmonitoring zur Beurteilung der Gehirnfunktion bei extrakorporaler Zirkulation bezeichnet werden.

Neurologische Störungen treten häufig im Basilarisbereich auf, d. h. in einem Gebiet, das durch die Überwachung des EEG gar nicht erfaßt wird. Die Aussagekraft der evozierten Potentiale ist eingeschränkt durch die Hypothermie; hier kommt es bereits ohne weitere Schädigung zu einer Verlängerung der Latenzzeit.

Frage:

Gibt es ein Medikament, das heute routinemäßig bei extrakorporaler Zirkulation zur Hirnprotektion eingesetzt werden kann oder muß?

Antwort:

Im Gegensatz zu Zuständen globaler Hirnischämie, wie bei Kreislaufstillstand, scheint bei der Gefahr regionaler zerebraler Ischämien (offene Herzchirurgie) ein gewisser hirnprotektiver Effekt mit Barbituraten möglich [7]. Die deutliche negativ-inotrope Wirkung von Thiopental kann jedoch kontraproduktiv sein und zu einer ausgeprägten und behandlungsbedürftigen postischämischen Hypotension führen. Der Einsatz von Barbituraten zur Hirnprotektion sollte deshalb in jedem Einzelfall und v. a. bei Patienten mit bereits präoperativ eingeschränkter Ventrikelfunktion sorgfältig gegen die Risiken abgewogen werden.

Frage:

Kann man Patienten mit einer Heparinresistenz bereits präoperativ erkennen? Wirkt Nitroglyzerin antagonisierend auf die Heparinfunktion?

Antwort:

Der häufig beschriebene AT-3-Mangel scheint keine wesentliche Rolle zu spielen. In bezug auf Nitroglyzerin ist nicht entschieden, ob es sich um einen direkten antagonistischen Effekt handelt oder um eine bessere Durchblutung des Organismus, was einen höheren Heparinbedarf nach sich zieht. Ein erhöhter Heparinbedarf ist v. a. bei Patienten, welche präoperativ intravenös heparinisiert werden (z. B. bei instabiler Angina pectoris), zu beobachten. In diesen Fällen ist es zwingend, vor dem Anschluß an die Herz-Lungen-Maschine den ACT-Wert abzuwarten oder, wie dies einige Zentren praktizieren, die initiale Heparindosis routinemäßig auf mindestens 400 IE pro kg Körpergewicht zu erhöhen.

Frage:

Beeinflußt Aprotinin die ACT? Ist sie überhaupt noch verwertbar bei gleichzeitiger Aprotiningabe?

Antwort:

Für die Einschätzung der Heparinisierung und des Protaminbedarfs wird der ACT-Wert weiterhin verwendet. Durch Aprotinin wird die ACT verlängert. Die Angaben über das Ausmaß schwanken jedoch, und der Mechanismus ist noch kontrovers [1, 2]. Kompliziert wird dieses Bild dadurch, daß es unter Aprotinin nach einzelnen Beobachtungen zur vermehrten Thrombusbildung in Pulmona-

liskathetern kommen soll, was ein in seiner klinischen Bedeutung noch unge-
klärtes Phänomen ist [10]. Auf keinen Fall sollte die initiale Heparindosis bei
Aprotininanwendung verringert werden.

Literatur

1. De Smet AAEA, Joen MCN, Oeveren W van, Roozendaal KJ, Harder MP, Eijsman L, Wildevuur CRH (1990) Increased anticoagulation during cardiopulmonary bypass by aprotinin. J Thorac Cardiovasc Surg 100:520
2. Dietrich W, Spannagl M, Jochum N et al. (1990) Influence of high dose aprotinin treatment on blood loss and coagulation patterns in patients undergoing myocardial revascularization. Anesthesiology 73:1119
3. Gebhard MM (1987) Pathophysiologie der globalen Ischämie des Herzens. Z Kardiol [Suppl 4] 76:115
4. Gebhard MM (1990) Myocardial protection and ischemia tolerance of the globally ischemic heart. Thorac Cardiovasc Surg 38:55
5. Gebhard MM, Bretschneider HJ, Gersing E, Preusse CJ, Schnabel PA (1987) Bretschneider's histidine-buffered cardioplegic solution: concept, application, and efficiency. In: Roberts AJ (ed) Myocardial protection in cardiac surgery. Dekker, New York Basel, p 95
6. Gebhard MM, Bretschneider HJ, Schnabel PA (1989) Cardioplegia: principles and problems. In: Sperelakis N (ed) Physiology and pathophysiology of the heart. Kluwer, Boston, p 655
7. Nussmeier NA, Arlung C, Slogoff S (1986) Neuropsychiatric complications after cardiopulmonary bypass: cerebral protection by a barbiturate. Anesthesiology 64:165
8. Preusse CJ, Gebhard MM, Schnabel PA, Bretschneider HJ (1984) Postischemic function after preischemic application of propranolol or verapamil. J Cardiovasc Surg 25:158
9. Preusse CJ, Winter J, Schulte HD, Bircks W (1985) Energy demand of cardioplegically perfused human hearts. J Cardiovasc Surg 26:558
10. Youngberg JA (1990) Aprotinin and thrombus formation on pulmonary artery catheters: a piece of the coagulation puzzle. J Cardiothorac Anesth 4:156

E. Chirurgie der Aorta und der supraaortalen Äste

Anästhesiologische Aspekte bei Aneurysmen der thorakalen Aorta

J. A. Richter und *A. Barankay*

Die Behandlung der dissezierenden oder rupturierten thorakalen Aneurysmen der Aorta gehört zu den großen Herausforderungen sowohl für den Chirurgen als auch für den Anästhesisten. Die Mortalität bei der akuten Dissektion der thorakalen Aorta ist erschreckend hoch; sie wird in der Literatur mit 15 bis 75 % angegeben. Dagegen sind die Überlebenschancen nach elektiver Resektion wesentlich besser; es überleben mehr als 90 % der Patienten den geplanten, nicht notfallmäßig durchgeführten Eingriff [4, 7, 13].

Ätiologie und Pathogenese der thorakalen Aortenaneurysmen

Bei den meisten Aortenaneurysmen stehen Arteriosklerose und Hypertonie als auslösende Ursachen im Vordergrund. Seltener findet man die zystische Medianekrose beim Marfan-Syndrom, die zur Entstehung eines Aneurysmas führen kann. Klinisch unterscheidet man zwischen der massiven, meist arteriosklerotisch bedingten Dilatation und der Dissektion der Aortenwand, die durch einen Einriß der Intima entsteht. Über den Intimariß dringt das Blut zwischen die Gefäßwandschichten und kann bis in die distale Aorta reichende falsche Lumina bilden. Der plötzliche Tod nach akuter Dissektion der Aorta tritt entweder durch Aortenruptur oder durch Verschluß der hirnversorgenden Arterien sowie durch Ischämie von abdominellen Organen, deren Blutversorgung akut unterbrochen wurde, ein [13, 16].

Bei den von aneurysmatischer Erweiterung der Aorta Betroffenen überwiegen die männlichen Patienten über 40 Jahre mit Hypertonie, Arteriosklerose, Diabetes mellitus, die aber auch zusätzliche andere Risikofaktoren aufweisen können.

Klassifizierung der thorakalen Aneurysmen

Die meisten Dissektionen (70 %) entstehen durch einen Querriß der Intima im Bereich der lateralen Wand der aorta ascendens und breiten sich über die große Kurvatur des Bogens bis in den lateralen Abschnitt der deszendierenden Aorta aus. Seltener, in etwa 30 % der Fälle, befindet sich der Intimariß distal der linken A. subclavia oder im abdominellen Abschnitt der Aorta [5].

Die Aortendissektionen wurden von DeBakey in 3 Gruppen eingeteilt (Abb. 1):

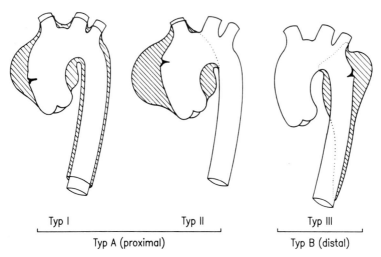

Abb. 1. Einteilung der Aortendissektionen nach DeBakey. *Typ I*: Intimariß im Bereich der Aorta ascendens – die Dissektion erstreckt sich über den Bogen hinaus bis in den Descendensbereich. *Typ II*: Intimariß im Ascendensbereich – die Dissektion endet vor dem Abgang der Kopfgefäße. *Typ III*: Der Intimariß ist nach Abgang der linken A. subclavia lokalisiert – die Dissektion reicht bis in die Aortenperipherie. Nach der Klassifikation von Daily werden Typ I und II als *Typ A* zusammengefaßt, die Typ-III-Dissektion wird als *Typ B* bezeichnet

Typ I: Der Intimariß befindet sich im Ascendensbereich, die Dissektion erstreckt sich in den meisten Fällen über den Bogen hinaus bis in die Aortenperipherie. Bei mehr als 50 % der Fälle besteht zusätzlich eine Aortenklappeninsuffizienz.

Typ II: Diese Form wird meistens beim Marfan-Syndrom beobachtet. Der Intimariß entsteht im Bereich der Aorta ascendens, die Dissektion endet meistens vor dem Abgang der Kopfgefäße. Die Aortenklappe ist häufig im Sinne einer Dilatation mitbeteiligt.

Typ III: Die Dissektion beginnt distal der linken A. subclavia und kann sich bis in die Gegend der Aortenbifurkation erstrecken.

Nach der Klassifikation von Daily werden die Aneurysmen vom Typ I und Typ II nach DeBakey als Typ A und das Typ-III-Aneurysma als Typ B bezeichnet.

Klinische Symptomatik der thorakalen Aneurysmen der Aorta

Die Entstehung der aneurysmatischen Erweiterung der Aorta ascendens, des Bogens und der aorta descendens verläuft meistens ohne klinische Symptome. In vielen Fällen werden die Aneurysmen zufällig bei Routineröntgenuntersuchungen entdeckt. Erst bei massiver Erweiterung der Aorta können Symptome durch Kompression benachbarter Strukturen entstehen; Tracheal- oder Bronchuseinengung kann zu Dyspnoe, Atelektasenbildung, Heiserkeit führen. Für die weiterführende Diagnostik und v. a. für die Indikationsstellung zur Opera-

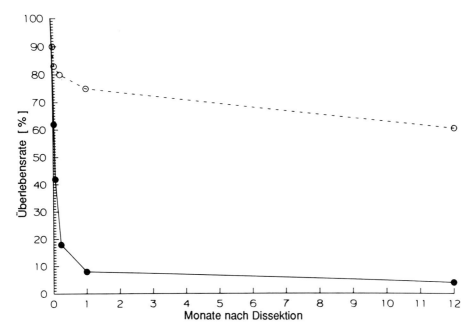

Abb. 2. Überlebensrate akut dissezierender Ascendens- (*geschlossene Kreise*) und Descendensaneurysmen (*offene Kreise*). Weniger als 10 % der Patienten mit akuter Dissektion der aorta ascendens überleben unter konservativer Therapie den ersten Monat. (Mit Genehmigung nach Lindsay u. Hurst [13])

tion ist eine angiographische Darstellung der Aorta und ihrer Gefäßabgänge einschließlich der Koronararterien unbedingt erforderlich. Auch die Echokardiographie, CT und/oder NMR können wichtige zusätzliche Hinweise zur Lokalisation des Intimarisses und Beurteilung der Ausdehnung des Aneurysmas liefern, was auch für das chirurgische Vorgehen und die Kanülierungstechnik von entscheidender Wichtigkeit sein kann [4].

Die akute Dissektion der thorakalen Aorta ist ein absoluter Notfall: 20–30 % der Patienten sterben innerhalb von 8 h nach Auftreten der Dissektionssymptome. Abbildung 2 zeigt die von Lindsay 1967 zusammengestellten Ergebnisse hinsichtlich der Frühmortalität nach akuter Dissektion der aorta ascendens oder descendens. Über 90 % der konservativ behandelten Patienten mit Dissektion der Aorta ascendens starben in den ersten 3 Monaten [13].

Klinische Manifestation der akuten Dissektion der thorakalen Aorta

Häufigstes Symptom ist ein stechender oder reißender Schmerz, der entweder substernal (Dissektion der aorta ascendens) lokalisiert wird, oder eine über die Nackengegend in den Rücken, Abdomen und in vielen Fällen auch bis in die Beine sich fortsetzende Schmerzcharakteristik bei den Typ-III-Aneurysmen.

Die Patienten sind unruhig, der Blutdruck ist erhöht. Ein akuter Blutdruckabfall deutet auf eine Aortenruptur in die Perikard- oder Pleurahöhle überwiegend bei Typ-I-Dissektionen hin. Bei etwa 50% der Patienten mit proximaler Dissektion der Aorta ist der Blutdruck, gemessen an den Armen, erniedrigt, kaum meßbar oder unterschiedlich hoch, bedingt durch die Beteiligung des Truncus brachiocephalicus und/oder der linken A. subclavia an der Dissektion. Auch die ungleiche Pulscharakteristik an den Karotiden kann diagnostische Hinweise auf die Ausdehnung des Aneurysmas liefern. Bei den Typ-III-Dissektionen ist ein Pulsdefizit an den oberen Extremitäten selten zu beobachten, betroffen sind allenfalls die linke A. subclavia oder die Femoralarterien [4, 17].

Eine Aortenklappeninsuffizienz ist auch etwa bei der Hälfte der Patienten mit proximaler Aortendissektion als Folge der Dilatation der Aortenwurzel klinisch manifest. Typisch dafür ist ein lautes Diastolikum am rechten Sternumrand, im Gegensatz zur primären Aortenklappeninsuffizienz mit Punctum maximum links parasternal.

Neurologische Ausfälle sind überwiegend bei den Typ-I- und Typ-II-Aneurysmen zu beobachten, im wesentlichen als Folge der Kompression der hirnversorgenden Arterien oder einer Rückenmarkischämie, die zur Paraplegie führen kann.

Im nachfolgenden soll näher auf die anästhesiologisch-chirurgische Versorgung der Patienten mit akuter Dissektion der thorakalen Aorta eingegangen werden. Die gleichen Therapierichtlinien gelten auch für die Behandlung der chronischen Formen, die allerdings nicht unter notfallmäßigen Bedingungen versorgt werden müssen.

Präoperatives Management bei akuter Dissektion der thorakalen Aorta

Während der ersten 4 h nach Klinikaufnahme sollten die Patienten (bei kontinuierlichem Druckmonitoring) zunächst unter Anwendung von Sedativa, Analgetika, Antihypertensiva und β-Blockern stabilisiert und anschließend angiographiert werden [15, 20, 21]. Ein Operationssaal soll gleichzeitig bereitgestellt werden. Die wichtigsten Maßnahmen zur Stabilisierung des Patienten sind:

- Monitorüberwachung:
  1. EKG;
  2. intraarterieller Katheter (wenn möglich, links anzulegen, da die rechte A. subclavia in die Dissektion einbezogen sein kann), unter Monitorüberwachung medikamentöse Stabilisierung des Patienten;
  3. Blasenkatheter;
  4. zentralvenöse Katheter oder Pulmonalarterienkatheter bei Zeichen einer Aortenklappeninsuffizienz von rechts anlegen;
  5. neurologische Untersuchung, Pupillendifferenz, Paraplegie.
- 2 weitlumige periphere Venenkatheter.
- Blutdruckkontrolle (Wheat-Protokoll): Ebrantil-, Nifedipininfusion: $P_{syst.} < 100$ mm Hg.

– Dämpfung der Kontraktilität und Herzfrequenz:
  Metoprolol, Atenolol: PF < 60 min^{-1}.
– Laboruntersuchungen:
  Blutbild, Elektrolyte, Harnstoff, Kreatinin, Gerinnungsparameter,
  Blutgasanalyse.
– Bereitstellung von 10 Einheiten Vollblut.
– EKG: 12 Ableitungen.
– Wenn Patient stabil: Aortographie.
– Wenn Patient instabil: Notoperation

Aufgrund des angiographischen Befundes, der Lokalisation des Aneurysmas und des klinischen Verlaufes kann die Dringlichkeit der Operation bestimmt werden [17].

Grundsätzlich gelten akute Dissektionen bei Typ-I- und -II-Aneurysmen als dringliche Operationsindikation. Eine unkomplizierte Typ-III-Dissektion kann zunächst konservativ behandelt werden. Die Indikationen für ein notfallmäßiges operatives Vorgehen bei Typ-III-Dissektionen sind:

– erfolglose Blutdruckkontrolle,
– persistierendes Schmerzsyndrom,
– zunehmende Erweiterung der Aorta,
– neurologische Ausfälle,
– Zunahme des Hämatothorax,
– akutes Ischämiesyndrom (zerebral, viszeral, renal, untere Extremitäten),
– Aorteninsuffizienz.

Anästhesiologisches Vorgehen bei Operationen nach akuter Dissektion thorakaler Aneurysmen

Typ-I- und -II-Dissektionen

Bei der Narkoseeinleitung gelten i. allg. die gleichen Richtlinien wie bei der hochgradigen Aorteninsuffizienz und bei einer notfallmäßigen Narkoseeinleitung. Grundsätzlich können Anästhesietechniken mit Opiaten und Benzodiazepinen angewandt werden. Dabei sollte berücksichtigt werden, daß beim akuten Blutdruckanstieg während der Intubation die Aorta rupturieren kann. Eine Afterloaderhöhung und eine Bradykardie müssen unter allen Umständen vermieden werden [2].

Bei Typ-I-Dissektionen kann die Aortenwand schon während der Sternumspaltung rupturieren. Daher sollte bereits vorher die Herz-Lungen-Maschine (HLM) über die A. und V. femoralis angeschlossen und der Patient mit ihrer Hilfe auf 15–20°C heruntergekühlt sein. Abhängig von der Ausdehnung des Aneurysmas in den Bereich der Kopfgefäße muß die distale Anastomosierung der Prothese und die Implantation der Bogenarterien entweder unter hypothermem Kreislaufstillstand oder mit isolierter Karotisperfusion bei obligatorischer Kardioplegie erfolgen. Der Anästhesist muß berücksichtigen, daß nach dem distalen Abklemmen der Aorta der arterielle Druck proximal der Abklemmung nicht mehr meßbar ist; daher sollten präoperativ die linke A. radialis sowie eine der Femoralarterien oder die A. dorsalis pedis für die blutige Druckmessung kanüliert werden. Wegen der erhöhten Blutungsgefahr während des Eingriffes sollte ein Autotransfusionssystem („cell saver") bereitstehen und auch Blut in ausreichenden Mengen transfusionsfertig vorhanden sein [14].

Bei der Typ-II-Dissektion erfolgt die Operation ebenfalls mit Hilfe der extrakorporalen Zirkulation unter mäßiger Hypothermie und kardioplegischem Schutz des Myokards. Die Aorta ascendens wird meistens durch ein klappentragendes Conduit ersetzt, die Koronarostien werden in die Prothese implantiert. Das anästhesiologische Vorgehen ist wie bei der Typ-I-Dissektion (Abb. 3)

Typ-III-Dissektionen

Typ-III-Dissektionen der Aorta descendens werden in Seitenlage über eine linksseitige Thorakotomie operiert. Das Aneurysma wird reseziert und durch eine Gefäßprothese ersetzt. Dafür ist es notwendig, die Aorta proximal und distal des betroffenen Abschnitts abzuklemmen. Das einfache Abklemmen der Aorta führt zum akuten Ansteigen des linksventrikulären Afterload. Die proximalen Gefäßgebiete werden weiterhin durch das schlagende Herz versorgt;

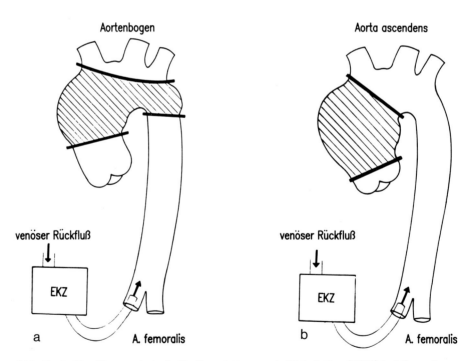

Abb. 3a, b. Kanülierungstechnik für die extrakorporale Zirkulation (EKZ) bei Operationen von Typ-I- (**a**) und Typ-II-Dissektionen (**b**)

für die Blutversorgung distal der Aortenabklemmung muß ein künstlicher Umgehungskreislauf angelegt werden, um ischämische Schäden, insbesondere der Nieren, der Abdominalorgane und v. a. des Rückenmarks, zu vermeiden [1, 5, 12].

Folgende Verfahren werden für die Blutversorgung der unteren Körperhälfte angewendet:

Femorofemoraler Bypass: Hierbei wird eine venöse Kanüle (Shiley-Stöckert) über die Femoralvene in den rechten Vorhof vorgeschoben, das venöse Blut in den Oxygenator drainiert und nach erfolgtem Gasaustausch über die A. femoralis zur Versorgung der unteren Körperhälfte zurückgepumpt. Durch entsprechende Regelung des Pumpflusses kann, unabhängig vom Herzzeitvolumen, das Gebiet distal der Aortenabklemmung ausreichend perfundiert werden; gleichzeitig kann auch durch Kontrolle des venösen Abflusses und Einstellung eines adäquaten zentralen Venendrucks der arterielle Druck der oberen Körperhälfte nach Bedarf eingestellt werden [22] (Abb. 4).

Der TDMAC-Gott-Shunt: Dies ist ein heparinimprägnierter Polyvinylschlauch, der proximal und distal der Abklemmung der Aorta eingeführt wird. Er kann auch proximal durch die linke Ventrikelspitze in den linken Ventrikel und distal in die Femoralarterie angelegt werden. Die systemische Heparinisie-

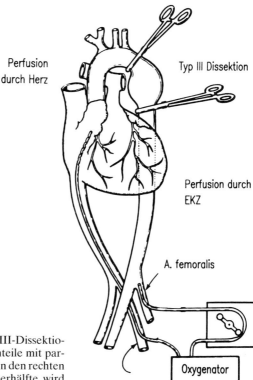

Perfusion durch Herz

Typ III Dissektion

Perfusion durch EKZ

A. femoralis

Oxygenator

V. femoralis

Abb. 4. Kanülierungstechnik bei Typ-III-Dissektionen zur Perfusion der distalen Körperanteile mit partieller EKZ. Die venöse Kanüle wird bis in den rechten Vorhof vorgeschoben. Die obere Körperhälfte wird durch das Herz perfundiert

rung ist dabei nicht erforderlich. Der Fluß über den Shunt ist nicht pulsatil, das Perfusionsvolumen kann mit Hilfe eines Flowmeters kontrolliert werden [19] (Abb. 5a).

Gott-Shunt + Bio-Medicus-Zentrifugalpumpe: Der proximale Anteil des heparinimprägnierten Schlauches wird entweder in die proximale Aorta, in den linken Ventrikel oder in den linken Vorhof eingeführt, der distale Anteil hingegen in den distalen Aorten- oder Femoralarterienabschnitt. Die Bio-Medicus-Zentrifugalpumpe wird in den Shunt eingeschlossen. Die Pumpleistung kann so reguliert werden, daß sich der proximale Aortenmitteldruck zwischen 50 und 70 mm Hg einpendelt und die untere Körperhälfte mit einem arteriellen Mitteldruck von über 60 mm Hg perfundiert wird. Die Pumpe arbeitet pre- und afterloadabhängig gesteuert, eine leichte Heparinisierung bis zu ACT-Werten zwischen 180 und 200 s ist empfehlenswert [6, 9] (Abb. 5b).

Werden keine Shunt- oder Bypasstechniken angewendet, so muß nach Abklemmen der Aorta mit einem akuten Anstieg des proximalen Aortendrucks, des linksventrikulären Afterload, der myokardialen Wandspannung und mit nachfolgendem Linksherzversagen gerechnet werden. Bei gleichzeitiger pharmakologischer Blutdrucksenkung der oberen Körperhälfte verschlechtert sich die Perfusion der distalen Organe und des Rückenmarks mit der Gefahr der Entstehung von renaler Insuffizienz, Paraplegie, Ileus oder eines Multiorganversagens [1, 18].

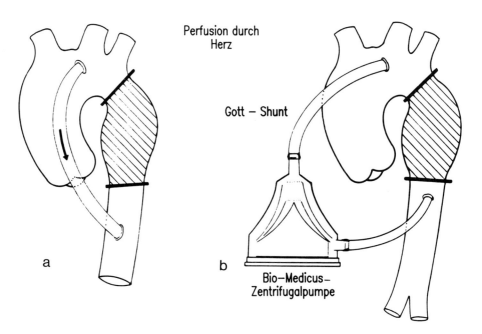

Abb. 5a, b. Vorgehen bei Typ-III-Dissektion. **a** Anlegen eines heparinimprägnierten Schlauches proximal und distal der Aortenabklemmung (Gott-Shunt) zur Perfusion der unteren Körperhälfte. **b** Zwischenschaltung einer Zentrifugalpumpe (Bio-Medicus, Medtronic) zur Optimierung des Perfusionsflusses. Die Blutversorgung der proximalen Aorta erfolgt durch das Herz

Besonderheiten des anästhesiologischen Vorgehens bei Typ-III-Dissektionen

Bei Operationen der Typ-III-Aneurysmen sollten einige Behandlungsprinzipien berücksichtigt werden.

Für die arterielle Blutdruckkontrolle sollte je eine Kanüle in die rechte A. radialis und die A. femoralis oder in die A. dorsalis pedis eingeführt werden, damit nach Abklemmen der Aorta gleichzeitig die Drücke der oberen und der unteren Körperhälfte überwacht werden können.

Für den raschen Blutvolumenersatz sollten mindestens 2 bis 3 großlumige Venenkatheter plaziert werden.

Die Intubation mit einem doppellumigen Robertshaw- oder Carlens-Tubus wird sehr kontrovers diskutiert. Bei der „Eine-Lunge-Anästhesie" in Seitenlage ist die Entstehung einer arteriellen Hypoxämie durch Zunahme des intrapulmonalen Rechts-links-Shunts die größte Gefahr. Tubusdislokation, Bronchusperforation während der chirurgischen Präparation und postoperative Atelektasenbildung sind häufig nach Anwendung von Doppellumentuben beobachtet worden.

Die Abklemmung der Aorta führt proximal zum akuten Blutdruckanstieg, distal dagegen beim Nichtvorhandensein einer Kollateralzirkulation zur Unterbrechung der Blutversorgung. Die plötzliche Erhöhung des Auswurfwiderstandes der linken Kammer kann, insbesondere bei bestehender Koronarinsuffizienz, zum Herzversagen, die Druckerhöhung zu zerebralen Komplikationen führen. Die Minderperfusion der distalen Aortenabschnitte kann je nach Dauer der Abklemmung eine renale Insuffizienz, gastrointestinale Komplikationen sowie eine ischämische Schädigung des Rückenmarks zur Folge haben. Das Abklemmen der Aorta ohne Shuntentlastung führt außerdem zum Anstieg des Liquordrucks, zur Erhöhung des Plasmakatecholamin- und Reninspiegels sowie zur Abnahme der glomerulären Filtrationsrate und des renalen Plasmaflusses. Es ist daher von großer Wichtigkeit, durch entsprechende Bypasstechniken Druck- und Perfusionsverhältnisse distal und proximal der Aortenabklemmung annähernd im physiologischen Bereich zu halten [1, 3, 8, 10, 18].

Rückenmarkischämie: Ätiologie – Prävention

Tierexperimentelle, aber auch klinische Untersuchungen haben den eindeutigen Beweis erbracht, daß Aortendrücke in der unteren Körperhälfte von deutlich unter 50 mm Hg und länger als 30 min Dauer mit hoher Wahrscheinlichkeit zu Rückenmarksschädigungen führen. Auch postoperativ, nach scheinbar komplikationslos abgelaufener Operation, können durch länger anhaltende Blutdruckabfälle neurologische Komplikationen auftreten. Naturgemäß sind dabei Lage, Ausdehnung des Aneurysmas und auch die Unterbrechung von rückenmarkversorgenden Interkostal- und Lumbalarterien von entscheidender Bedeutung [10].

Die Reversibilität der Rückenmarkischämie ist abhängig von Ausmaß und Dauer der Minderdurchblutung. In der Literatur wird die Ischämietoleranz des Rückenmarkes bei mäßiger Hypothermie mit 15–18 min angegeben.

Zur Vermeidung einer Rückenmarkischämie ist eine fortlaufende Messung des arteriellen Drucks der unteren Körperhälfte von entscheidender Bedeutung. Bei Aufrechterhaltung eines Perfusionsmitteldrucks von 60–80 mm Hg distal der Abklemmung kann das Risiko der Entstehung einer Rückenmarkischämie als gering angesehen werden. *Die Monitorüberwachung* der somatosensorisch oder die Registrierung der motorisch evozierten Potentiale kann neben der kontinuierlichen Blutdruckmessung das Erkennen einer drohenden Rückenmarkischämie erleichtern und liefert dem Chirurgen entscheidende Hinweise zur Notwendigkeit der Reimplantation der entsprechenden Segmentarterien in die Prothese.

Als präventive pharmakologische Maßnahmen werden in der Literatur folgende Therapiekonzepte angegeben: die Gabe von Barbituraten, z. B. Thiopental (20–30 mg/kg KG), oder Kortisonpräparaten (30–40 mg/kg KG) vor der Abklemmung sollte durch membranstabilisierenden Effekt die Ischämietoleranz des Rückenmarks verlängern. Die Rolle der Kalziumantagonisten zur Vermeidung von Reperfusionsschäden durch Kalziuminflux nach der Ischämie wird in der Literatur ebenfalls als erfolgversprechend beurteilt. Papaverin und Superoxiddismutase scheinen geeignet zu sein, freie O_2-Radikale zu eliminieren, und schließlich könnte intrathekal appliziertes Papaverin den Liquordruck senken und damit die Kollateraldurchblutung zum ischämischen Gebiet positiv beeinflussen [10, 11].

Schlußbemerkung

Dank verbesserter Diagnostik, präoperativer Patientenvorbereitung, Optimierung der anästhesiologischen Behandlungsmethoden und der chirurgischen Operations- und Kanülierungstechnik konnte die Letalität der Patienten mit akuter Dissektion der thorakalen Aorta deutlich gesenkt werden. Dennoch kann der Patient mit degenerativen Veränderungen der thorakalen Aorta oder unfallbedingter Ruptur derselben nie als Routinefall betrachtet werden. Für seine optimale Behandlung ist eine koordinierte Zusammenarbeit zwischen Anästhesiologen, Chirurgen, Kardiologen und Intensivmedizinern erforderlich.

Literatur

1. Berendes JN, Bredee JJ, Schipperheyn JJ et al. (1982) Mechanisms of spinal cord injury after cross-clamping of descending thoracic aorta. Circulation 66: I 112
2. Casthely PA, Fyman PN, Abrams LM et al. (1985) Anesthesia for aortic arch aneurysm repair: Experience with 17 patients. Can Anaesth Soc J 32: 73
3. Costello TH, Fisher A (1983) Neurological complications following aortic surgery. Anaesthesia 38: 230
4. Cooke JP, Safford RE (1986) Progress in the diagnosis and management of aortic dissection. Mayo Clin Proc 61: 147

5. DeBakey ME, Cooley DA, Creech O Jr (1955) Surgical considerations of dissecting aneurysm of the aorta. Ann Surg 142:586
6. Diehl JT, Payne DD, Rastegar H, Cleveland RJ (1987) Arterial bypass of the descending thoracic aorta with the BioMedicus centrifugal pump. Ann Thorac Surg 44:422
7. Doroghazi RM, Slater EE, DeSanctis RW, Buckley MJ, Austen WG, Rosenthal S (1984) Long-term survival of patients with treated aortic dissection. J Am Coll Cardiol 3:1026
8. Gelman S, Reeves JG, Fowler K et al. (1983) Regional blood flow during cross-clamping of the thoracic aorta and infusion of sodium nitroprusside. J Thorac Cardiovasc Surg 85:287
9. Hess PJ, Howe HR, Robicsek F, Daugherty HK, Cook JW, Selle JG, Stiegel RM (1989) Traumatic tears of the thoracic aorta: Improved results using the Bio Medicus pump. Ann Thorac Surg 48:6
10. Laschinger JC, Cunningham JN, Cooper MM, Krieger K, Nathan IM, Spencer FC (1984) Prevention of ischemic spinal cord injury following aortic cross-clamping: Use of corticosteroids. Ann Thorac Surg 38:500
11. Laschinger JC, Izumoto H, Kouchoukos NT (1987) Evolving concepts in prevention of spinal cord injury during operations on the descending thoracic and thoraco-abdominal aorta. Ann Thorac surg 44:667
12. Livesay JJ, Cooley DA, Ventemiglia RA et al. (1985) Surgical experience in descending thoracic aneurysmectomy with and without adjuncts to avoid ischemia. Ann Thorac Surg 39:37
13. Lindsay I, Hurst W (1967) Clinical features and prognosis in dissection aneurysm of the aorta – A re-appraisal. Circulation 35:880
14. Miller DC (1983) Surgical management of aortic dissections: indications, perioperative management, and long-term results. In: Doroghazi RM, Slater EE (eds) Aortic dissection. McGraw-Hill, New York, p 193
15. Pyeritz RE (1983) Propranolol retards aortic root dilatation and reduces complications in the Marfan syndrome. Am J Hum Genet 35:112 A
16. Schlatmann TJM, Becker AE (1977) Pathogenesis of dissecting aneurysm of aorta: comparative histopathologic study of significance of medial changes. Am J Cardiol 39:21
17. Slater EE, DeSanctis RW (1976) The clinical recognition of dissecting aortic aneurysm. Am J Med 60:625
18. Symbas PN, Pfaender LM, Drucker MH et al. (1983) Cross-clamping of the descending aorta, hemodynamic and neurohumoral effects. J Thorac Cardiovasc Surg 85:300
19. Verdant A, Pagé A, Cossette R, Dontigny L, Pagé P, Baillot R (1988) Surgery of the descending thoracic aorta: Spinal cord protection with the Gott shunt. Ann Thorac Surg 46:147
20. Wheat MW Jr, Palmer RF, Bartley TD, Seelman RC (1965) Treatment of dissecting aneurysms of the aorta without surgery. J Thorac Cardiovasc Surg 50:364
21. Wheat MW Jr (1980) Acute dissecting aneurysms of the aorta: diagnosis and treatment. Am Heart J 99:373
22. Young JN, Iverson LIG, Ecker RR, May IA (1981) The management of descending thoracic aortic aneurysms using heparinless femoral venoarterial bypass. Chest 79:438

Überwachungs- und Anästhesieprobleme bei der Karotischirurgie

H.-D. Kamp, M. Dinkel und *H. Schweiger*

Allgemeine Problematik

Kardiale und neurologische Komplikationen sind die Hauptursachen der perioperativen Morbidität und Mortalität nach operativen Eingriffen an der A. carotis. Bleibende neurologische Schäden und Myokardinfarkte treten in einer Häufigkeit von je 1–3 % auf [11, 29]. Die hohe Rate kardialer Zwischenfälle ist dadurch begründet, daß die Arteriosklerose der hirnversorgenden Arterien, derentwegen eine Karotisendarterektomie durchgeführt wird, in der Regel keine isolierte Erkrankung, sondern nur eine Erscheinungsform einer Systemerkrankung aller Gefäße ist. Dementsprechend häufig finden sich unter den Patienten solche mit einem fortgeschrittenen Alter und einer Reihe von Begleiterkrankungen, insbesondere des Herz-Kreislauf-Systems.

Risikofaktoren und Begleiterkrankungen von Patienten vor primären Karotiseingriffen (eigenes Untersuchungskollektiv, n = 482):
- Durchschnittsalter 67 Jahre
- Hyperlipidämie (65 %)
- Diabetes mellitus (40 %)
- Nikotinabusus (45 %)
- Ventilationsstörung (70 %)
- koronare Herzerkrankung (54 %),
- arterielle Hypertonie (67 %).

Die Überwachungs- und Anästhesieprobleme im Rahmen der Karotischirurgie sind deswegen auch durch die Anforderungen, die vor allen Dingen hypertone und koronarkranke Patienten stellen, gekennzeichnet. Diese und die erforderlichen anästhesiologischen Konsequenzen werden in anderen Kapiteln dieses Buches ausführlich besprochen, so daß sich der vorliegende Beitrag auf die neurologische Problematik als Folge zerebraler hämodynamischer Störungen während der perioperativen Phase beschränken kann.

Hirnprotektive Maßnahmen

Beim unverzichtbaren Abklemmen der zu desobliterierenden A. carotis wird zwangsläufig die zerebrale Gesamtperfusion reduziert. Abhängig vom Ausmaß der Durchblutungsminderung und von ihrer Dauer kann es bei einer unzureichenden kollateralen Zirkulation über den Circulus arteriosus cerebri Willisii oder über die Anastomosen zwischen intra- und extrakraniellen Gefäßen zu einem ischämischen Hirninfarkt in der entsprechenden Hemisphäre kommen. Die zweite bedeutsame Ursache perioperativer neurologischer Komplikationen ist die zerebrale Embolisierung arteriosklerotischer Plaques und von Adhäsionsthromben aus ulzerösen Karotisläsionen [28, 29].

Zur Vermeidung einer abklemmbedingten Ischämie wurden in der Vergangenheit eine Vielzahl hirnprotektiver Maßnahmen angewendet oder zumindest vorgeschlagen [4, 12, 27, 30]. Diese zielen darauf ab, während der Abklemmphase entweder den zerebralen O_2-Bedarf zu senken, oder das zerebrale O_2-Angebot zu erhöhen.

Diese Maßnahmen sind:
- Hypothermie,
- hyperbare Oxygenation
- Hyperkapnie – Hypokapnie,
- induzierte Hypertension,
- Pharmaka (Barbiturate u. a.),
- Allgemeinanästhesie,
- kurzdauerndes Clamping,
- temporärer Shunt.

Viele dieser Verfahren fanden jedoch keine allgemeine Anerkennung, entweder wegen fraglicher Effektivität (pharmakologische Hirnprotektion), wegen des hohen Aufwands (Hypothermie und hyperbare Oxygenation) oder wegen erheblicher Nebenwirkungsträchtigkeit (Veränderungen des arteriellen CO_2-Drucks). Unter dem letztgenannten Aspekt muß insbesondere auch die induzierte Hypertension kritisch bewertet werden, die zwar bei einer behinderten kollateralen Zirkulation die Perfusion in der von der Abklemmung betroffenen Hemisphäre verbessern kann, jedoch damit zwangsläufig zu einer Erhöhung des myokardialen O_2-Verbrauchs und zu einer Gefährdung der meist koronarkranken Patienten führt.

Unbestritten sind dagegen die zerebroprotektiven Effekte einer Allgemeinanästhesie, die über die Optimierung der allgemeinen O_2-Versorgung bei einer gleichzeitigen Reduktion des zerebralen O_2-Bedarfs zustande kommen. Allerdings reicht dies bei schweren abklemmbedingten Zirkulationsstörungen nicht aus, um neurologische Folgeschäden sicher zu vermeiden, so daß die Bedeutung der Allgemeinnarkose im Rahmen einer Hirnprotektion eher als adjuvante Maßnahme zu sehen ist.

Bedeutung des temporären Shunts

Als zuverlässigste Methode zur Vermeidung einer abklemmbedingten Ischämie gilt das Einlegen eines temporären intraluminalen Shunts. Allerdings wird seine Bedeutung in der Karotischirurgie kontrovers beurteilt. Je nach Einstellung des Operateurs zum Shunt lassen sich dementsprechend in der Praxis im wesentlichen 3 Vorgehensweisen voneinander unterscheiden:

- Weil eine ungenügende Kollateralzirkulation vor dem Abklemmen nicht erkannt werden kann [11, 23], legen viele Chirurgen (Shunter) prinzipiell bei jeder Karotisoperation einen temporären Shunt ein. Sie vertrauen auf den zerebroprotektiven Effekt dieses Shunts und verzichten deshalb in der Regel auf ein zerebrales Monitoring.
- Andere Chirurgen (Non-Shunter) lehnen die Anwendung eines Shunts grundsätzlich ab. Als Gründe werden ein erhöhter Zeitaufwand, eine Behinderung bei der Karotisdesobliteration und die Gefahr, beim Einlegen des Shunts atheromatöse Plaques abzulösen und dadurch zerebrale Embolien zu verursachen, aufgeführt. Um die Folgen abklemmbedingter Ischämien zu vermeiden, legen die sog. Non-Shunter Wert auf eine größtmögliche Schnelligkeit, evtl. auch auf eine arterielle Hypertension (s. oben).

Vergleicht man nun große Operationsstatistiken der sog. Shunter und der Non-Shunter, dann fällt auf, daß es bei beiden etwa gleich häufig postoperativ zu neurologischen Defiziten kommt [6, 22, 29, 32]. Beim Verzicht auf einen Shunt entstehen die Defizite vermutlich bevorzugt als Folge der abklemmbedingten Ischämie; bei Anwendung eines Shunts resultieren die Defizite v. a. aus zerebralen Embolien, die auch bei Patienten auftreten, die eine ausreichende Kollateralzirkulation aufweisen und das Abklemmen auch ohne besondere zerebroprotektive Maßnahmen ohne Schaden überstanden hätten.

Die Problematik einer Shuntanwendung wird somit dadurch charakterisiert, daß nur ein Teil der Patienten wegen einer insuffizienten Kollateralzirkulation gefährdet ist und diese Patienten durch kein präoperatives Screeningverfahren risikolos erkannt werden können.

- Eine weitere Verbesserung der Operationsergebnisse scheint deshalb durch eine dritte Vorgehensweise möglich, nämlich eine selektive Shuntanwendung bei den wenigen Patienten, die wegen einer ungenügenden Kollateralisation von einer solchen Maßnahme profitieren [21, 26]. Da dies nicht von präoperativen Befunden abhängig gemacht werden kann, ist ein intraoperatives Monitoringverfahren erforderlich, das beim Abklemmen der A. carotis eine drohende oder beginnende klinisch relevante Ischämie der betroffenen Hirnhemisphäre sicher anzeigt. Der Nutzen einer selektiven Shuntanwendung steht und fällt deshalb mit der Zuverlässigkeit des entsprechenden Monitoringverfahrens, d. h. mit seiner Sensitivität (um keine abklemmbedingte Ischämie zu übersehen) und Spezifität (um möglichst keine unnötigen Shunts zu indizieren und dadurch Embolien zu riskieren).

Intraoperative Erkennung der abklemmbedingten Ischämie

Relativ einfach läßt sich eine abklemmbedingte Ischämie während einer Operation in Lokal- oder Regionalanästhesie am wachen Patienten anhand neurologischer Veränderungen diagnostizieren [15, 24]. Allerdings sprechen der dabei erforderliche Verzicht auf die zerebroprotektiven Eigenschaften der Allgemeinnarkose, die Inkaufnahme einer sympathikoadrenergen Stimulation und die eingeschränkten Kontrollmöglichkeiten vitaler Funktionen während der Operation gegen eine Operation in Lokalanästhesie. Die genannten Gründe erklären, abgesehen von einer geringen Akzeptanz des Verfahrens bei vielen Patienten, weshalb die meisten Chirurgen eine Allgemeinanästhesie zur Durchführung einer Karotisendarterektomie vorziehen.

Die Allgemeinanästhesie verhindert die direkte neurologische Funktionskontrolle und erschwert das Erkennen einer abklemmbedingten Ischämie. Die verschiedenen bisher hierfür vorgeschlagenen Verfahren zielen entweder auf eine Überwachung der O_2-Versorgung, auf eine Beurteilung der zerebralen Perfusion oder auf eine Registrierung der zerebralen Funktion.

Zur Überwachung der Hirnfunktion während der Karotisabklemmung wurden verschiedene Verfahren vorgeschlagen:
- Messung der O_2-Sättigung in der V. jugularis,
- Messung des konjunktivalen pO_2,
- Rückfluß- bzw. Stumpfdruckregistrierung,
- Messung der regionalen Hirndurchblutung,
- transkranielle Doppler-Sonographie,
- EEG (roh oder parametrisiert),
- Registrierung evozierter Potentiale (SEP),
- Operation in Lokalanästhesie.

Die Messung der jugularvenösen O_2-Sättigung bzw. die Registrierung der konjunktivalen O_2-Spannung haben nur historische oder anekdotische Bedeutung, da sie wohl globale zerebrale Durchblutungsveränderungen anzeigen können, jedoch nicht für die häufiger auftretenden regionalen Ischämien repräsentativ sind [18].

Unter den Verfahren, die über eine Erfassung hämodynamischer Parameter den Schluß auf eine ausreichende O_2-Versorgung zulassen sollen, ist die Messung des zerebralen Blutflusses mit der Xenonauswaschtechnik eine sehr aussagekräftige Methode. Wegen ihrer Aufwendigkeit fand sie jedoch keine allgemeine Anwendung in der klinischen Praxis, jedoch besitzt sie für wissenschaftliche Fragestellungen eine große Bedeutung [20].

Eine weite Verbreitung erreichte dagegen die einfach durchzuführende Messung des Karotisstumpfdrucks, der eine Aussage über die Intaktheit der Kollateralzirkulation ermöglichen soll. Es existiert aber inzwischen eine Fülle von Literatur, die eindeutig belegt, daß es sich bei der Stumpfdruckmessung zwar um ein Verfahren mit einer relativ großen Sensitivität, aber nur einer geringen Spezifität handelt, was sich in einer hohen Shuntfrequenz von ca. 30 % ausdrückt [2, 21]. Diese geringe Spezifität läßt sich dadurch erklären, daß der an der Schädelbasis gemessene Stumpfdruck keinen Rückschluß auf Perfusionsstörungen im Endstromgebiet erlaubt. Deshalb muß der kritische Schwellenwert sehr hoch angesetzt werden, sehr viel höher, als es bei vielen Patienten erforderlich wäre. Darüber hinaus liefert die Stumpfdruckmessung lediglich eine Momentaufnahme zu Beginn des Abklemmens und erlaubt keine kontinuierliche Überwachung.

Die transkranielle Dopplersonographie ermöglicht die Messung der Blutströmungsgeschwindigkeit in der A. cerebri media, die eine Hirnregion versorgt, die im Rahmen abklemmbedingter ischämischer Folgeschäden eine besonders große Rolle spielt. Allerdings gelten für dieses Verfahren viele der für die Stumpfdruckmessung gemachten Einschränkungen, zudem ist es intraoperativ relativ störanfällig und bei einigen Patienten überhaupt nicht anwendbar [7].

Die niedrige Spezifität und geringe Sensitivität der genannten Methoden rühren daher, daß mit ihnen die Hirnfunktion nicht direkt gemessen wird, sondern nur indirekte Schlüsse auf die Funktionsfähigkeit über hämodynamische oder metabolische Parameter möglich sind.

EEG- und SEP-Monitoring während der Abklemmphase

Die Erfassung der kortikalen Integrität in Narkose ist nur über eine Registrierung der hirnelektrischen Aktivität, d. h. mit relativ hohem technischem Aufwand möglich. Prinzipiell muß hierbei zwischen dem Spontan-EEG – entweder in Form eines Roh-EEG oder in parametrisierter Form – und den evozierten Potentialen unterschieden werden.

Am bekanntesten und bisher am weitesten verbreitet ist die Aufzeichnung des Roh-EEG. Die Vorteile dieses Verfahrens liegen in einer hohen Sensitivität. Aufgrund der vielen Ableitungen (meist 16 Kanäle) lassen sich auch fokale Ereignisse aufdecken. Die Nachteile sind in einem hohen zeitlichen, materiellen und personellen Aufwand, der ungenügenden Erfassung subkortikaler Veränderungen und vor allen Dingen in einer eingeschränkten Spezifität der Aussage zu sehen. Diese geringe Spezifität erklärt sich daraus, daß schon oberhalb eines kritischen zerebralen Blutflusses, bei dem es zu Störungen des Erhaltungsstoffwechsels der Zellen kommt, deutliche EEG-Veränderungen auftreten und daß das EEG stark von den zur Narkose verwendeten Anästhetika beeinflußt wird. Daraus resultiert eine relativ hohe Shuntfrequenz von 20–30 % [3, 21, 22].

Insbesondere hinsichtlich der beiden letztgenannten Punkte bietet die Ableitung evozierter Potentiale gegenüber dem spontanen EEG Vorteile, da hier pathologische Veränderungen erst bei einer stärker eingeschränkten zerebralen Perfusion auftreten und die wichtigen frühen Komponenten evozierter Potentiale weniger von Anästhetika beeinflußt werden [1, 5]. Entsprechend ihrem Generationsort im Mediastrombereich eignen sich für ein Monitoring im Rahmen der Karotischirurgie insbesondere die frühen Komponenten der somatosensorisch evozierten Potentiale (SEP) nach Medianusstimulation. Eigene Erfahrungen an einem großen Patientengut konnten die theoretischen Vorzüge und einige in der Literatur vorliegenden sehr positiven Berichte [10, 14, 17, 19, 25] über ihre praktische Anwendung bestätigen (Abb. 1).

Eigene Erfahrungen mit dem SEP-Monitoring

Bei SEP-Messungen im Rahmen von 482 Eingriffen stellte sich dabei der komplette SEP-Verlust als der entscheidende Indikator einer kritischen Minderperfusion im Rahmen einer Karotisabklemmung heraus [10, 26]. Insgesamt erlosch bei 22 (4,6 %) dieser 482 Eingriffe das kortikale Potential (bei erhaltenem zervikalen Kontrollpotential) vollständig (Tabelle 1).

Tabelle 1. SEP-Befunde während der Abklemmphase und postoperatives neurologisches Outcome

Kortikales SEP, nach Abklemmen (n)	Shuntanlage (n)		Postoperativer Neurostatus		
			unauffällig (n)	TIA (n)	Apoplex (n)
Erloschen 22 (4,6%)	Ohne Shunt	9	2	6[a]	1[a]
	Mit Shunt	13	10	2[a]	1[a]
Auslösbar 460 (95,4%)	Ohne Shunt	460	455	3[b]	2[b]
	Gesamtkollektiv 482		467 (96,9%)	11 (2,3%)	4 (0,8%)

Wahrscheinliche Ursache: [a] Abklemmischämie, [b] Thrombembolie.

In 9 Fällen erfolgte nach diesem Potentialverlust keine Shuntanlage. Dazu gehörten 7 Patienten, bei denen während einer initialen Studienphase prinzipiell kein Shunt implantiert wurde, wie es bis zu diesem Zeitpunkt Gepflogenheit in unserer Klinik war, und die Potentiale zur Validierung des Monitorings nur begleitend zur Operation aufgezeichnet wurden. Bei 2 Patienten konnte in einer späteren Phase aus operationstechnischen Gründen kein Shunt eingesetzt werden. Bei einem dieser 9 Patienten blieb der Potentialverlust auch nach dem Declamping bestehen. Er zeigte postoperativ einen ausgedehnten ischämischen

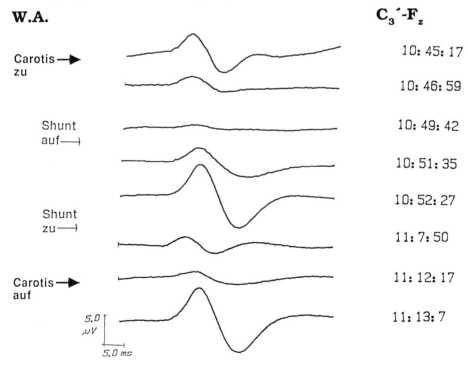

Abb. 1. Beispiel eines unter Shuntanlage reversiblen kortikalen Potentialverlustes (SEP)

Hirninfarkt in der operationsseitigen Hemisphäre. Bei den anderen 8 Patienten kam es nach dem Declamping zu einer Erholung des SEP, so daß 6 dieser 8 Patienten postoperativ ein passageres neurologisches Defizit über 1 bis maximal 24 h im Sinne einer transitorischen ischämischen Attacke aufwiesen. Die anderen beiden Patienten waren schon am Ende der Narkose neurologisch unauffällig.

Da sich in der ersten Studienphase eine deutliche Korrelation zwischen einem SEP-Verlust und einem neurologischen Defizit ergab, wurde in der Folgezeit – und das ist inzwischen unser Routineverfahren – bei 13 Patienten nach einem Verlust der zerebralen Potentialantwort ein Shunt angelegt (Abb. 1). Bei 11 dieser 13 Patienten kehrte daraufhin das Potential in die ursprüngliche Ausgangsamplitudenhöhe zurück. Nur einer dieser Patienten zeigte eine kurzfristige Halbseitensymptomatik über 30 min. Einmal erholte sich das Potential aufgrund einer verzögerten Shuntanlage nur unvollständig, einmal aufgrund eines zu geringen Shuntflusses überhaupt nicht, so daß es postoperativ zu einer transitorischen ischämischen Attacke bzw. zu einem Schlaganfall kam.

Während 460 der genannten 482 Operationen war die kortikale Primärantwort über die gesamte Clampingperiode eindeutig reproduzierbar, wenn auch gelegentlich amplitudenreduziert. Nach 455 dieser Eingriffe blieb der neurologische Status unverändert. Dreimal waren jedoch trotz erhaltener Potentialantwort unmittelbar nach der Extubation neurologische Ausfälle zu diagnostizieren. Die zusammenfassende Beurteilung dieser klinischen Verläufe, der postoperativen SEP und der Angiographiebefunde und vor allen Dingen des Operationssitus bei Revisionseingriffen belegen, daß diese Veränderungen nicht Folgen einer abklemmbedingten Minderperfusion, sondern einer lokalen Thrombosierung mit nachfolgender Embolisierung waren, ebenso wie 2 neue neurologische Defizite, die erst 2 h nach der Operation auftraten (Tabelle 1).

Berücksichtigt man, daß diese 5 neurologischen Defizite thromboembolischer Genese waren, d. h. nicht mit falsch-negativen SEP-Befunden (hinsichtlich einer abklemmbedingten Ischämie) einhergingen, so können aus den eigenen Ergebnissen folgende Schlußfolgerungen gezogen werden: Insgesamt sind nur etwa 4–5 % der Patienten in Narkose von einer klinisch relevanten abklemmbedingten Minderperfusion aufgrund einer insuffizienten Kollateralzirkulation betroffen. Durch eine SEP-Registrierung können diese Patienten mit einer Sensitivität von 100 % und einer Spezifität von ca. 99 % erkannt werden. Somit ist das SEP-Monitoring allen anderen bisher empfohlenen Monitoringverfahren überlegen. Das SEP-Monitoring schafft die Voraussetzungen dafür, daß neurologische Ausfälle als Folge einer Ischämie mit Hilfe einer suffizienten Shuntanlage vermieden werden können. Gleichzeitig gewährleistet seine hohe Spezifität eine Beschränkung der Shuntanwendung auf die wenigen Patienten, die davon profitieren, und mindert so das Risiko thrombembolischer Komplikationen.

Ein nicht zu unterschätzender Vorteil liegt darin, daß der Gefäßchirurg bei Patienten mit stabilen Potentialen ohne Zeitdruck sorgfältig desobliterieren kann, so daß sich auch dadurch die Rate operationstechnischer Komplikationen senken lassen sollte.

Narkoseführung

Verglichen mit den kontrovers diskutierten Hirnprotektions- und Überwachungsmaßnahmen ist das eigentliche anästhesiologische Vorgehen bei Karotisoperationen in Narkose, zumindest hinsichtlich der prinzipiellen Aspekte, weitgehend akzeptiert [11, 13, 23, 30]. Wichtiger als die Auswahl der speziellen Anästhetika ist die Aufrechterhaltung einer ausreichenden zerebralen, aber auch kardialen Perfusion. Dazu gehört die Vermeidung hypotoner Kreislaufveränderungen, die insbesondere in der Einleitungsperiode auftreten können. Hypertone Reaktionen, die u. U. für die zerebrale Perfusion von Vorteil wären, führen über eine Erhöhung des myokardialen O_2-Verbrauchs zu einer kardialen Gefährdung [12, 27]. Um den entsprechenden Blutdruckbereich festzulegen, der auch in Narkose vom Patienten gut toleriert wird, empfehlen sich sorgfältige und mehrmalige Blutdruckkontrollen (an beiden Armen) in der präoperativen Phase. Ein zuverlässiges intraoperatives zerebrales Monitoring kann eine ausreichende zerebrale Perfusion und damit ausreichende Perfusionsdrücke anzeigen, so daß unnötig hohe Blutdruckwerte und eine kardiale Belastung vermieden werden können. Der besondere Konflikt der Karotischirurgie: „Protection of the heart versus protection of the brain" läßt sich mit Hilfe eines solchen Monitorings lösen zugunsten von „Protection of the heart and the brain" [10, 31].

Für eine intraoperative Blutdruckeinstellung erscheint es nach vorliegenden Berichten günstiger, durch eine eher „flache" Narkoseführung ausreichende Blutdruckwerte sicherzustellen und diese dann bedarfsweise zu senken, als Blutdruckabfälle als Folge einer „tiefen Narkose" mit Vasopressoren zu behandeln. Wie bereits erwähnt, wird in manchen Zentren während der Abklemmphase eine Blutdruckerhöhung um ca. 15–20 % angestrebt, um die zerebrale Perfusion zu verbessern, wobei allerdings der Nutzen dieser Maßnahme bisher nicht eindeutig belegt ist. Es wird dabei empfohlen, bei diesem Vorgehen einen Grenzwert von systolisch 180 mm Hg wegen der zunehmenden myokardialen Belastung nicht zu überschreiten [23]. Um in jeder Phase der Operation die sich gelegentlich schnell wechselnde Blutdrucksituation ausreichend rasch kontrollieren zu können, ist eine arterielle Blutdruckmessung sinnvoll.

Die zerebrale Perfusion wird außer vom arteriellen Blutdruck auch ganz wesentlich vom arteriellen CO_2-Partialdruck bestimmt. Da es sich herausgestellt hat, daß – entgegen früheren Empfehlungen – sowohl eine Hyperkarbie (wegen intrazerebraler „Stealeffekte") als auch eine Hypokarbie (weil sie zu einer globalen Durchblutungsminderung und in ischämischen Bezirken zu einer weiteren Beeinträchtigung des Stoffwechsels führt) im Einzelfall schaden können, soll nach heutiger Ansicht eine Normokarbie angestrebt werden [11, 12, 13, 31]. Diese ist am besten mit Hilfe der kontinuierlichen endexspiratorischen CO_2-Messung sicherzustellen.

Hinsichtlich der Auswahl der einzelnen Anästhetika sollte zum einen deren mögliche Auswirkung auf die hämodynamische Stabilität, zum anderen ihr Einfluß auf den zerebralen Blutfluß und den zerebralen O_2-Verbrauch berücksichtigt werden. Weitere Anforderungen an das Narkoseverfahren sind, daß es ein rasches postoperatives Erwachen erlaubt (Beurteilung des neurologischen Zustands) und günstige Bedingungen für ein entsprechendes zerebrales Monitoringverfahren (z. B. SEP-Monitoring) liefert. Unter diesen Gesichtspunkten hat sich nach eigener Erfahrung eine modifizierte Neuroleptanästhesie bewährt.

Im einzelnen sollte darauf geachtet werden, daß eine adäquate Prämedikation über die Reduktion präoperativer Angst und Erregung der Entwicklung einer Hypertension entgegenwirkt, ohne allerdings die Patienten durch eine Übersedierung mit Atemdepression zu gefährden. Zur medikamentösen Prämedikation eignen sich am besten niedrige Benzodiazepindosen; in die medikamentöse Prämedikation sollten auch chronisch verabreichte Antihypertensiva, Antianginosa und evtl. Antiarrhythmika aufgenommen werden.

Die O_2-verbrauchssenkenden Eigenschaften der bekannten Induktionshypnotika lassen prinzipiell alle Substanzen für die Narkoseeinleitung geeignet erscheinen. Insbesondere bei Patienten mit zerebrovaskulärer Insuffizienz scheint allerdings Etomidat aufgrund seines geringeren Einflusses auf den arteriellen Blutdruck vorteilhaft zu sein. Unter den verschiedenen Möglichkeiten, eine intubationsinduzierte hyperdyname Kreislaufreaktion zu verhindern, empfiehlt sich die vorherige Gabe einer ausreichenden Dosis eines kurz wirksamen Opioids.

Zur Unterhaltung der Anästhesie eignen sich niedrige Konzentrationen volatiler Inhalationsanästhetika in einem N_2O-O_2-Gemisch. Der Vorteil der Inhalationsanästhetika liegt in der kurzen postoperativen Erholungsphase.

Neuere Erkenntnisse deuten an, daß unter den verschiedenen Inhalationsanästhetika Isofluran günstiger zu beurteilen ist als Enfluran und Halothan, weil Isofluran das Verhältnis von zerebralem Blutfluß und zerebralem O_2-Verbrauch günstiger beeinflußt als die anderen Substanzen und deswegen den größten zerebralprotektiven Effekt aufweist [9, 33]. Allerdings stammen diese Hinweise nicht aus direkten Vergleichen der drei Inhalationsanästhetika miteinander, sondern aus retrospektiven Studien und sind deshalb mit entsprechender Vorsicht zu interpretieren.

In einigen Kliniken wird zur weitergehenden zerebralen Protektion unmittelbar vor der Abklemmphase eine prophylaktische Barbituratdosis verabreicht. Der Wert dieser Maßnahme, die ein intraoperatives Monitoring der Hirnfunktion erheblich erschwert und als prophylaktische Gabe nur ungezielt und damit häufig auch unnötig zum Einsatz kommt, ist bisher jedoch nicht durch entsprechende Untersuchungen belegt [30].

Ein wichtiger, aber bisher nur wenig beachteter Aspekt scheint die Vermeidung einer intra- und postoperativen Hyperglykämie zu sein, da diese über eine lokale Erhöhung der Laktatkonzentration die biochemischen Folgen einer Ischämie oder eines Reperfusionsschadens verstärken kann [16].

Postoperative Phase

Die Gefährdung des Patienten endet nicht mit der Freigabe des Blutstroms oder dem Ende der Anästhesie. Es entstehen im Gegenteil gerade in den ersten

Stunden der postoperativen Phase einige neue Risiken, die den endgültigen Operationserfolg gefährden können.

An erster Stelle stehen hier wieder Abweichungen von einem erwünschten Blutdruckbereich, deren relativ große Häufigkeit durch die Manipulationen im Bereich des Karotissinus während der Operation mit entsprechenden Veränderungen der Barorezeptorenfunktion erklärt werden kann. Eine postoperative Hypotonie (erklärbar durch einen Wegfall dämpfender Effekte arteriosklerotischer Veränderungen auf die Barorezeptorenfunktion) kann erneute intrazerebrale Ischämien oder lokale Thrombosierungen provozieren. Postoperative Hypertonien (erklärbar im Sinne eines Entzügelungshochdrucks als Folge einer operationsbedingten Denervation des Karotissinus) können nicht nur zu einer verstärkten myokardialen Belastung führen, sie begünstigen auch postoperative Nachblutungen und zerebrale Reperfusionsschäden, die sich in Hirnödemen oder intrazerebralen Hämorrhagien ausdrücken können, und sind deshalb besonders gefährlich [8].

Eine zahlenmäßig geringere, aber im Einzelfall sehr bedeutsame Rolle spielen postoperative Atemregulationsstörungen, die auf eine Dysfunktion des Glomus caroticum, insbesondere nach beidseitigen Karotisrekonstruktionen, zurückzuführen sind.

Literatur

 1. Astrup J, Symon L, Branston NM, Lassen NA (1977) Cortical evoked potential and extracellular K^+ and H^+ at critical levels of brain ischemia. Stroke 8:51
 2. Beebe HG, Starr C, Slack D (1989) Carotid artery stump pressure: its variability when measured serially. J Cardiovasc Surg 30:419
 3. Blume WT, Ferguson GG, McNeill DK (1986) Significance of EEG changes at carotid endarterectomy. Stroke 17:891
 4. Boysen G (1973) Cerebral hemodynamics in carotid surgery. Acta Neurol Scand [Suppl] 49:52
 5. Branston NM, Symon L, Crockard HA, Pasztor E (1974) Relationship between the cortical evoked potential and local cortical blood flow following acute middle cerebral artery occlusion in the baboon. Exp Neurol 45:195
 6. Buche M, Greniere Y, Schoevaerdts JC, Jaumin P, Ponlot R, Chalant CH (1988) Comparative results after endarterectomy of the internal carotid artery performed with or without a shunt. J Cardiovasc Surg 29:428
 7. Burmeister W, Doerrler J, Maurer PC, Mix C (1987) Transcranielles Dopplermonitoring bei rekonstruktiven Eingriffen an der Carotisgabel. Angio 9:231
 8. Cole DJ, Drummond JC, Ruta TS, Ghazal BS, Osborne T (1990) Hemodilution and hypertension increase cerebral hemorrhage following focal cerebral ischemia in rats. Anesth Analg [Suppl] 70:66
 9. Cucchiara RF, Sundt TM, Michenfelder JD (1988) Myocardial infarction in carotid endarterectomy patients anesthetized with halothane, enflurane, or isoflurane. Anesthesiology 69:783
10. Dinkel M, Kamp HD, Schweiger H (1991) Somatosensorisch evotierte Potentiale in der Karotischirurgie. Anaesthesist 40:72
11. Fitch W (1976) Anaesthesia for carotid artery surgery. Br J Anaesth 48:65
12. Fourcade HE, Larson CP, Ehrenfeld WK, Hickey RF, Newton TH (1970) The effects of CO_2 and systemic hypertension on cerebral perfusion pressure during carotid endarterectomy. Anesthesiology 33:383

13. Gelb AW (1984) Anesthetic considerations for carotid endarterectomy. Int Anesthesiol Clin 22:153

14. Gigli GL, Caramia M, Marciani MG, Zarola F, Lavaroni F, Rossini PM (1987) Monitoring of subcortical and cortical somatosensory evoked potentials during carotid endarterectomy. comparison with stump pressure levels. Electroencephalogr Clin Neurophysiol 68:424

15. Hafner CD, Evans WE (1988) Carotid endarterectomy with local anesthesia: Results and advantages. J Vasc Surg 7:232

16. Hoffman WE, Braucher E, Pelligrino DA, Thomas C, Albrecht RF, Miletich DJ (1990) Brain lactate and neurologic outcome following incomplete ischemia in fasted, nonfasted, and glucose-loaded rats. Anesthesiology 72:1045

17. Jakobs LA, Brinkman SD, Morrell RM, Shirley JG, Ganji S (1983) Long-latency somatosensory evoked potentials during carotid endarterectomy. Am Surg 49:338

18. Larson CP, Ehrenfeld WK, Wade JG, Wylie EJ (1967) Jugular venous oxygen saturation as an index of adequacy of cerebral oxygenation. Surgery 62:31

19. Markand ON, Dilley RS, Moorthy SS, Warren C (1984) Monitoring of somatosensory evoked responses during carotid endarterectomy. Arch Neurol 41:375

20. Messick JM, Casement B, Sharbrough FW, Milde LN, Michenfelder JD, Sundt TM (1987) Correlation of regional cerebral blood flow (rCBF) with EEG changes during isoflurane anesthesia for carotid endarterectomy. Critical rCBF. Anesthesiology 66:344

21. Modica PA, Tempelhoff R (1989) A comparison of computerized EEG with internal carotid artery stump pressure for detection of ischemia during carotid endarterectomy. J Neurosurg Anesthesiol 1:211

22. Morawetz RB, Zeiger HE, McDowell HA, McKay RD, Varner PD, Gelman S, Halsey JH (1984) Correlation of cerebral blood flow and EEG during carotid occlusion for endarterectomy (without shunting) and neurologic outcome. Surgery 96:184

23. Pasch T (1982) Anästhesie bei der Karotischirurgie. Anästh Intensivmed 23:114

24. Peitzman AB, Webster MW, Loubeau JM, Grundy BL, Bahnson HT (1982) Carotid endarterectomy under regional (conductive) anesthesia. Ann Surg 196:59

25. Pozzessere G, Valle E, Santoro A, Delfini R, Rizzo PA, Cantore GP, Morocutti C (1987) Prognostic value of early somatosensory evoked potentials during carotid surgery: relationship with electroencephalogram, stump pressure and clinical outcome. Acta Neurochir 89:28

26. Schweiger H, Kamp HD, Dinkel M (1991) Somatosensory evoked potentials during carotid artery surgery: Experience in 400 operations. Surgery 109:602

27. Smith JS, Roizen MF, Cahalan MK et al. (1988) Does anesthetic technique make a difference? Augmentation of systolic blood pressure during carotid endarterectomy: Effects of phenylphrine versus light anesthesia and of isoflurane versus halothane on the incidence of myocardial ischemia. Anesthesiology 69:846

28. Steed DL, Peitzman AB, Grundy BL, Webster MW (1982) Causes of stroke in carotid endarterectomy. Surgery 92:634

29. Sundt TM, Ebersold MJ, Sharbrough FW, Piepgras DG, Marsh WR, Messick JM (1986) The risk-benefit ratio of intraoperative shunting during carotid endarterectomy. Ann Surg 203:196

30. Symon L (1985) Flow thresholds in brain ischaemia and the effects of drugs. Br J Anaesth 57:34

31. Wade JG (1977) Carotid endarterectomy. The anesthetic challenge. (ASA 28th Annual Refresher Course Lectures, no 218)

32. Whitney DG, Kahn EM, Estes JW, Jones CE (1980) Carotid artery surgery without a temporary indwelling shunt. Arch Surg 115:1393

33. Young WL, Prohovnik I, Correll JW, Ornstein E, Matteo RS, Ostapkovich N (1989) Cerebral blood flow and metabolism in patients undergoing anesthesia for carotid endarterectomy. Anesth Analg 68:712

Zusammenfassung der Diskussion zu Teil E

Frage:

Welches Vorgehen empfiehlt sich präoperativ bei thorakalen Aortenaneurysmen?

Antwort:

Prinzipiell besteht bei diesen Patienten immer die Gefahr einer Ruptur des Aneurysmas. Hinsichtlich der Gefährdung müssen wir unterscheiden zwischen dem disseziierenden Aneurysma der aszendierenden Aorta und des Aortenbogens einerseits und der deszendierenden Aorta andererseits. Bei den Aneurysmen der deszendierenden Aorta besteht die Gefahr der plötzlichen Ruptur nicht so sehr wie bei denen der proximalen Abschnitte der Aorta. Bestehen Zeichen der drohenden Ruptur, ist verständlicherweise unverzügliches Handeln notwendig. Liegen die Symptome der Ruptur nicht vor, sollte in jedem Falle die Aortographie durchgeführt werden. Grundsätzlich gelten akute Dissektionen der Typ-A-Aneurysmen als dringliche Operationsindikation. Eine vorliegende Hypertonie sollte immer behandelt werden, wobei nach dem Wheat-Protokoll β-Blocker im Vordergrund stehen [6]. Meist ist jedoch die Behandlung der Schmerzen durch Sedativa und Analgetika besonders dringlich, wodurch gleichzeitig auch die bestehende Hypertonie mit beeinflußt werden kann. Lassen sich die Rücken- bzw. Thoraxschmerzen nicht beeinflussen, kann dies als Zeichen einer Ausbreitung der Dissektion und einer zunehmenden Gefahr der Ruptur der Aorta gewertet werden.

Frage:

Wie stellt sich die Operationsindikation bei einem Typ-B-Aneurysma, vorausgesetzt, es liegen keine Zeichen einer drohenden Ruptur vor, kein Hämatothorax, keine zunehmende Verbreiterung des Mediastinums, kein Pseudokoarktationssyndrom?

Antwort:

Auch aus der Vollmar-Studie [5] geht eindeutig hervor, daß die elektive operative Versorgung des Typ-B-Aneurysmas bessere Resultate erbringt als die akute Versorgung. Entscheidend ist allerdings immer wieder die Abschätzung der Größenzunahme des Aneurysmas, um den kritischen Moment der drohenden Ruptur nicht zu übersehen. Ist diese engmaschige Kontrolle sicherzustellen, kann durchaus gewartet werden.

Frage:

Welchen Stellenwert haben die Regionalanästhesieverfahren intra- bzw. postoperativ bei Eingriffen an der Aorta?

Antwort:

Bei der chirurgischen Versorgung der *thorakalen* Aneurysmen hat sich die Epiduralanästhesie nicht bewährt. Die Notwendigkeit der systemischen Heparinisierung oder Gerinnungsstörungen anderer Art können für das Anlegen oder Belassen des Epiduralkatheters als mögliche Kontraindikation angesehen werden. – Bei *abdominellen* Aortenaneurysmen bietet die Epiduralanästhesie jedoch durchaus Vorteile in Kombination mit der Allgemeinanästhesie. Diese liegen v. a. in der postoperativen Phase (Analgesie, Sympathikolyse), allerdings ohne daß hierdurch die postoperative Morbidität gesenkt werden kann [3]. Voraussetzung ist auf jeden Fall, daß das Verfahren von speziell damit vertrauten Anästhesisten angewendet wird.

Frage:

Immer wieder stellt sich die Frage der intraoperativen Überwachung der Rückenmarkfunktion. Wie sind die Erfahrungen mit motorisch bzw. sensorisch evozierten Potentialen?

Antwort:

Im Grunde genommen müßte immer eine motorische und sensorische Funktionsüberprüfung erfolgen. Bisher ist allerdings speziell die Technik der Erfassung der motorisch evozierten Potentiale noch sehr wenig ausgearbeitet.

In einer Übersichtsarbeit von Laschinger [2] wird darauf hingewiesen, daß die Überwachung der motorischen Aktivität gegenüber der Erfassung der sensorisch evozierten Potentiale deutliche Vorteile hat. Solange sie nicht möglich ist, können nur die weniger aussagefähigen sensorisch evozierten Potentiale registriert und gleichzeitig der Blutdruck in der Aorta distal der Abklemmung gemessen werden. Rückenmarkischämien mit entsprechenden neurologischen Ausfällen sind dann zu erwarten, wenn es bei beiden Meßgrößen zu pathologischen Abweichungen kommt. In der Arbeit wird auch ausgeführt, daß bei einer Blutdruckanhebung distal der Aortenabklemmung sich die somatisch evozierten Potentiale wieder erholen können.

Frage:

Bei der Karotischirurgie stellt sich ebenfalls die Frage nach einer Überwachung der Gehirnfunktion, um intraoperativ auftretende Ischämien rechtzeitig zu erkennen. Im Beitrag von Kamp et al. wurde der Erfassung der SEP große Bedeutung beigemessen. Welche Bedeutung haben dagegen allgemeinere Überwachungsmethoden wie z. B. das EEG?

Antwort:

Das EEG gilt immer noch als das Verfahren mit der größten Sensitivität für die intraoperative Ischämiedetektion. Bei vollständigem Ableitprogramm werden auch fokale Läsionen erkannt, und Patienten, die einer erhöhten Gefahr postoperativer ischämischer Schädigung ausgesetzt sind, können identifiziert werden [1]. Dem steht in der Praxis die Notwendigkeit entgegen, daß eine Person mit ausreichender Erfahrung permanent anwesend sein und das Elektroenzephalogramm visuell beurteilen muß.

Im Bereich des besonders gefährdeten Mediastromgebiets sind somatisch evozierte Potentiale sehr gut geeignet, um Ischämien zu erfassen. Kritisch zu bewerten ist auch hier, daß bei der jetzigen Technik eine zweite Person zur Durchführung der Messung immer noch notwendig ist.

Die transkonjunktivale pO_2-Messung erfaßt nur das Versorgungsgebiet der A. carotis externa und kann höchstens eine Aussage machen über eine allgemein vorliegende Ischämie (z. B. im Schock), nicht jedoch über fokale, intrazerebrale Ischämien. Die früher propagierte Messung des „Stumpfdrucks" ist zu wenig spezifisch und nicht zu empfehlen [1].

Frage:

Welches Anästhesieverfahren ist zur Durchführung einer Karotisoperation besser geeignet, die Regionalanästhesie oder die Vollnarkose?

Antwort:

Ohne Zweifel ist bei Anwendung der Regionalanästhesie eine drohende Ischämie besser zu erkennen. Kommt es zu operationstechnischen Problemen, bietet die Allgemeinanästhesie Vorteile. Eine eindeutige Empfehlung kann nicht gegeben werden, weil die Ergebnisse bei beiden Verfahren gleich gut sind, wenn große Serien analysiert werden [4, 7].

Literatur

1. Lanier WL (1989) Cerebral function monitoring during carotid endarterectomy. J Neurosurg Anesthesiol 1:207
2. Laschinger JC, Izumoto H, Kouchoukos NT (1987) Evolving concepts in prevention of spinal cord injury during operations on the descending thoracic and thoraco-abdominal aorta. Ann Thorac Surg 44:667

3. Seeling W, Bruckmoser KP, Hüfner C, Kneitinger E, Rigg C, Rockemann M (1990) Keine Verminderung postoperativer Komplikationen durch Katheterepiduralanalgesie nach großen abdominellen Eingriffen. Anaesthesist 39:33
4. Trop D (1987) Carotid endarterectomy: general is safer than regional anesthesia. J Cardiothorac Anesth 1:483
5. Vollmar JF, Kogel H, Cyba-Altunbay S, Kunz R (1987) Traumatische Rupturen der thorakalen Aorta. Langenbecks Arch Chir 371:71
6. Wheat MW (1980) Acute dissecting aneurysms of the aorta: diagnosis and treatment. Am Heart J 99:373
7. Youngberg JA (1987) Regional anesthesia is preferable to general anesthesia for carotid artery surgery. J Cardiothorac Anesth 1:479

F. Verschiedene Aspekte

Perioperative antiarrhythmische Therapie und Schrittmacherbehandlung

H. Metzler

Präoperative Bewertung und Therapie von Rhythmusstörungen

Hinsichtlich der Risikobewertung kardialer Rhythmusstörungen läßt sich sowohl in der Anästhesiologie als auch Kardiologie ein klares Konzept formulieren: Die entscheidende Determinante bei der Bewertung von Rhythmusstörungen ist die kardiale Grundkrankheit! In der kardiologischen Literatur findet man zahlreiche Belege, daß selbst bei komplexen Rhythmusstörungen von ansonsten Herzgesunden kein erhöhtes Risiko besteht [8].

Ziel einer präoperativen Untersuchung ist es daher,
1. Art und Schwere der Rhythmusstörung zu erfassen und
2. eine vorliegende, ernste kardiale Begleiterkrankung auszuschließen:
    - latente oder manifeste Insuffizienz,
    - koronare Herzkrankheit mit und ohne Infarkt,
    - Kardiomyopathie,
    - Klappenfehler, v. a. Aortenstenosen,
    - seltenere Syndrome wie QT-Syndrom, Mitralklappenprolaps etc.

Für den elektiv-chirurgischen Eingriff sollte die präoperative Untersuchung folgende Parameter erfassen:
- Anamnese,
- physikalische Untersuchung,
- Ruhe-EKG,
- Thoraxübersichtsaufnahme,
- kleinen Laborstatus.

Vor einer Zuordnung kardialer Rhythmusstörungen müssen die häufigsten extrakardialen arrhythmogenen Faktoren ausgeschlossen werden:
- Hypokaliämie,
- Hypomagnesiämie,
- Digoxin über 2 µg/l,
- pathologische Schilddrüsenfunktion,
- Hypoxie, Schmerz, Angst,
- erhöhte exogene oder endogene Katecholaminspiegel.

In den letzten Jahren hat sich gezeigt, daß 2 Untersuchungsmethoden dem Anästhesisten wesentliche Zusatzinformationen liefern, auf die er bei Bedarf nicht mehr verzichten sollte:

1. Echokardiographie

Ihre wichtigsten Informationsgrößen sind globale und regionale Ventrikelfunktion, Klappenfunktion sowie der Ausschluß eines Perikardergusses.

2. Holter-Monitoring (Langzeit-EKG)

In allen Fällen von unklaren sowie bei Verdacht auf höhergradige Rhythmusstörungen sollte die Möglichkeit zur Langzeitelektrokardiographie in Anspruch genommen werden. In einer jüngst publizierten Studie konnten wir zeigen, daß die Sensitivität in einem präoperativen Patientenkollektiv deutlich über der des Ruhe-EKG liegt und sich sowohl bei bradykarden als auch tachykarden Rhythmusstörungen wertvolle, therapieleitende Informationen gewinnen lassen [13].

In der *Kardiologie* gelten als Gründe für die Einleitung einer antiarrhythmischen Therapie:
– lebenserhaltende Maßnahme im Notfall,
– beeinträchtigte Hämodynamik,
– subjektiv als unangenehm empfundene Symptomatik,
– prognostische Belastung.

In der *Anästhesiologie* ist der Zweck einer antiarrhythmischen Therapie meist global als Senkung des perioperativen Risikos formuliert. Zur Quantifizierung dieses Risikos bei bestehenden Rhythmusstörungen hat der von Goldman vor Jahren geschaffene multifaktorielle kardiale Risikoindex (CRI) unverändert Gültigkeit [5]. Fehlender Sinusrhythmus und mehr als 5 ventrikuläre Extrasystolen pro Minute werden nach Dekompensationszeichen (11 Punkte) und kurz zurückliegendem Infarkt (10 Punkte) jeweils mit der Zahl 7 bewertet. Daran lehnt sich auch die Mannheimer Risikocheckliste [10] expressis verbis an. 1990 weist Mangano erneut darauf hin, daß Rhythmusstörungen, v. a. in Verbindung mit koronarer Herzkrankheit oder linksventrikulärer Dysfunktion, verhängnisvoll sein können [11].

Primär fließen in die gängigen anästhesiologischen Risikoklassifizierungen insbesondere quantitative Arrhythmiebewertungen ein (also Zahl der Extrasystolen pro Zeiteinheit), hingegen weniger qualitative Arrhythmieklassifizierungen, deren bekannteste die von Lown und Wolf darstellt [9]. Trotz ihrer Schwächen hielt man in den letzten Jahren gerne an dieser Klassifikation fest. In der vorhin erwähnten Untersuchung konnten wir zeigen, daß bei Patienten mit Lown-I-III-Arrhythmien bzw. gut therapierbarem Lown-IV-Rhythmusstörungen intraoperativ keine schweren Arrhythmien oder andere hämodynamische Störungen zu erwarten sind, während bei Patienten mit nicht therapierten bzw. therapierbaren Lown-IV-Arrhythmien der intraoperative Verlauf uneinheitlich ist [13].

Rhythmusstörungen bei linksventrikulärer Insuffizienz

Bei der Kalkulation des CRI ergibt sich aus der Kombination kardialer De-kompensation und schwerer Rhythmusstörungen ein deutlich erhöhtes Risiko. Zahlreiche kardiologische Studien weisen darauf hin, daß bei Patienten mit schlechter Ventrikelfunktion, besonders in Verbindung mit koronarer Herz-krankheit, eine schlechte Prognose besteht. Die Therapie mit Antiarrhythmika ist nicht unproblematisch, zumal mit einer weiteren Verschlechterung der Pumpfunktion (Abfall des HZV bis 25 %) und einem proarrhythmogenen Ef-fekt (bis 20 %) gerechnet werden muß [17]. Bei Patienten mit ventrikulären Arrhythmien und herabgesetzter linksventrikulärer Funktion gilt Mexiletin als Mittel der Wahl. Zwei neuerdings in der Kardiologie diskutierte Substanzen, die sich in einigen Studien als günstig für die Therapie erwiesen haben, nämlich ACE-Hemmer (peroral) und paradoxerweise β-Blocker, kommen für die an-ästhesiologische Akutsituation nicht in Frage.

Rhythmusstörungen bei koronarer Herzkrankheit mit und ohne Infarkt

Die Inzidenz von Rhythmusstörungen bei Patienten mit koronarer Herzkrank-heit liegt zwischen 15 und 34 % [20]. Therapeutisches Ziel muß es sein, eher durch antanginöse Therapie als durch erzwungene Arrhythmiekosmetik eine Verbesserung der Situation zu erreichen. In der oft zitierten Arbeit von Maseri et al. [12] konnte gezeigt werden, daß eine antanginöse Therapie einer antiar-rhythmischen Therapie überlegen ist. Rhythmusstörungen bei Patienten nach Myokardinfarkt sind mit einer erhöhten Mortalität verbunden [16]. Trotz eini-ger negativer Ergebnisse bei großen „postinfarction trials" ist gerade in der perioperativen Phase bei häufigen und komplexen ventrikulären Arrhythmien eine antiarrhythmische Therapie zu empfehlen.

Rhythmusstörungen bei Kardiomyopathie (CMP)

Bei allen 3 CMP-Formen ist mit Rhythmusstörungen zu rechnen; besonders die hypertrophisch-obstruktive CMP weist maligne Rhythmusstörungen auch beim subjektiv beschwerdefreien Patienten auf [17]. Solche Patienten sollten präope-rativ unbedingt mit 24stündigem Holter-Monitoring abgeklärt und allenfalls antiarrhythmisch behandelt werden.

Rhythmusstörungen bei Klappenfehlern

Als weitaus kritischstes Vitium ist die höhergradige Aortenstenose einzustufen, da sie empfindlichst auf alle hämodynamischen Abweichungen reagiert. Ven-trikuläre Extrasystolen sind häufig, in 73 % der Fälle muß sogar mit Lown-III-und -IV-Arrhythmien gerechnet werden [15]. Holter-Monitoring ist empfehlenswert. Der Verlust des Sinusrhythmus wiegt besonders schwer und sollte unter Nutzung aller therapeutischen Möglichkeiten einschließlich Kardioversion und antiarrhythmischer Therapie (z. B. mit β-Blockern) wiedererzwungen werden. Bei Mitralvitien besteht häufig Vorhofflimmern, das durch therapeutische Maßnahmen in einen niedrigeren Frequenzbereich gebracht werden sollte. Das echte Mitralklappenprolapssyndrom ist meist von schweren Rhythmusstörungen begleitet, verlangt eine genaue präoperative Abklärung und allenfalls medikamentöse Therapie.

Über die *Therapiebedürftigkeit* kardialer Arrhythmien ist weder in der Anästhesie noch in der Kardiologie absoluter Konsens zu erreichen. Die spektakulären Ergebnisse der CAST-Studie haben ihrerseits dazu beigetragen, eingefahrene Therapievorstellungen in Frage zu stellen und die Unsicherheit zu erhöhen [4]. Einigkeit besteht wohl darüber, daß kardial gesunde Patienten auch mit höhergradigen Rhythmusstörungen (Lown III und IV) nicht therapiepflichtig sind. Ventrikuläre Extrasystolen kardial kranker Patienten gelten an unserer präoperativen Klinik als therapiebedürftig, wenn im *Ruhe-EKG* mehr als 5 Extrasystolen/min, oder im *Langzeit-EKG* mehr als 10 Couplets/24 h bei gleichzeitig gehäuften ventrikulären Extrasystolen bestehen. Mittel der Wahl ist Propafenon, ein Antiarrhythmikum der 1 C-Klasse, das auch β-Blocker und kalziumantagonistische Eigenschaften aufweist. Bei Therapieversagern bzw. schlechter linksventrikulärer Funktion bevorzugen wir Mexiletin. Ähnlich dem Therapiekonzept bei antihypertensiven Pharmaka wird eine laufende Therapie mit Antiarrhythmika präoperativ im allgemeinen bis zur Operation beibehalten.

Intraoperative Situation

Intraoperativ treten Rhythmusstörungen mit einer Häufigkeit zwischen 13 % und 84 % auf [2, 11]. Eine derart hohe Inzidenz an Rhythmusstörungen wurde allerdings nur in solchen Studien gefunden, bei denen das *EKG* kontinuierlich registriert und alle Formen von elektrokardiographischen Abnormitäten einbezogen wurden; d. h. die Inzidenz klinisch relevanter Arrhythmien ist gering und wird zwischen 0,9 % und 6 % angegeben [2, 11].

Grundsätzlich sind 3 Arrhythmiekategorien zu unterscheiden:

Benigne Rhythmusstörungen

Zugrunde liegen z. B. wandernder Schrittmacher, AV-Dissoziation, Knotenrhythmus und vereinzelte ventrikuläre Extrasystolen. Sie sind zumeist Ausdruck autonomer Imbalance oder oberflächlicher Narkose. Narkosevertiefung, Beendigung oder Unterbrechung mechanischer Stimuli, evtl. Atropin, machen eine spezielle antiarrhythmische Therapie meist überflüssig.

Schwere Rhythmusstörungen ohne kardiale Begleiterkrankung

Hierbei handelt es sich z. B. um ventrikuläre Extrasystolen höherer Lown-Klassifikation, extreme Sinustachykardie und Bradykardie, Blockbilder etc. Sie sind zumeist Ausdruck einer akut aufgetretenen kardiorespiratorischen Störung (wie Hypotension, Hypoxie, Hyperkapnie) und damit unmittelbar vital bedrohend. Primäre Therapie ist die unverzügliche Behebung der auslösenden Ursache.

Schwere Rhythmusstörungen bei bestehender kardialer Begleiterkrankung

Sie sind zumeist Ausdruck des spontanen oder provozierten Durchbrechens der kardialen Grundkrankheit. Dies gilt auch für die postoperative Phase, in der, wie es Mangano [11] formulierte, die „Rekapitulation" des präoperativen Arrhythmiemusters möglich ist. Die primäre Therapie ist grundkrankheitsorientiert.

Die meisten intraoperativ auftretenden Rhythmusstörungen lassen sich also durch Modifizierung des Narkoseverfahrens, Normalisierung der Blutgase, Beendigung mechanischer Stimuli und Kalium-Magnesium-Aspartat beherrschen. Eine spezielle antiarrhythmische Therapie schließt sich gewöhnlich erst bei Erfolglosigkeit der genannten Maßnahmen an. Für diese spezielle antiarrhythmische Therapie ist nach wie vor mit einer relativ kleinen Zahl von Antiarrhythmika auszukommen, mit deren Wirkungen, Nebenwirkungen, Dosierungen und v. a. ihrer prompten Handhabung in kritischen Situationen der Anästhesist allerdings absolut vertraut sein sollte.

Therapie

Soforttherapie tachykarder Herzrhythmusstörungen

Sinustachykardie: supraventrikuläre	β-Blocker, Sinusknotenhemmer;
Tachykardie:	Verapamil, Propafenon, Kardioversion.
WPW-Syndrom: tachykarde	Ajmalin, Propafenon;
Flimmerarrhythmie: tachykardes	Verapamil, Digoxin, Kardioversion, Esmolol;
Vorhofflattern: ventrikuläre	„overdrive suppression", Kardioversion, Digoxin;
Arrhythmien:	Lidocain, Mexiletin, Propafenon, Amiodaron.

Behandlung bradykarder Herzrhythmusstörungen

Atropin 0,5–1,0 mg i. v.,
Ipratropiumbromid 0,5 mg i. v.,
Orciprenalin 0,5–1,0 mg i. v.,
passagere oder permanente SM-Implantation.

Bei der Behandlung von Sinustachykardien haben sich neben β-Blockern auch spezifische Sinusknotenhemmer, z. B. Alinidin, aufgrund ihres günstigen hämodynamischen Profils bewährt [6]. Bedauerlicherweise sind diese Substanzen derzeit nicht verfügbar. Beim Präexzitationssyndrom kommen v. a. Ajmalin und Propafenon in Frage. Einzelne Autoren lehnen Verapamil und Digoxin bei supraventrikulären Tachykardien mit breitem QRS-Komplex ab, da sich die Ventrikelfrequenz in einzelnen Fällen weiter erhöhte [19]. Für die Behandlung der tachykarden Flimmerarrhythmie sind Verapamil und Digoxin die Substanzen erster Wahl. Neben der Kardioversion gibt es auch gute Erfahrungen mit Esmolol. Vorhofflattern ist im Gegensatz zu Vorhofflimmern zwar seltener, therapeutisch aber schwerer zu beeinflussen. Eine Overdrivesuppression mit Hilfe eines Schrittmachers ist besonders beim sog. „klassischen Vorhofflattern" mit einer Ventrikelfrequenz bis 150/min effektiv, während die Flatterformen mit höherer Ventrikelfrequenz eher auf Kardioversion ansprechen.

Für therapiepflichtige ventrikuläre Arrhythmien sind Antiarrhythmika der 1B-Klasse Mittel der Wahl. Lidocain ist die am häufigsten verwendete Substanz. Die Vorzüge von Mexiletin wurden oben erwähnt. Bei therapierefraktären Arrhythmien muß derzeit Amiodarone als potentestes Antirhythmikum, sowohl bei ventrikulären als auch supraventrikulären Arrhythmien, angesehen werden. Die lange Liste an Nebenwirkungen bezieht sich v. a. auf die orale Langzeittherapie und braucht im Notfall nicht berücksichtigt zu werden.

Perioperatives Management des Schrittmacherpatienten

Bei Schrittmacherpatienten bestimmen primär die Grundkrankheit und das oft sehr hohe Alter das Anästhesierisiko.

Im folgenden sind die häufigsten Ursachen für Störungen der Schrittmacherfunktion aufgelistet:
– Ausfälle des Schrittmacheraggregats durch elektrische oder elektromagnetische Interferenz (EMI) wie Elektrokauter, Kernspintomographie, Lithotripter;
– Beschädigung der Schrittmacherelektrode durch Kardioversion und Defibrillation;
– Störungen der Reizerkennung (Entranceblock);
– Störungen der Reizbeantwortung (Exitblock).

Die Anwendung des Hochfrequenzkauters kann potentiell immer die Funktion eines implantierten Schrittmachers stören, doch ist ein kompletter Funktionsausfall extrem selten [3]. Aufgrund der zahlreichen heute verwendeten Schrittmachersysteme mit ihren vielfältigen Funktionen ist präoperativ eine genaue Erfassung wesentlich. Bei Schrittmacherpatienten sollten daher präoperativ neben Anamnese, physikalischer Untersuchung, EKG, Thoraxübersichtsaufnahme und Kontrolle der Serumelektrolyte folgende Kontrollen erfolgen:
– Feststellung des Schrittmachersystems aus dem europäischen Schrittmacherpaß,
– Ausmessung der aktuellen Sensing- und Pacingfunktion,
– Prüfung auf ausreichenden Eigenrhythmus.

Je nach Schrittmachersystem ist folgendes Vorgehen empfehlenswert:

V00, A00: keine besonderen Maßnahmen, i. allg. unempfindlich gegen EMI;

VVI, nicht programmierbar: Magnetbereitstellung;

VVI, DDD etc. programmierbar: Programmiergerätbereitstellung;

Rate-responsive-Schrittmacher: Umprogrammieren auf VVI;

Antitachykardieschrittmacher: Deaktivieren!

Automatischer Defibrillator (AICD): Deaktivieren!

Die Umprogrammierung von VVI- und DDD-Modellen auf einen starrfrequenten V00-Modus wird heute nicht mehr empfohlen [21].

Perioperative Schrittmacherindikationen

Prinzipiell gelten für die perioperative Phase die gängigen kardiologischen Indikationen. Wir möchten uns hier auf die neuen Empfehlungen der Arbeitsgruppe Herzschrittmacher der Deutschen Gesellschaft für Herz- und Kreislaufforschung beziehen [1] und die absoluten Indikationen gekürzt auflisten:

1. Sinusknotenerkrankungen mit eindeutiger Symptomatik;
2. atrioventrikuläre Leitungsstörungen
   – bei Patienten mit Symptomen:
   AV-Block 3. Grades,
   AV-Block 2. Grades, Typ Mobitz II,
   AV-Block 2. Grades, Typ Wenckebach,
   AV-Block 1. Grades, infrabifurkal lokalisiert,
   – bei Patienten ohne Symptome:
   abhängig von der anatomischen Lokalisation des Blocks;
3. Vorhofflimmern mit langsamer Kammerfrequenz und eindeutiger Symptomatik;
4. hypersensitives Karotissinussyndrom vom kardioinhibitorischen Typ mit eindeutiger Symptomatik.

Während sich für viele bradykarde Rhythmusstörungen die Diagnose schon aus dem Ruhe-EKG stellen läßt, erweist sich v. a. für Synkopen in der Anamnese das Holter-Monitoring als wichtiges diagnostisches Hilfsmittel. In unserer präoperativen Ambulanz wurden im Zeitraum Juli 1987 bis Januar 1990 13 806 Patienten durch die präoperative Untersuchung geschleust; bei 57 Patienten ergab sich die Indikation zu einem Holter-EKG. Bei 9 Patienten bestand der Verdacht auf bradykarde Herzrhythmusstörungen, wobei sich dieser Verdacht bei 2 Patienten bestätigte und zur präoperativen Implantation eines permanenten Schrittmachers zwang. In 7 Fällen widerlegte der Holter-Befund den ausgesprochenen Verdacht [14].

Zur Implantation eines temporären Schrittmachers gibt es eigentlich keine speziellen perioperativen Indikationen; es gelten die in der Kardiologie üblichen Indikationen [1, 21]:

1. Überbrückung bis zur Implantation eines permanenten Schrittmachers bei schweren bradykarden Rhythmusstörungen;

2. schwere bradykarde Rhythmusstörungen von transienter Natur:
   – Intoxikation durch Digitalis, β-Blocker etc.,
   – Blockbilder bei akutem Myokardinfarkt,
   – Rechtsherzkatheter bei Linksschenkelblock.

Als prophylaktische Indikationen gelten bedingt AV-Block 1. und 2. Grades, sinuatrialer Block 2. Grades sowie bifaszikuläre Blockformen. Die früher immer wieder geforderte Implantation eines temporären Schrittmachers in der perioperativen Phase bei asymptomatischem bifaszikulärem Block wird heute als übervorsichtig erachtet.

Für die notfallmäßige Schrittmacherstimulation existieren zahlreiche Zugangswege:
– transkutan,
– transvenös mit Sonde oder bipolarem Ballon-Pacingkatheter,
– transvenös über einen PA-Katheter (Paceport),
– transösophageal,
– epikardial (v. a. in der Herzchirurgie).

Transkutane Schrittmachersysteme mit großflächigen Hautelektroden haben sich in letzter Zeit sehr bewährt. Effektive Stimulationsimpulse sind bei Plazierung der vorderen Elektrode am unteren linken Rippenrand und der hinteren Elektrode am unteren Rand der linken Scapula zu erzielen [7].

Literatur

1. Arbeitsgruppe Herzschrittmacher der Deutschen Gesellschaft für Herz- und Kreislaufforschung (1990) Empfehlungen zur Herzschrittmachertherapie. Herzschrittmacher, Elektrophys 1:42–51
2. Atlee JL (1990) Mechanisms for cardiac dysrhythmias during anaesthesia. Anesthesiology 72:347–374
3. Bach P, Markewitz A, Hoffmann E, Jülle P, Weinhold C, Werdan K, Steinbeck G (1988) Bedrohliche intraoperative Schrittmacher-Zwischenfälle. Herz/Kreislauf 4:107–109
4. Cardiac Arrhythmia Suppression Trial (CAST) Investigators (1989) Preliminary report: effect of encainide and flecainide on mortality in a randomized trial of arrhythmia suppression after myocardial infarction. N Engl J Med 321:406–412
5. Goldman L (1987) Multifactorial index of cardiac risk in noncardiac surgery: Ten-year status report. J Cardiothorac Anesth 7:237–244
6. Gombotz H, Metzler H, Rehak P (1988) Intraoperative heart rate – Alinidine vs. metoprolol. Acta Anaesth Scand 32:686–690
7. Kelly JS, Royster RL (1989) Noninvasive transcutaneous cardiac pacing. Anesth Analg 69:229–238
8. Kennedy L, James A, Whitlock BS, Michael MK, Kennedy LJ, Buckingham TA, Goldberg RJ (1985) Long-term follow up of asymptomatic healthy subjects with frequent and complex ventricular ectopy. N Engl J Med 24:193–197
9. Lown B, Wolff M (1971) Approaches to sudden death for coronary heart disease. Circulation 44:130–136
10. Lutz H (1980) Präoperative Risikoeinschätzung nach objektiven Kriterien. Anästh Intensivther Notfallmed 15:287–292
11. Mangano DT (1990) Perioperative cardiac morbidity. Anesthesiology 72:153–184
12. Maseri A, L'Abbate A, Chierchia S (1979) Significance of spasm in the pathogenesis of ischemic heart disease. Am J Cardiol 44:788–793

13. Metzler H, Rehak P, Mahla E, Rotman B, List WF (1990) Präoperative Risikoerfassung: Langzeitelektrokardiographie zur gezielten Arrhythmiediagnostik. Anästhesist 39:77–82

14. Metzler H, Mahla E, Rotman B, Gombotz H, List WF: Holter-Monitoring for Preoperative Assessment of Bradycardic Arrhythmias. In: Atlee JA, Gombotz H,: Perioperative Management of Pacemaker Patients. Springer, Berlin Heidelberg New York (im Druck)

15. Olshausen KV, Amann E, Hofmann NW et al. (1984) Ventricular arrhythmias before and late after aortic valve replacement. Am J Cardiol 54:142–146

16. Olsson G, Rehnqvist N (1989) Treatment of ventricular arrhythmias in the coronary patient: What sort of patient? For which rhythm disorder? With which procedure? Am J Cardiol 64:57J–60J

17. Rehnqvist N (1989) Arrhythmias and their treatment in patients with heart failure. Am J Cardiol 64:61J–64J

18. Royster RL (1988) Management of cardiac rhythm disturbances. ASA Refresher course Lectures 522:1–7

19. Royster RL (1989) Anesthesia and cardiac arrhythmias. ASA Refresher Course Lectures 221:1–7

20. Stern S, Banai S, Keren A, Tzivoni D (1990) Ventricular ectopic activity during myocardial ischemic episodes in ambulatory patients. Am J Cardiol 6S:412–416

21. Zaidan JR (1989) Perioperative management of the patient with a pacemaker. ASA Refresher Course Lectures 222:1–5

Standortbestimmung und Perspektiven des hämodynamischen Monitoring

J. Tarnow

Überwachung der elektrischen Herzfunktion

Das Spektrum der perioperativen EKG-Überwachung umfaßt die kontinuierliche Anzeige der elektrischen Herzfrequenz, die Diagnose von Arrhythmien, die Erkennung von Myokardischämien, die Überwachung von Schrittmacherfunktionen, die Erkennung von Elektrolytstörungen und die Differentialdiagnose bei Kreislaufstillstand (Asystolie vs. Kammerflimmern). Das EKG sagt nichts über die Frequenz oder gar Qualität der mechanischen Herzfunktion aus, die Sensitivität bei der perioperativen Ischämiediagnostik ist begrenzt. Um so mehr kommt es darauf an, die vorhandenen Möglichkeiten des EKG besser zu nutzen und weit verbreitete methodische Mängel, insbesondere bei der Überwachung von Patienten mit koronarer Herzkrankheit, zu vermeiden (s. unten)

Überwachung der O_2-Versorgung des Herzens

Aus der besonders in den letzten Jahren dokumentierten hohen Inzidenz perioperativer Myokardischämien und der Tatsache, daß die Ischämie-Häufigkeit mit der Inzidenz postoperativer Myokardinfarkte bzw. Reinfarkte korreliert [16], ergibt sich die Notwendigkeit, Ischämien möglichst frühzeitig und lückenlos zu diagnostizieren sowie umgehend zu behandeln. Nachfolgende Liste gibt einen Überblick der gegenwärtig zur Verfügung stehenden diagnostischen Möglichkeiten:

Subjektiv (Angina pectoris)
Elektrokardiographie
a) Ableitung V_4 oder V_5, visuelle oder rechnergestützte Auswertung
   (Aufzeichnung einer ST-Segment-Trendlinie)
b) Präkordiales mapping
c) Ösophagus-EKG

Pulmonaliskatheter
a) Anstieg des PCWP
b) Auftreten prominenter a/v-Wellen in der phasisch registrierten PCWP-Kurve

2 D-Echokardiographie
(Erfassung regionaler Kontraktionsanomalien, vorzugsweise von apikal oder transösophageal)

Kardiokymographie
(Erfassung regionaler Kontraktionsanomalien)

„Nuclear stethoscope"
(Bestimmung der Auswurffraktion)

Sondierung des Sinus coronarius und der V. cordis magna
a) Durchblutungsmessung global und regional
b) Messung der globalen und regionalen O_2-Sättigung
c) Messung der globalen und regionalen Laktatkonzentration

Abgesehen davon, daß einige der hier aufgeführten Methoden nur eine begrenzte diagnostische Empfindlichkeit aufweisen, stehen auch andere Gründe (z. B. Invasivität, Strahlenschutzbestimmungen, hohe Kosten) einer breiten klinischen Anwendung im Wege.

Bei der Verwendung von Pulmonaliskathetern kann aus akuten Anstiegen des linksventrikulären Füllungsdruckes (PCWP) und dem Auftreten prominenter a/v-Wellen auf eine akute Myokardischämie geschlossen werden. Bislang fehlen allerdings Beweise dafür, daß ein konsequenter diagnostischer Einsatz von PA-Kathetern im Vergleich zum EKG präventive oder zumindest rechtzeitige antiischämische Therapiemaßnahmen begünstigt und zu einer nachweisbaren Senkung der perioperativen Ischämie- und Infarktinzidenz führt.

Mit Hilfe der Kardiokymographie oder der 2D-Echokardiographie lassen sich akute segmentale Kontraktionsanomalien als frühes und derzeit empfindlichstes Ischämiesymptom nachweisen. Bei der Kardiokymographie wird aus Änderungen des elektromagnetischen Feldes auf ischämiebedingte Kontraktionsanomalien der Vorderwand geschlossen. Ischämien im Bereich der inferioren, posterioren und lateralen Abschnitte des linken Ventrikels werden jedoch nicht erfaßt. Da mit der Kardiokymographie auch Bewegungen der Brustwand registriert werden, müssen die Messungen in Apnoe (endexspiratorisch) durchgeführt werden [6].

Die Echokardiographie (vorzugsweise vom Ösophagus aus) nimmt unter den neueren Methoden zweifellos eine Sonderstellung ein [8, 17], da sie Kontraktionsanomalien aller Wandsektoren des linken Ventrikels mit hoher Bildqualität zu erfassen imstande ist und sich insbesondere der Elektrokardiographie als eindeutig überlegen erwiesen hat. Die transösophageale Echokardiographie ist allerdings zumindest für den wachen Patienten keineswegs als nicht-invasiv zu bezeichnen, zudem dürfte eine Reihe anderer Gründe einer weiten Verbreitung dieser Überwachungstechnik entgegenstehen:

1. Nicht alle Wandbewegungsstörungen sind ischämiebedingt.
2. Nicht alle Ischämien werden erfaßt.
3. Das Verfahren ist in der Regel nicht anwendbar in Phasen mit erhöhter Ischämiegefährdung (Laryngoskopie, Intubation, Ausleitung).
4. Es fehlt an (nur ausnahmsweise erreichbarer) Erfahrung von Anästhesisten in der Auswertung von Echokardiographiebefunden.
5. Hohe Kosten.

Mäßiggradige oder ausgedehnte regionale Myokardischämien gehen häufig mit einer akuten Abnahme (> 5%) der Auswurffraktion einher. Mit Hilfe einer miniaturisierten Gammakamera („nuclear stethoscope") ist es nach Injektion von ^{99m}Tc-markierten Erythrozyten auch im Operationssaal möglich, fortlaufend linksventrikuläre Volumina darzustellen und die Ejektionsfraktion zu bestimmen [3]. Kompensatorische Kontraktionszunahmen in nicht-ischämischen Randzonen können allerdings den diagnostischen Wert dieser Methode insofern einschränken, als eine normale globale Ejektionsfraktion die Präsenz einer regionalen ischämischen Dysfunktion nicht ausschließt.

Messungen des Flusses im Koronarsinus und/oder der großen Herzvene erlauben per se keine Aussage über die O_2-Versorgung des Herzens. Zusätzliche metabolische Untersuchungen (Laktat) können Hinweise auf eine Myokardischämie ergeben. Durch Blutzuflüsse aus gut perfundierten Myokardarealen ist die diagnostische Empfindlichkeit von Laktatmessungen begrenzt. Auch in Anbetracht ihres invasiven Charakters und des geringen zeitlichen Auflösungsvermögens sind Fluß- und Laktatmessungen im Sinus coronarius für die perioperative Beurteilung der myokardialen O_2-Versorgung wenig geeignet.

Aus den genannten Einschränkungen der erwähnten, z. T. neueren Techniken ergibt sich, daß das EKG trotz seiner begrenzten diagnostischen Sensitivität nach wie vor als ein unverzichtbares Instrument der perioperativen Diagnose einer Myokardischämie anzusehen ist. Die Informationsmöglichkeiten dieser Methode müssen jedoch vollständig genutzt und häufig zu beobachtende Mängel bei der praktischen Anwendung vermieden werden:

1. zu hoher Hautwiderstand (> 5000 Ω),
2. keine linkspräkordiale(n) Ableitung(en),
3. falsche Elektrodenposition (z. B. von V_5),
4. keine Registrierung,
5. fehlende Eichung des Signals (1 mV = 10 mm),
6. Beurteilung des ST-Segments zu einem willkürlichen Zeitpunkt (statt 60−80 ms nach J),
7. fehlerhafte Wiedergabe niederfrequenter ST-Potentiale durch ungeeignete Filter (von der AHA empfohlene Frequenzbreite: 0,05−100 Hz).

Bei Patienten mit koronarer Herzkrankheit sollten 5-Elektroden-Systeme für 7 EKG-Ableitungen (einschließlich V_5) verwendet werden. Die Sensitivität der Ischämiediagnostik läßt sich durch zusätzliche linkspräkordiale Ableitungen, durch ein (intraoperativ zumeist jedoch nicht praktikables) präkordiales Mapping (16−72 Ableitungen) oder durch ein bipolares Ösophagus-EKG (Erfassung von Hinterwandischämien) verbessern. Neuere Untersuchungen, die gezeigt haben, daß 40% aller Ischämien im Bereich der Hinterwand lokalisiert sind, sollten dazu Anlaß geben, die zu Unrecht in Vergessenheit geratene Möglichkeit, ein EKG im Ösophagus abzuleiten, häufiger als bisher zu nutzen.

Steht lediglich ein 3-Elektroden-System zur Verfügung, kann durch eine entsprechende Elektrodenplazierung (z. B. CM_5, CB_5) ein bipolares linkspräkordiales EKG („poor man's V_5") abgeleitet werden (Ableitungswahlschalter in

Stellung 1). Eine fehlerfreie Interpretation des ST-Segments setzt eine Registriermöglichkeit, eine sorgfältige Eichung (1 mV = 10 mm), einen ausreichend hohen Papiervorschub (50 mm/s) und eine Analyse zum richtigen Zeitpunkt (60 mm/s nach J voraus). Eine rechnergestützte Auswertung (Aufzeichnung einer ST-Trendlinie) erleichtert die Ischämiediagnostik. Die vielfach zu beobachtende Beschränkung auf visuell-oszilloskopische Analysen des ST-Segments bei zumeist willkürlicher und im Operationsverlauf oft auch noch wechselnder Verstärkung des Signals erlaubt keine verläßliche Diagnose.

Überwachung von Drücken und kardialer Pumpfunktion

Abgesehen von der Bedeutung, die der Kenntnis des arteriellen Blutdrucks per se zukommt, lassen sich allein schon aus der Beobachtung arterieller Druckkurven wertvolle klinische Schlüsse ziehen.

Die Messung des zentralen Venendruckes dient in der operativen Medizin zumeist dem Zweck, den Füllungszustand des kapazitiven Gefäßsystems zu beurteilen und danach z. B. eine Infusions- bzw. Transfusionstherapie auszurichten. Dabei ist einerseits zu beachten, daß erst die Verlaufsbeobachtung (und nicht der einzelne Meßwert) diagnostische Schlüsse und rationale therapeutische Schritte erlaubt und daß andererseits die Höhe des zentralen Venendruckes außer vom Füllungszustand der venösen Gefäße durch eine Reihe anderer Faktoren mitbestimmt wird (Körperlage, Funktion des rechten Ventrikels, Venentonus, zeitliche Koordinierung von Vorhof- und Kammerkontraktion, intrathorakaler Druck, intraperikardialer Druck, evtl. Funktion des linken Ventrikels).

Die Messung des arteriellen Druckes sowie der Drücke im kleinen Kreislauf (CVP, RVP, PAP, PCWP) erlaubt im gewissen Umfang Rückschlüsse auf die Funktion des rechten und linken Ventrikels. Die Aussagekraft dieser Daten nimmt zu, wenn außerdem das Herzzeitvolumen und die gemischtvenöse O_2-Sättigung (punktuell oder kontinuierlich), die $D_{av}O_2$ und die O_2-Aufnahme ($\dot{V}O_2$) bestimmt werden. Das HZV läßt sich punktuell mit Hilfe von Indikatorverdünnungsmethoden oder nach dem Fickschen Prinzip sowie kontinuierlich mittels Dopplerechokardiographie (suprasternal, transösophageal, transtracheal), mit elektrischen Impedanztechniken (transthorakal, intraventrikulär) oder der Pulse-contour-Methode ermitteln (s. folgende Übersicht). Die Verläßlichkeit dieser Techniken ist schon deshalb schwierig zu beurteilen, weil eine exakte Referenzmethode (wenn man vom Fickschen Prinzip absieht) nicht verfügbar ist.

Messung des Herzzeitvolumens:
- Indikatorverdünnung (Farbstoff, Kälte) [5],
- Dopplerechokardiographie (suprasternal, transösophageal, transtracheal) [1, 12,15],
- Ficksches Prinzip [13],
- „pulse contour" [19],
- Impedanztechnik (transthorakal, intraventrikulär) [9, 11].

Messung der Auswurffraktion:
- Thermodilution (RV) [7],
- Gammakamera (LV) [3],
- 3 D-Echokardiographie [10].

Beurteilung intrakardialer Flüsse:
- Farbdopplerechokardiographie [2, 4].

Der seit nunmehr nahezu 2 Jahrzehnten bei zahllosen schwerkranken Patienten eingesetzte PA-Thermodilutionskatheter bietet zwar eine Fülle von potentiell wertvollen Informationsmöglichkeiten, die Diskussion über die Relation von Risiken und Kosten zum Nutzen dieser Überwachungsmethode ist jedoch noch nicht abgeschlossen [14]. Es fehlt immer noch eine kontrollierte prospektiv randomisierte Untersuchung mit dem Nachweis einer Senkung der perioperativen Morbidität und Letalität als dem unmittelbaren Resultat einer besseren Überwachung mit Hilfe des PA-Katheters. Dies ist auch der Grund dafür, daß es einen allgemein akzeptierten Indikationskatalog – v. a. für den Bereich der intraoperativen Patientenüberwachung – bislang nicht gibt.

Neuere Untersuchungsverfahren, die eine Überwachung von Pumpfunktionen, Ventrikelvolumina und auch intrakardialen Flüssen erlauben, besitzen (z. B. gegenüber dem Pulmonaliskatheter) den Vorteil einer geringeren Invasivität und die Möglichkeit einer kontinuierlichen Flußmessung. Die Nachteile dieser Methoden sind, daß sie keine Druckmessungen erlauben und die Anschaffungskosten unverhältnismäßig hoch sind. Darüber hinaus muß auch hier erst der Nachweis erbracht werden, daß sich aus der Kenntnis fortlaufend gemessener Herzzeitvolumina, der Auswurffraktion oder von Ventrikelvolumina für den herzkranken Patienten sinnvolle therapeutische Interventionen ergeben, die im Vergleich zu den Möglichkeiten herkömmlicher Überwachungsmethoden eine Senkung der perioperativen Morbidität und Letalität begünstigen.

Beurteilung der kontraktilen Funktion

Die Bestimmung der Ejektionsfraktion (rechtsventrikulär mittels Thermodilution, linksventrikulär mittels „nuclear stethoscope", s. oben) gestattet eine Aussage über den Inotropiezustand des Myokards, wenn Nachlasteffekte mit berücksichtigt werden (vgl. [18]). Bei konstanter Vorlast und Herzfrequenz ist die maximale isovolumetrische Druckanstiegsgeschwindigkeit im linken Ventrikel (LV dp/dt_{max}) ein empfindliches Maß für akute Änderungen der Kontraktilität. Als weitgehend lastunabhängiges Inotropiekriterium ist die Steilheit linearer endsystolischer Druck-Volumen-Beziehungen anzusehen. Die Anwendung dieser invasiven Methoden hat jedoch lediglich für die Bearbeitung wissenschaftlicher Fragestellungen eine gewisse Bedeutung erlangt. Aber auch nicht-invasiv bestimmbare Kontraktilitationsparameter wie z. B. systolische

sche Zeitintervalle (STI) scheinen als frequenz- und lastabhängige Inotropiegrößen für die Patientenüberwachung in der operativen Medizin entbehrlich zu sein.

Es bedarf keiner prophetischen Gaben, um abschießend festzustellen: Als Eckpfeiler der hämodynamischen Überwachung in der operativen Medizin werden die Messung der Herzfrequenz und des Blutdruckes, die Elektrokardiographie und v. a. die klinische Beobachtung unentbehrlich bleiben. Neuere apparative Überwachungstechniken werden auch in Zukunft diese Eckpfeiler nicht ersetzen können. Ob sie als Ergänzung des derzeitigen Instrumentariums breiteren Eingang in die klinische Praxis finden, hängt in erster Linie davon ab, ob ihr Nutzen für die Patienten in einem angemessenen Verhältnis zu den Kosten steht. Niemals jedoch darf ein Überwachungsgerät die Aufmerksamkeit des Arztes stärker in Anspruch nehmen als der Patient.

Literatur

1. Abrams JH, Weber RE, Holmen KD (1989) Transtracheal doppler: A new procedure for continuous cardiac output measurement. Anesthesiology 70:134
2. Bruijn NP de, Clements FM, Kisslo JA (1987) Intraoperative transesophageal color flow mapping: Initial experience. Anesth Analg 66:386
3. Giles RW, Berger HJ, Barash PG et al. (1982) Continuous monitoring of left ventricular performance with the computerized nuclear probe during laryngoscopy and intubation before coronary artery bypass surgery. Am J Cardiol 50:735
4. Greeley WJ, Stanley TE, Ungerleider RM et al. (1989) Intraoperative hypoxemic spells in tetralogy of Fallot. An echocardiographic analysis of diagnosis and treatment. Anesth Analg 68:815
5. Guyton AC, Jones CE, Coleman TG (1973) Circulatory physiology: Cardiac output and its regulation. Saunders, Philadelphia, pp 4–80
6. Häggmark S, Hohner P, Östman M et al. (1989) Comparison of hemodynamic, electrocardiographic, mechanical, and metabolic indicators of intraoperative myocardial ischemia in vascular surgical patients with coronary artery disease. Anesthesiology 70:19
7. Kay HR, Afshari M, Barash P et al. (1983) Measurement of ejection fraction by thermal dilution techniques. J Surg Res 34:337
8. Leung JM, O'Kelly B, Browner WS et al. (1989) Prognostic importance of postbypass wall-motion abnormalities in patients undergoing coronary artery bypass graft surgery. Anesthesiology 71:16
9. McKay RG, Pears JR, Aroesty JM et al. (1984) Instantaneous measurement of left and right ventricular stroke volume and pressure-volume relationships with an impedance catheter. Circulation 69:703
10. Martin EW, Graham MM, Kao R et al. (1989) Measurement of left ventricular ejection fraction and volumes with three dimensional reconstructed transesophageal scans: Comparison to radionuclide and thermal dilution measurements. J Cardiothorac Anesth 3:257
11. Porter JM, Swain ID (1987) Measurement of cardiac output by electrical impedance plethysmography. J Biomed Eng 3:222
12. Roewer N, Bednarz F, Kochs E et al. (1988) Intraoperative Bestimmung des Herzzeitvolumens mit der transösophagealen gepulsten Doppler-Echokardiographie. Anästhesist 37:345
13. Seltzer A, Sudrann RB (1958) Reliability of the determination of cardiac output in man by means of the Fick principle. Circ Res 6:485
14. Sibbald WJ, Sprung CL (1988) The pulmonary artery catheter. The debate continues. Chest 94:899

15. Singer M, Clarke J, Bennett D (1989) Continuous hemodynamic monitoring by esophageal doppler. Crit Care Med 17:447
16. Slogoff S, Keats AS (1985) Does perioperative myocardial infarction lead to postoperative myocardial infarction? Anesthesiology 62:107
17. Smith JS, Cahalan MK, Benefiel DJ et al. (1985) Intraoperative detection of myocardial ischemia in high risk patients: electrocardiography vs. two-dimensional transesophageal echocardiography. Circulation 72:1015
18. Tarnow J (1988) Clinical possibilities and limitations of techniques assessing the effects of anaesthetics on myocardial function. Br J Anaesth 60:52S
19. Wesseling KH, Purschke R, Smith NT et al. (1976) A beat-to-beat cardiac output computer for clinical monitoring. In: Payne JP, Hill DW (eds) Real time computing in patient management. Peregrinus, Stevenage, pp 92–112

Anästhesiologische Besonderheiten bei Patienten nach Herztransplantation

B. M. Weiss und *E. R. Schmid*

Orthotope Herztransplantationen (HTPL) werden seit 10 Jahren weltweit in zunehmender Anzahl durchgeführt und sind an immer mehr medizinischen Zentren zu Routineeingriffen geworden. Die 30-Tage-Mortalität ist zwischen 1980 und 1988 von 17% auf weniger als 9% gesunken. Die Langzeitüberlebensrate nach HTPL beträgt ca. 90% nach einem Jahr, ca. 80% nach 5 Jahren und ca. 70% nach 10 Jahren [20]. Entsprechend ist zu erwarten, daß Anästhesieärzte in den Transplantations- wie auch in anderen medizinischen Zentren immer häufiger mit herztransplantierten Patienten konfrontiert werden, welche einen chirurgischen oder diagnostischen Eingriff benötigen.

Adaption der kardiovaskulären Funktion nach HTPL

Die Funktion des irreversibel denervierten Herztransplantats ist grundsätzlich von folgenden Faktoren abhängig:
1. der erhaltenen Sinusknotenfunktion des Spenderherzens;
2. der Möglichkeit, die kardiale Leistung durch Erhöhung der Vorlast und des Schlagvolumens zu steigern ohne autonom-reflektorische Erhöhung der Herzfrequenz und der Kontraktilität;
3. der erhaltenen Funktion der myokardialen adrenergen Rezeptoren;
4. der erhaltenen Autoregulation des Koronarflusses [3, 4, 9, 11, 17, 19, 23, 24, 26].

Im Frühverlauf nach HTPL sind Herzrhythmusstörungen und hämodynamische Instabilitäten nicht selten. In der Regel stabilisiert sich jedoch die elektrophysiologische und hämodynamische Funktion des Transplantats relativ schnell. Eine längerdauernde medikamentöse antiarrhythmische Therapie oder die Implantation eines definitiven Schrittmachers ist nur bei einem sehr kleinen Prozentsatz der Empfänger notwendig. Im weiteren Verlauf entwickeln 40–90% der mit Cyclosporin behandelten Empfänger eine arterielle Hypertonie mit konsekutiver linksventrikulärer Hypertrophie [3, 4, 8, 9, 14, 16, 26]. Der rechte Ventrikel kann v. a. bei vorbestehender pulmonaler Hypertonie und/oder bei chirurgisch-technisch bedingter Trikuspidalklappeninsuffizienz (Dilatation des Klappenanulus) dekompensieren. Die rechtsventrikuläre Funktion erholt sich langsamer – mehr oder weniger mit der Rückbildung der pulmonalen Hypertonie. Eine leichte bis mäßige Trikuspidalklappeninsuffizienz und rechtsventrikuläre Dilatation können monatelang unverändert bleiben [2, 9, 26].

Im Spätverlauf nach HTPL adaptiert sich die Herz-Kreislauf-Funktion, aber die Stabilisierung ist nie endgültig. Das transplantierte Herz zeigt in Ruhe eine normale Kontraktilität und normale Kontraktilitätsreserve. Der hypertrophe linke Ventrikel ist in der Lage, den hypertoniebedingten erhöhten Wandstreß zu kompensieren [3, 4, 14, 16, 26]. Die arterielle Hypertonie wird durch cyclosporininduzierte renale und systemische Arteriolo- und Venokonstriktion, erhöhte Aktivität des adrenergen oder Renin-Angiotensin-Aldosteron-Systems, Niereninsuffizienz, Hypervolämie und eine Reihe anderer Faktoren erklärt [3, 4, 8, 9, 14, 16, 26]. Verlaufskontrollen bei einer großen Zahl von Patienten zeigen, daß die hämodynamischen Parameter jahrelang nach HTPL im Normbereich bleiben [15]. Die Inzidenz der Graftkoronarsklerose ist hoch und beträgt 3–5 Jahre nach HTPL 40–60 % [1]. Diese manifestiert sich nicht mit Angina pectoris (Denervation!), und deshalb sind in regelmäßigen Abständen Koronarangiographien notwendig. Eine Re-HTPL ist bei einem niedrigen Prozentsatz (ca. 2 %) der Patienten, meistens wegen akuter Abstoßung oder Graftatherosklerose, erforderlich [1]. Lebensqualität und Langzeitadaptation nach HTPL sind subjektiv und objektiv in der Regel sehr gut [6]. Athletische Leistungen sind bei Herztransplantierten nicht selten, und auch Schwangerschaften werden gut toleriert [7]. Meistens ist jedoch die physische Belastbarkeit subnormal [23, 26].

Belastungsuntersuchungen

Die Belastungstests bei Patienten mit transplantiertem Herz zeigen besonders deutlich, über welche Regulationsmechanismen das denervierte Herz unter Streß verfügt (Abb. 1). Die Herzfrequenz steigt zu Beginn der statischen oder dynamischen Belastung verzögert an (ca. 5–7 min bis zum Maximalwert), und das Herzminutenvolumen wird primär über eine Schlagvolumenerhöhung gesteigert. Die dafür erforderliche Erhöhung des Rückflusses wird durch die periphere Gefäßregulation ermöglicht. Der arterielle Druckanstieg ist initial vergleichbar mit demjenigen bei gesunden Probanden. Im Gegensatz zum normalen Herzen, welches das Herzminutenvolumen primär ausschließlich über eine Frequenzzunahme und ohne Änderungen des enddiastolischen Volumens reguliert, steigt das enddiastolische Volumen bei HTPL-Patienten sofort an. Sekundär und verspätet tritt eine Frequenzzunahme und eine Abnahme der kardialen Volumina ein. Dies ist die Folge der mit Verzögerung freigesetzten endogenen Katecholamine, welche jetzt Frequenz und Kontraktilität erhöhen. Bei maximaler Belastung bleiben bei HTPL-Patienten das Herzminutenvolumen und der arterielle Druck subnormal. Nach der Belastung ist die Frequenzabnahme verzögert und die Druckabnahme normal [23, 26].

Pharmakologie

Weitere wesentliche Hinweise für das anästhesiologische Management bei HTPL-Patienten bringen pharmakologische Untersuchungen am denervierten

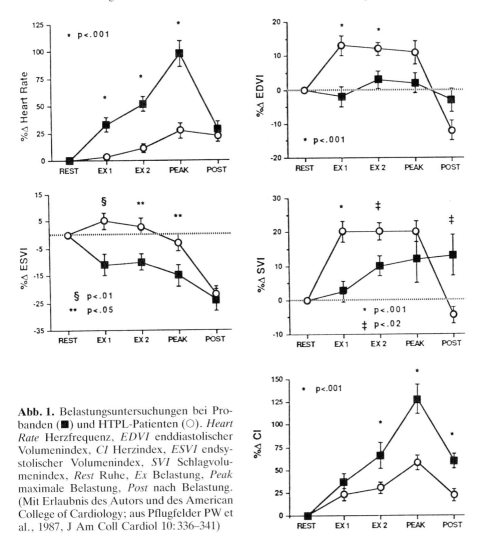

Abb. 1. Belastungsuntersuchungen bei Probanden (■) und HTPL-Patienten (○). *Heart Rate* Herzfrequenz, *EDVI* enddiastolischer Volumenindex, *CI* Herzindex, *ESVI* endsystolischer Volumenindex, *SVI* Schlagvolumenindex, *Rest* Ruhe, *Ex* Belastung, *Peak* maximale Belastung, *Post* nach Belastung. (Mit Erlaubnis des Autors und des American College of Cardiology; aus Pflugfelder PW et al., 1987, J Am Coll Cardiol 10:336–341)

Herzen [3, 4, 11, 17, 19, 24]. Auch bei medikamentöser Einwirkung ist eine autonom-reflektorische Herzfrequenzänderung nicht möglich. Zum Beispiel ändern Atropin, Pancuronium, Acetylcholinesterasehemmer, Fentanyl, Pethidin wie auch Vasodilatatoren oder Vasokonstriktoren die Frequenz nicht. Die Untersuchungen über Dichte und Affinität myokardialer adrenerger Rezeptoren nach Denervation haben zu unterschiedlichen Ergebnissen geführt [17]. Trotzdem kann man die direkte inotrope und chronotrope Wirkung von Adrenalin, Noradrenalin, Isoprenalin, Dobutamin, Dopamin, Ephedrin und β-adrenergen Blockern weitgehend als normal betrachten. Die direkte Wirkung von Antiarrhythmika (z. B. Lidocain, Phenytoin, Procainamid) und Antihypertensiva ist ebenfalls unverändert. α_1-Rezeptoragonisten haben einen geringeren peripher vasokonstriktorischen Effekt und müssen bei Patienten nach HTPL höher dosiert werden, um einen adäquaten Blutdruckanstieg zu erreichen [3]. Die Medikamente, deren Wirkungsspektren von direkten wie auch von autonomen Mechanismen abhängig sind, haben auf das denervierte Herz einen modifizierten Einfluß. Die Verzögerung der atrioventrikulären Impulsüberleitung tritt bei Digoxin erst unter Langzeittherapie auf. Die negativ inotrope Wirkung von Verapamil könnte etwas verstärkt sein.

Abstoßungen und Immunsuppression

Eine lebenslange Immunsuppression ist nach HTPL unumgänglich. Die prophylaktische immunsuppressive Therapie ist in der Regel nicht ausreichend, und zusätzliche Abstoßungsbehandlungen aufgrund der Endomyokardbiopsien sind notwendig. Inzidenz und Schweregrad der Abstoßungen sind am höchsten in den ersten 3–6 Monaten nach HTPL und nehmen dann ab. Frühe, aber unspezifische Manifestationen einer akuten Abstoßung sind atriale und/oder ventrikuläre Rhythmusstörungen, eine Verschlechterung der diastolischen (bei erhaltener systolischer) linksventrikulären Funktion und ein neu auftretender Perikarderguß [8, 11, 19, 24, 26]. Die häufigsten Nebenwirkungen der Immunsuppressiva [8, 9, 11, 14, 16, 24] sind:
1. arterielle Hypertonie, Nieren-, Leber- und Neurotoxizität als Folge der Cyclosporintherapie,
2. Panzytopenie nach Azathioprin,
3. Diabetes mellitus, Salz- und Wasserretention, gastrointestinale Ulzerationen, Osteoporose und Myopathie bei chronischer Steroidtherapie.

Zur Prophylaxe und Behandlung akuter Abstoßungen werden Anti-T-Lymphozyten-Globulin und monoklonale Antikörper (OKT3) eingesetzt. Beide Substanzen können zu schweren anaphylaktischen Reaktionen mit Hypotonie, Bronchospasmus und Lungenödem führen. Deswegen ist eine Vorbehandlung mit Steroiden und Antihistaminika notwendig.

Das Auftreten von Spätkomplikationen, wie z. B. einer Koronarsklerose des Transplantats, und von Malignomen, sind Konsequenzen chronischer Abstoßungen bzw. der Immunsuppression [1, 8, 24].

Infektionen

Die wichtigste Nebenwirkung der Immunsuppression ist das erhöhte Infektrisiko. Infektionen sind neben den Abstoßungen Hauptursache der Morbidität und Mortalität nach HTPL [7, 11, 19, 21, 24]. Die Infektübertragung kann mit dem Spenderherzen oder durch Bluttransfusion erfolgen. Auch die Reaktivierung eines beim Empfänger vorbestehenden latenten Infekts ist möglich. Häufiger sind nosokomiale, v. a. respiratorische und sternale Infektionen im Frühverlauf. Später steigt die Inzidenz opportunistischer Infektionen durch die chronische Immunsuppression an. Am häufigsten sind Lunge, abdominelle Organe, Haut und zentrales Nervensystem betroffen [21].

Tabelle 1. Operative und diagnostische Eingriffe in Allgemein- und Regionalanästhesie nach HTPL (Universitätsspital Zürich, September 1985–Dezember 1989)

Frühpostoperativ (< 30 Tage)		Spätpostoperativ (> 30 Tage)	
Rethorakotomie		EMB	23 (2[a])
– Perikarddrainage	6 (3[a])	Abdominelle Eingriffe	6 (4[a])
– Blutung	4	– Cholezystektomie	
		– Relaparotomie	(2[b])
Schrittmacherimplantation	2	– Epigastrische Hernienplastik	
A.-femoralis-Revision	2	Pleurale Dekortikation	1
Laparotomie	1	Perikarddrainage	1
Substernale Abszeßdrainage	1	Sternumreosteosynthese	1
Diagnostik		Tracheotomie	1
TEE	8 (3[a])	Dekubitusdebridement	1
CT	2 (1[a])	Prostataresektion	1[b]
Bronchoskopie	1	Okuläre Linsenentfernung	1[b]
EMB	1	Retransplantation	1[b]

[a] Anzahl der Patienten.
[b] > 1 Jahr nach HTPL.

Anästhesiologisches Management

Verschiedene Eingriffe wurden bei HTPL-Patienten erfolgreich durchgeführt. Ohne besondere Schwierigkeiten wurden bei diesen Patienten verschiedene Anästhesieverfahren angewendet [5, 7, 11, 13, 19, 22, 24].

Am *Universitätsspital Zürich* mußten sich von insgesamt 83 HTPL-Patienten 19 einem operativen oder diagnostischen Eingriff unterziehen (Tabelle 1). Der Abstand nach HTPL betrug 2 h bis 33 Monate. Im ersten Monat waren Rethorakotomien und diagnostische Untersuchungen, insbesonders die transösophageale Echokardiographie bei bereits intubierten und sedierten Patienten am häufigsten. Im späteren Verlauf waren neben einer großen Zahl von Endomyokardbiopsien bei einem Kind vor allem verschiedene abdominelle Operationen notwendig. In einem Fall wurde eine Regionalanästhesie und in 64 Fällen eine Allgemeinanästhesie durchgeführt, davon 23 ohne und 41 mit Intubation. Von den 41 Anästhesien mit Intubation wurden 19 bei 9 aus kardialen oder neurologischen Gründen bereits intubierten Patienten durchgeführt. Für die Allgemeinanästhesie ohne Intubation wurde am häufigsten eine Ketamin-Midazolam-Kombination, seltener Methohexital, Propofol oder Inhalationsanästhetika verwendet. Bei Intubationsverfahren wurde entweder eine rein intravenöse Technik (in allen Fällen mit einem Benzodiazepin und Fentanyl) oder nach intravenöser Einleitung (v. a. mit Etomidate und Midazolam, seltener mit einem Barbiturat oder Propofol) eine Inhalationsanästhesie durchgeführt (Lachgas in Kombination mit Enfluran oder Isofluran). Als Muskelrelaxanzien wurden Atracurium, seltener Pancuronium und nur in wenigen Fällen Succinylcholin eingesetzt. In keinem Fall traten im Anästhesieverlauf nennenswerte Schwierigkeiten oder Komplikationen auf. Alle Patienten, welche nicht bereits präoperativ intubiert waren, konnten unmittelbar postoperativ extubiert werden.

Anästhesiologische Besonderheiten bei Patienten nach HTPL

- Präoperative Immunsuppression beibehalten / zusätzliche Steroidgabe
- Magenulkusprophylaxe
- Vorsichtige Lagerung (Osteoporose!)
- Streng aseptische Maßnahmen bei allen anästhesiologischen Verrichtungen
- Wahl von Überwachungs- und Anästhesieverfahren, Anästhetika und Muskelrelaxanzien vom Zustand und Eingriff abhängig
- Bevorzugt nicht-invasive Überwachungsverfahren
- Leistung der denervierten Herzen vorlastabhängig
- Verzögerte Herzfrequenz- und Kontraktilitätssteigerung bei akuter Hypovolämie; Vasodilatation und Hypotonie berücksichtigen
- Restriktive Indikation für Bluttransfusion
- Epiduralkatheter sofort postoperativ entfernen
- Extubation sobald wie möglich
- Bei Dekurarisierung Atropin weiterhin indiziert

Der Anästhesiearzt muß sich präoperativ mit einer großen Zahl wichtiger Informationen vertraut machen: Allgemeinzustand und Belastbarkeit, aktuelle medikamentöse Therapie, endomyokard-bioptische, koronarographische und/oder echokardiographische Befunde, aktuelle Röntgenaufnahmen des Thorax, Elektrokardiogramm und verschiedene Laboruntersuchungen (Gerinnungs-, Nieren-, Leber- und hämatologische Parameter). Um die Informationen zu vervollständigen, ist die Konsultation mit dem ursprünglichen Transplantationszentrum bzw. dem zuständigen Kardiologen nützlich. Die medikamentöse, insbesondere die immunsuppressive Therapie ist perioperativ grundsätzlich unverändert beizubehalten. Wie bei anderen Patienten, die chronisch mit Steroiden behandelt werden, ist eine höherdosierte parenterale Steroidzufuhr erforderlich. Wegen der erhöhten Inzidenz von Magenulzerationen sollte routinemäßig eine Vorbehandlung mit H_2-Rezeptorblockern durchgeführt werden. Bei Osteoporose sind spezielle Vorsichtsmaßnahmen bei der Lagerung und Umlagerung geboten. Wegen der Infektgefahr und der schwerwiegenden Konsequenzen einer Infektion bei immunsupprimierten Patienten sind strikt aseptische Maßnahmen bei Gefäßpunktionen, Medikamentengabe, Intubation und allen Atemwegsmanipulationen absolut erforderlich. Aus den gleichen Gründen ist eine restriktive Indikation für Blut- und Blutproduktetransfusion notwendig. Nicht-invasive Überwachungsverfahren sind, wenn immer möglich, zu bevorzugen. Ein invasives Monitoring (arterielle, zentralvenöse oder pulmonalarterielle wie auch Blasen- oder suprapubische Katheterisierung) ist nur bei hämodynamisch instabilen Patienten, z. B. bei manifester Abstoßung, pulmonalarterieller Hypertonie mit Rechtsherzinsuffizienz oder Sepsis bzw. bei größeren Eingriffen mit Volumenverlust und/oder größeren Flüssigkeitsverschiebungen indiziert. Bei der Einlage von Zentralvenenkathetern sollte die rechte Seite für Endomyokardbiopsien geschont werden.

Die *Auswurfleistung des denervierten Herzens* ist v. a. vorlastabhängig. Hypovolämie und arterielle Hypotonie werden schlecht und wesentlich schlechter toleriert als eine Hypervolämie. Trotzdem ist eine Volumenüberlastung wegen der möglichen Rechtsherzinsuffizienz und Nierenfunktionsstörung zu vermeiden. Eine reflektorische, über das autonome Nervensystem gesteuerte Herzfrequenzerhöhung ist bei Streß (z. B. bei Laryngoskopie und Intubation oder oberflächlicher Anästhesie), Umlagerung oder bei raschen Änderungen des zirkulierenden Volumens nicht möglich. Die peripheren Kompensationsmechanismen, die den arteriellen Druck, den venösen Rückfluß und das Herzminutenvolumen im Wachzustand regulieren, sind während einer Allgemein- oder Regionalanästhesie teilweise oder ganz ausgeschaltet. Beim Auftreten einer Hypovolämie, Vasodilatation oder Hypotonie anderer Ursache muß die Situation deshalb – neben den üblichen Maßnahmen (Änderung/Anpassung der Anästhetikadosierung, Volumenersatz, Gabe von Medikamenten mit peripherer Gefäßwirkung usw.) – v. a. durch direkt kardial wirkende Medikamente überbrückt werden.

Keine spezielle Anästhesietechnik und kein spezifisches Anästhetikum hat wahrscheinlich einen besonderen Vorteil oder Nachteil bei diesen Patienten. Die Wahl von Anästhesieverfahren, Anästhetika und Muskelrelaxanzien ist wie bei anderen Patienten vom Zustand und Eingriff abhängig. Die negativ inotrope Wirkung von Ketamin und Pethidin könnte vorübergehend verstärkt sein. Bradykardien und Bradyarrhythmien nach Succinylcholin sollten nicht auftreten. Bei Steroidmyopathie ist wegen der reduzierten neuromuskulären Reserve eine entsprechende Dosistitrierung der Muskelrelaxanzien und ein neuromuskuläres Monitoring angezeigt. Inhalationsanästhetika können bei HTPL-Patienten ohne Probleme eingesetzt werden. Die einzige Begrenzung und mögliche Kontraindikation ist die Verwendung von Isofluran bei bestätigter Graftkoronarsklerose. Auch Epidural- und Intraduraltechniken wurden bei Patienten nach HTPL erfolgreich durchgeführt [7, 11, 22]. Über Allgemeinanästhesien in Kombination mit Epiduralblockade wurde unseres Wissens noch nicht berichtet. Der Adrenalinzusatz zu Lokalanästhetika wird wegen der möglicherweise erhöhten chronotropen Affinität der myokardialen adrenergen Rezeptoren nicht empfohlen [7]. Wegen der Infektgefahr sollte der Epiduralkatheter am Ende der Operation entfernt bzw. die Extubation so bald wie möglich durchgeführt werden. Bei der Dekurarisierung ist die Gabe von Atropin wegen der nichtkardialen Nebenwirkungen von Acetylcholinesterasehemmern weiterhin indiziert.

Tierexperimentell nachgewiesene Interaktionen von Cyclosporin (potenzierende Wirkung von Pentobarbital, Fentanyl, Atracurium und Vecuronium) oder Azathioprin (Potenzierung der Succinylcholinwirkung und Abnahme des Effektes nicht-depolarisierender Muskelrelaxanzien) scheinen klinisch nicht von Bedeutung zu sein [10, 12, 18]. Wegen der chronischen multimedikamentösen Therapie und der häufigen Nieren- und Leberfunktionsstörungen sind Nebenwirkungen, Interaktionen und Änderungen der Pharmakodynamik oder Pharmakokinetik immer möglich und im Einzelfall praktisch unvorhersehbar.

Schlußfolgerung

Die HTPL ist ein Routineeingriff mit sehr guten Langzeitresultaten geworden. Nicht selten benötigen Patienten nach HTPL einen weiteren chirurgischen oder diagnostischen Eingriff mit entsprechender anästhesiologischer Betreuung. Das denervierte Herz ist grundsätzlich einwandfrei funktionsfähig, unter Streß werden jedoch besondere Regulationsmechanismen in Kraft gesetzt. Adaptation und Belastbarkeit sind in der Regel sehr gut; wegen immer drohender Abstoßungen, der lebenslangen Immunsuppression, dem Infektrisiko und anderen Komplikationen der Immunsuppressiva ist die Stabilisierung aber nie endgültig. Voraussetzung für das erfolgreiche anästhesiologische Management von Patienten nach HTPL ist das Verständnis der hämodynamischen und pharmakologischen Besonderheiten des denervierten Herzens und die Kenntnis der Konsequenzen der Immunsuppression. Die Wahl von Überwachungs- und Anästhesieverfahren, Anästhetika und Muskelrelaxanzien soll von der aktuellen Herz-Kreislauf-Funktion, dem Infektrisiko und den individuellen eingriffbezogenen Umständen abhängig gemacht werden.

Neue Untersuchungen [25, 27] haben eindeutig gezeigt, daß es im Spätverlauf doch zu einer mehr oder weniger begrenzten Reinervation kommt (bei 39 von 50 Patienten, untersucht 1 Jahr und länger nach HTPL). Bei zwei Patienten mit angiographisch dokumentierten Koronarstenosen, Myokardischämie und „klassischer" Angina pectoris wurde auch eine relevante Freisetzung von Noradrenalin aus dem Myokard nachgewiesen. Im Gegensatz dazu wurde bei drei Patienten mit stummer Ischämie keine oder nur eine minimale Noradrenalinfreisetzung gefunden. Inzidenz und Ausmaß der Reinervation sowie ihre Konsequenzen, z. B. für die Pharmakotherapie, die Belastbarkeit und die Anästhesieverfahren, sind durch weitere Untersuchungen zu klären.

Literatur

1. Baumgartner WA (1990) Retransplantation of the heart. In: Baumgartner WA, Reitz BA, Achuff SC (eds) Heart and heart-lung transplantation. Saunders, Philadelphia, pp 279–283
2. Bhatia SJS, Kirshenbaum JM, Shemin RJ et al. (1987) Time course of resolution of pulmonary hypertension and right ventricular remodelling after orthotopic cardiac transplantation. Circulation 76: 819–826
3. Borow KM, Neumann A, Arensman FW, Yacoub MH (1985) Left ventricular contractility and contractile reserve in humans after cardiac transplantation. Circulation 71: 866–872
4. Borow KM, Neumann A, Arensman FW, Yacoub MH (1989) Cardiac and peripheral vascular responses to adrenoceptor stimulation and blockade after cardiac transplantation. J Am Coll Cardiol 14: 1229–1238
5. Bricker SRW, Sugden JC (1985) Anaesthesia for surgery in a patient with a transplanted heart. Br J Anaesth 57: 634–637
6. Caine N, O'Brien V (1989) Quality of life and psychological aspects of heart transplantation. In: Wallwark J (ed) Heart and heart-lung transplantation. Saunders, Philadelphia, pp 389–422
7. Camann WR, Goldman GA, Johnson MD, Moore J, Greene M (1989) Cesarean dilevery in a patient with a transplanted heart. Anesthesiology 71: 618–620

8. Cameron DE, Traill TA (1990) Complications of immunosuppressive therapy. In: Baumgartner WA, Reitz BA, Achuff SC (eds) Heart and heart-lung transplantation. Saunders, Philadelphia, pp 237–248

9. Corcos T, Tamburino C, Leger P et al. (1988) Early and late hemodynamic evaluation after cardiac transplantation: a study of 28 cases. J Am Coll Cardiol 11:264–269

10. Cirella VN, Pantuck CB, Lee YJ, Pantuck EJ (1987) Effects of cyclosporine on anesthetic action. Anesth Analg 66:703–706

11. Demas K, Wyner J, Mihm FG, Samuels S (1986) Anaesthesia for heart transplantation. A retrospective study and review. Br J Anaesth 58:1357–1364

12. Dretchen KL, Morgenroth VH, Standaert FG, Walts LF (1976) Azathioprine: Effects on neuromuscular transmission. Anesthesiology 45:604–609

13. Eisenkraft JB, Dimich I, Sachdev VP (1981) Anesthesia for major noncardiac surgery in a patient with a transplanted heart. Mt Sinai J Med 48:116–120

14. Farge D, Julien J, Amrein C et al. (1990) Effect of systemic hypertension on renal function and left ventricular hypertrophy in heart transplant recipients. J Am Coll Cardiol 15:1095–1101

15. Frist WH, Stinson EB, Oyer PE, Baldwin JC, Shumway NE (1987) Long-term hemodynamic results after cardiac transplantation. J Thorac Cardiovasc Surg 94:685–693

16. Frohlich ED, Ventura HO, Ochsner JL (1990) Arterial hypertension after orthotopic cardiac transplantation. J Am Coll Cardiol 15:1102–1103

17. Gilbert EM, Eiswirth CC, Mealey PC, Larrabee P, Herrick CM, Bristow MR (1989) Beta-adrenergic supersensitivity of the transplanted human heart is presynaptic in origin. Circulation 79:344–349

18. Gramstad L, Gjerlow JA, Hysing ES, Rugstad HE (1986) Interaction of cyclosporin and its solvent, cremophor, with atracurium and vecuronium. Studies in the cat. Br J Anaesth 58:1149–1155

19. Grebenik CR, Robinson PN (1985) Cardiac transplantation at Harefield. A review from the anaesthesist's standpoint. Anaesthesia 40:131–140

20. Heck F, Shumway SJ, Kaye MP (1989) The registry of the International Society for Heart Transplantation: Sixth official report – 1989. J Heart Transplant 8:271–276

21. Horn JE, Bartlett JG (1990) Infectious complications following heart transplantation. In: Baumgartner WA, Reitz BA, Achuff SC (eds) Heart and heart-lung transplantation, Saunders, Philadelphia, pp 220–236

22. McKeown DW, Amstrong IR (1986) Anaesthesia for surgery in a patient with a transplanted heart. Br J Anaesth 58:1200

23. Pflugfelder PW, Purves PD, McKenzie FN, Kostuk WJ (1987) Cardiac dynamics during supine exercise in cyclosporine-treated orthotopic heart transplant recipients: Assessment by radionuclide angiography. J Am Coll Cardiol 10:336–341

24. Ream AK, Fowles RE, Jamieson S (1987) Cardiac transplantation. In: Kaplan JA (ed) Cardiac anesthesia, 2nd edn. vol 2. Grune & Stratton, Orlando, pp 881–891

25. Stark RP, McGinn AL, Wilson RF (1991) Chest pain in cardiac-transplant recipients. Evidence of sensory reinnervation after cardiac transplantation. New Eng J Med 324:1791–1794

26. Traill TA (1990) Physiology and function of the transplant allograft. In: Baumgartner WA, Reitz BA, Achuff SC (eds) Heart and heart-lung transplantation. Saunders, Philadelphia, pp 266–278

27. Wilson RF, Christensen BV, Olivari MT et al. (1991) Evidence of structural sympathetic reinnervation after orthotopic cardiac transplantation in humans. Circulation 83:1210–1220

Zusammenfassung der Diskussion zu Teil F

Prinzipien der antiarrhythmischen Therapie

Frage:

Welches differentialdiagnostische Vorgehen empfiehlt sich bei einer kurzfristig entdeckten Rhythmusstörung?

Antwort:

Handelt es sich um einen elektiven Eingriff, sollte abgeklärt werden, ob zusätzlich eine kardiale Erkrankung vorliegt. Hier kann es sich um eine koronare Herzkrankheit, eine Myokardinsuffizienz, eine Kardiomyopathie oder um eine Klappenerkrankung handeln. Muß mit einer der genannten Erkrankungen gerechnet werden, empfiehlt sich die Erfassung der Ventrikelfunktion durch eine Echokardiographie. Kann eine solche kardiale Erkrankung ausgeschlossen werden, bedarf es keiner weiteren Abklärung. Die Erfahrungen der Grazer Anästhesieambulanz zeigen, daß etwa 80 % der Arrhythmien extrakardial bedingt sind, z. B. durch Hyperthyreose, Hypokaliämie, Hypomagnesiämie und erhöhte Digoxinspiegel.

Besteht die Möglichkeit der Auswertung eines Langzeit-EKG an einem Holter-Zentrum, so wäre durchaus zu diskutieren, ob die Anästhesieambulanz in Zweifelsfällen nicht auch Registriergeräte anschaffen sollte, um die Langzeitregistrierung zu ermöglichen. Die Auswertung müßte dann natürlich am Zentrum erfolgen.

Frage:

Ergibt sich intraoperativ die Notwendigkeit einer Arrhythmiebehandlung? Welche Medikamente sind zu empfehlen?

Antwort:

Aus den 4 Gruppen der Antiarrhythmika sind für den intraoperativen Einsatz sicherlich nur wenige Medikamente bereitzustellen. Bei Auftreten ventrikulärer Arrhythmien empfiehlt sich der Einsatz von Lidocain. Da Mexiletin weniger negativ inotrop ist, bietet es sich evtl. bei schlechter Ventrikelfunktion an. Aus der Klasse 2 empfiehlt sich ein β-Blocker, aus der Klasse 4 ein Kalziumantagonist. Aus der Klasse 3, den Repolarisationsantagonisten, sollte zur Therapie refraktärer Arrhythmien Amiodaron verfügbar sein, jedoch nicht unbedingt im Operationssaal, da es akut gar nicht wirksam ist.

Frage:

Wann ergibt sich die Indikation für das Legen eines passageren Schrittmachers?

Antwort:

Erstens als Überbrückung bis zur Implantation eines permanenten Schrittmachers bei schweren bradykarden Rhythmusstörungen, zweitens bei schweren bradykarden Rhythmusstörungen von transienter Natur (z. B. durch Digitalisüberdosierung). Mit der Entwicklung des transkutanen Schrittmachers steht in Notfallsituationen eine Alternative zur Verfügung, sofern es sich um extrathorakale Eingriffe handelt. Besteht bei Patienten mit Linksschenkelblock im EKG die Indikation zur Einlage eines Pulmonaliskatheters, sollte wegen der Gefahr der mechanischen Reizung des rechtsseitigen Reizleitungssystems (Rechtsschenkelblock) mit konsekutivem totalem AV-Block ein Pulmonaliskatheter mit integrierter Möglichkeit zur Schrittmacherstimulation verwendet werden.

Zum transösophagealen Schrittmacher wird kritisch angemerkt, daß er zwar bei Sinusbradykardie imstande ist zu stimulieren, nicht jedoch bei AV-Blockierungen höheren Grades; eine Ventrikelstimulation sei nur in Ausnahmefällen möglich. Es wird jedoch auch über positivere Erfahrungen berichtet.

Hämodynamisches Monitoring

Frage:

Hat die Langzeitregistrierung eines EKG im perioperativen Verlauf eine Indikation?

Antwort:

In Mannheim wird dieser Frage nachgegangen mit der Zielsetzung, perioperative Ischämien zu verifizieren [2]. Kritisch zu bewerten ist, daß die Auswertung bzw. Entdeckung von Ischämien erst retrospektiv erfolgt, d. h. dem Patienten im Grunde nichts nützt.

Frage:

Welche Indikationen zum Legen eines Pulmonaliskatheters sind heute allgemein anerkannt?

Antwort:

Allgemein anerkannt ist, daß das Mehr an Information, das ein Pulmonaliska-theter bringt, die Steuerung der Therapie erleichtert [1]. In allen Fällen, in denen dies notwendig erscheint, besteht auch zumindest die subjektive Indika-tion. Weiter erscheint er angezeigt bei Patienten, bei denen aufgrund der Anamnese mit einer plötzlichen kardialen Verschlechterung zu rechnen ist. Als Beispiel für das erste Geschehen sei der septische Schock genannt, als Beispiel für die zweite Situation eine Operation bei Patienten mit frischem Herzin-farkt.

Literatur

1. European Society of Intensive Care Medicine (1991) Expert Panel: The use of the pulmo-nary artery catheter. Intensive Care Med 17: I
2. Rapp HJ, Gasteiger P, Bender HJ, Ellinger K (1989) Perioperative Myokardischämien bei AVK-Patienten. Anästhesist [Suppl 1] 38: 131

Sachverzeichnis

ACE-Hemmer
–, Herzinsuffizienz 66, 126
Activated coagulation time (ACT) 206
–, Aprotinin 219
–, Heparindosierung 206f., 219
Adrenozeptoren, myokardial 72f.
Afterload mismatch 136, 139, 141
Alfentanil
–, Koronarchirurgie 46
Alpha-Adrenozeptoren 73
–, chronische Herzinsuffizienz 75, 128
–, Hypertonie 128
Anästhesie
–, Aortenaneurysma, thorakal 227f.
–, Aorteninsuffizienz 139
–, Aortenisthmusstenose 178f.
–, Aortenstenose 137, 139
–, Ductus arteriosus Botalli 176f.
–, Herzinsuffizienz 84, 86f.
–, Herzklappenoperationen 145
–, Herztransplantation 112f.
–, Herztransplantierte 271f.
–, Karotisoperation 241f.
–, kongenitale Herzfehler 155f.
–, Kontraindikation 8
–, Koronarchirurgie 42f., 45f.
–, Mitralstenose 140
–, O$_2$-Verbrauch 84
–, pulmonales Banding 182
–, Rechtsherzinsuffizienz 95
–, Risikofaktoren 3f., 6, 8f.
–, Shuntoperation 179f.
–, venöser Rückstrom 84
Angeborene Herzfehler
–, siehe kongenitale Herzfehler
Antikoagulation
–, Herzklappenprothese 145
Aortenaneurysma, thorakal 223f.
–, Ätiologie 223
–, Anästhesie 227f.
–, Aortenklappeninsuffizienz 226
–, Doppellumentubus 231
–, Einteilung 224
–, extrakorporale Zirkulation 228
–, operative Verfahren 229f.

–, Periduralanästhesie 246
–, präoperative Maßnahmen 226, 245
–, Rückenmarksischämie 231f., 246
–, Symptome 224f.
Aorteninsuffizienz
–, Anästhesie 139
–, Pathophysiologie 139
Aortenisthmusstenose
–, Anästhesie 178f.
–, Pathophysiologie 177f.
–, postoperative Phase 179
–, Rückenmarksischämie 186
Aortenstenose
–, Anästhesie 137, 139
–, Ballondilatation 65, 139
–, Halothan 184
–, Operationsindikation 64f.
–, Pancuronium 184
–, Pathophysiologie 137f.
–, Periduralanästhesie 184
Aprotinin
–, Heparinisierung 219
Archimedische Schraube 103f.
AT III-Mangel
–, Heparinisierung 206
–, Heparinresistenz 219

Ballondilatation
–, Aortenstenose 65, 139
–, Mitralstenose 140
–, Pulmonalarterienkatheter 58
Barbiturat
–, Hirnprotektion 219
Belastungs-EKG 37, 52, 54
–, Ausbelastung 54
–, Herzinsuffizienz 124
Beta-Adrenozeptorantagonisten 74, 76,
   125
–, Fallot-Tetralogie 159
–, Klappenfehler 185
Beta-Adrenozeptoren 72f.
–, chronische Herzinsuffizienz 73, 125,
   126f.
–, Down-Regulation 74, 90
–, Myokardinfarkt 76

Beta-Adrenozeptoren,
  Phosphodiesterasehemmer   127
Bifaszikulärer Block
–, Herzinsuffizienz   67
–, Schrittmacher   67
Blalock-Taussig-Anastomose   180
–, Anästhesie   180 f.
Blutpumpen   103 f.
–, Archimedische Schraube   103 f.
–, intraaortale Gegenpulsation   102 f.
–, Kavitationsphänomen   103
–, parakorporal   106 f.
–, phasischer Fluß   105
Bradykardie
–, Schrittmacher   68

CK-MB
–, Myokardprotektion   142
Coronary steal-Phänomen
–, Isofluran   30 f., 33 f., 57

Denerviertes Herz
–, Herztransplantation   115
–, Pharmakologie   268 f.
–, Physiologie   115, 267
Digitalis
–, extrakorporale Zirkulation   185
–, Mitralklappenfehler   184
–, Vorhofflimmern   66, 67
Dobutamin
–, Herzinsuffizienz   127
Dopamin
–, Herzinsuffizienz   127
Dopplersonographie   128 f.
–, Hirnfunktion   218, 237
–, Karotisoperation   237 f.
Down-Regulation
–, Beta-Adrenozeptoren   74, 76, 90
–, Herzinsuffizienz   126 f.
Ductus arteriosus Botalli   147, 148, 157,
  158
–, Anästhesie   176
–, Pathophysiologie   175 f.
Dynamische Koronarstenose   39

Echokardiographie   261
–, Herzinsuffizienz   124
–, Herzklappenvitien   137, 138, 142,
  143
–, Koronarchirurgie   7, 45, 55, 58 f.
–, Mitralinsuffizienz   141
–, Rechtsherzinsuffizienz   129 f.
Ejektionsfraktion   264 f.
Elektroenzephalogramm   199 f.
–, Karotisoperation   238, 247
Endokarditisprophylaxe
–, Herzklappenprothese   144 f.

Enfluran
–, kongenitale Herzfehler   169
–, Koronarchirurgie   46, 47
Epikardiale Perfusion   25 f.
–, Isofluran   31 f.
Etomidat
–, Karotisoperation   242
–, Links-rechts-Shunt   171
Evozierte Potentiale   198 f.
–, Karotisoperation   238 f., 247
–, Rückenmarksischämie   232, 246
Extrakorporale Zirkulation
–, Activated coagulation time   206
–, Aortenaneurysma, thorakal   228
–, Barbiturate   203
–, Digitalis   185
–, Elektroenzephalogramm   199 f.
–, evozierte Potentiale   198 f.
–, extravaskuläres Lungenwasser   210
–, Fentanylspiegel   47 f.
–, Heparinisierung   205 f.
–, Herztransplantation   114
–, Hirnfunktion   195 f.
–, Isofluran   48
–, kongenitale Herzfehler   161, 162, 163
–, Lungenperfusion   210
Narkoseführung   47 f.
–, pulmonale Ventilation   209 f.
–, Säure-Basen-Status   211 f.
Extravaskuläres Lungenwasser
–, extrakorporale Zirkulation   210

Fallot-Tetralogie   151 f.
–, Betarezeptorenblocker   159
–, Lungenperfusion   154
–, Narkoseeinleitung   185
–, Risikofaktoren   152 f.
Fentanyl
–, Herzklappenoperationen   145
–, kongenitale Herzfehler   171
–, Koronarchirurgie   46, 47 f., 57 f.
Frank-Starling-Mechanismus   82
–, Neonatologie   157 f.

Glukagon
–, Herzinsuffizienz   128
Glykogenspeicher
–, Myokardischämie   217

Hämodynamisches Monitoring
–, Blutdrücke   263 f.
–, Echokardiographie   261
–, Ejektionsfraktion   264 f.
–, EKG   260, 262 f.
–, Herzzeitvolumen   263 f.
–, Kardiokymographie   261
–, Pulmonalarterienkatheter   261, 263 f.

Hämofiltration
–, Herztransplantation   114
Halothan
–, Aortenstenose   184
–, kongenitale Herzfehler   159, 161, 169
–, Koronarchirurgie   46, 47
Heparinisierung
–, Activated coagulation time   206 f.
–, Aprotinin   219
–, AT III-Mangel   206
–, Blutungsneigung   208
–, Dosierung   205 f., 219
–, extrakorporale Zirkulation   205 f.
–, Histaminliberation   208 f.
–, Nebenwirkungen   208
–, Nitroglycerin   219
–, Protamin   208, 209
–, Thrombozytopenie   209
Herzinsuffizienz
–, ACE-Hemmer   66, 126
–, Alpha-Adrenozeptoren   75, 76
–, Anästhesie   84, 86 f.
–, Arrhythmien   67 f.
–, Beta-Adrenozeptoren   73, 76, 82, 125, 126 f.
–, bifaszikulärer Block   67
–, Digitalis   66, 67
–, Diuretika   126
–, Down-Regulation   126 f.
–, dritter Herzton   64, 124
–, Glukagon   128
–, Katecholamine   89, 124, 127
–, Kompensation   82 f.
–, metabolisch   81 f.
–, Monitoring   86
–, Narkoseausleitung   88
–, Pathophysiologie   81 f.
–, Phosphodiesterasehemmer   67, 127
–, Risikofaktoren   64
–, Schrittmacher   68
–, Symptome   64
–, tachykarde Rhythmusstörungen   68, 82
–, Therapie   65 f., 76, 88 f., 125
–, Ursachen   81
–, Vasodilatanzien   90, 124
Herzklappenprothese
–, Antikoagulation   145
–, Endokarditisprophylaxe   144 f.
–, Komplikationen   144, 145
Herzklappenvitien   135 f.
–, Echokardiographie, intraoperativ   137, 138, 142, 143
–, Komplikationen   143
–, Myokardhypothermie   142
–, Myokardprotektion, intraoperativ   142
–, Pathophysiologie   135 f.

Herz-Lungen-Maschine   101
–, kongenitale Herzfehler   161 f.
Herz-Lungen-Transplantation   118 f.
–, Anästhesie   119 f.
–, Beatmung   120 f.
–, Empfängerauswahl   119
–, Komplikationen   121
–, postoperative Phase   120 f.
–, Physiologie   121
–, Spenderauswahl   118
Herztransplantation   109 f.
–, Abstoßung   270
–, Anästhesie   112 f., 114, 267 f., 271 f.
–, denerviertes Herz   115, 267
–, Empfängerauswahl   110 f.
–, extrakorporale Zirkulation   114
–, Immunsuppression   117, 270
–, Indikationen   110
–, Infektionen   270 f.
–, Komplikationen   117
–, Monitoring   112
–, Niereninsuffizienz   114
–, Opioide   113
–, Physiologie   115
–, Postbypassphase   115 f., 130
–, postoperative Phase   117
–, präoperative Abklärung   111
–, Rechtsherzinsuffizienz   115, 130
–, Risikofaktoren   110
–, Spenderauswahl   109
Herzzeitvolumen   263 f.
Hirnfunktion
–, Anästhetika   201
–, Dopplersonographie   218
–, Elektroenzephalogramm   199 f.
–, evozierte Potentiale   198
–, extrakorporale Zirkulation   195 f.
–, Monitoring   197 f.
–, Prophylaxe   201 f.
Hirnprotektion
–, Barbiturate   219
–, Karotisoperation   235
Holter-Monitoring
–, siehe Langzeit-EKG
Hypothermie
–, Alpha-Stat-Verfahren   213
–, kongenitale Herzfehler   162, 163, 164
–, Oberflächen-   186
–, pH-Stat-Verfahren   213
–, Säure-Basen-Status   212 f.
Hypertonie
–, Alphaadrenozeptoren   128
–, Medikamente   10 f., 56 f., 70
–, Risikofaktor   10 f., 69 f.
Hypoxanthin
–, myokardiale Perfusion   18

Immunsuppression
–, Herztransplantation 117, 270
Impedanzkardiographie 128f.
Inhalationsanästhetika
–, extrakorporale Zirkulation 48
–, Herztransplantation 113
–, kongenitale Herzfehler 169, 170
–, Koronarchirurgie 46f.
–, Koronardilatation 28
–, koronare Herzerkrankung 33f.
–, koronarvenöser O_2-Partialdruck 28
Injektionsanästhestika
–, Links-rechts-Shunt 170f.
–, Rechts-links-Shunt 170f.
Intraaortale Gegenpulsation 102f.
Intrakranieller Druck 198
Isofluran
–, Coronary steal-Phänomen 30f., 33f., 57
–, epikardiale Perfusion 31f.
–, extrakorporale Zirkulation 48
–, Herzklappenoperationen 145
–, Karotisoperation 242
–, kongenitale Herzfehler 169
–, Koronarchirurgie 47
–, koronare Herzerkrankung 30

Kardiokymographie 261
Kardiomyopathie
–, Herztransplantation 110
Kardioplegie
–, Herzklappenvitien 142
–, Kongenitale Herzfehler 164
–, koronarer Perfusionsdruck 217
–, myokardialer O_2-Bedarf 218
–, Myokardischämie 192
Kardioplegische Lösungen 192f.
–, Kalziumkanalblocker 217
–, Oxygenierung 217
Karotisstenosenoperation
–, Anästhesie 241f.
–, Dopplersonographie 237
–, Elektroenzephalogramm 238, 247
–, evozierte Potentiale 238f., 247
–, Hirnprotektion 235
–, intraluminaler Shunt 235f.
–, Monitoring 237
–, postoperative Phase 242f.
–, Risikofaktoren 234
–, zerebrale Ischämie 236f.
Katecholamine 89
–, kongenitale Herzfehler 174
–, Rechtsherzinsuffizienz 98
Katheterdilatation
–, Operationsintervall 56
–, Pulmonalarterienkatheter 58
Kavitationsphänomen 103

Ketamin
–, kongenitale Herzfehler 159, 171
–, Rechts-links-Shunt 171
Kongenitale Herzfehler 147f.
–, Beatmung 174
–, Fallot-Tetralogie 151f.
–, Fentanyl 171
–, Herz-Lungen-Maschine 161, 162, 163
–, Hypothermie 162, 163, 164
–, Inhalationsanästhetika 169
–, Injektionsanästhetika 170
–, Kardioplegie 164
–, Katecholamine 174f.
–, Links-rechts-Shunt 147f.
–, Lungenperfusion 149, 150, 151, 154
–, Monitoring 160
–, Muskelrelaxanzien 172
–, Myokardprotektion 164
–, Narkoseeinleitung 159
–, Palliativoperation 156, 168f., 180f.
–, Pathophysiologie 157, 168
–, Postbypassphase 165
–, postoperative Phase 166
–, Prämedikation 159, 169, 185
–, präoperative Abklärung 158f., 168f.
–, Rechts-links-Shunt 151f.
–, Shuntoperation 180
–, Stenosen 150f.
–, Transposition 153f.
–, Vasodilatanzien 175
–, Volumensubstitution 173
Koronarangiographie
–, Indikation 55
Koronarchirurgie
–, Anästhesie 45f.
–, Fentanyl 46, 47f., 57f.
–, Inhalationsanästhetika 46f.
–, Monitoring 44f.
–, Prämedikation 43f.
–, Pulmonalarterienkatheter 44f.
–, Sufentanil 46, 57f.
–, transösophageale Echokardiographie 45
–, Vorbehandlung 43f.
Koronardilatation
–, Herzinsuffizienz 84
–, Inhalationsanästhetika 28
Koronare Herzerkrankung
–, Belastungs-EKG 37, 52, 54
–, Betasympathikolytika 9
–, Bypassoperation 9f., 37
–, Hypertonus 36f.
–, Isofluran 30f., 33f.
–, Narkoseverfahren 39f.
–, Prämedikation 43
–, präoperative Abklärung 8, 37, 52, 64

Koronare Herzerkrankung,
  Risikofaktor 4f., 7, 33, 42, 64
–, Vorbehandlung 9, 43f.
Koronarperfusion 14f.
–, Inotropie 22
–, volatile Anästhetika 15f.
Koronarperfusionsdruck
–, Kardioplegie 217
Koronarvenöser O_2-Partialdruck
–, Herzinsuffizienz 84
–, Inhalationsanästhetika 28
–, Myokard 27
–, Myokardischämie 13

Langzeit-EKG 38, 53
–, Rhythmusstörungen 252
–, Schrittmacherindikation 257
Links-rechts-Shunt
–, Inhalationsanästhetika 170
–, Injektionsanästhetika 170f.
–, Muskelrelaxanzien 173
–, Opioide 172
–, Pathophysiologie 147f., 181f.
–, pulmonale Hypertension 149f.
–, pulmonales Banding 181

Marfan-Syndrom
–, Aortendissektion 224
Mechanische Kreislaufunterstützung 101
–, Blutpumpen 103f.
–, Herz-Lungen-Maschine 101f.
Mitralinsuffizienz
–, Betarezeptorenblocker 185
–, Digitalis 184
–, Echokardiographie, intraoperativ 141
–, Klappenersatz 140f.
–, Pathophysiologie 140
Mitralklapppenrekonstruktion 143
Mitralstenose
–, Anästhesie 140
–, Pathophysiologie 140
Myokard
–, O_2-Angebot 42
–, O_2-Bedarf 27, 42
Myokardinfarkt
–, Beta-Adrenozeptoren 76
–, perioperative Häufigkeit 5f.
–, Rhythmusstörungen 253
–, Wahleingriff 5, 56
Myokardischämie 3, 81, 189f.
–, Ätiologie 38, 189f.
–, Alpha–Adrenozeptoren 76
–, Beta-Adrenozeptoren 76
–, CK-MB 142f.
–, epikardiale Perfusion 25f., 31
–, Glykogenspeicher 216
–, Hypoxanthin 18

–, Kardioplegie 192f., 217
–, Koronarstenose 23
–, koronarvenöse O_2-Sättigung 19, 84
–, Langzeit-EKG 38
–, linksventrikuläre Hypertrophie 57
–, Monitoring 260f.
–, Narkoseverfahren 40
–, O_2-Bedarf 17f., 217
–, Pathophysiologie 189f.
–, postoperativ 40, 59
–, Progredienz 190
–, Reperfusionsschaden 191
–, Risikofaktor 21f., 38
–, Sympathikusstimulation 25
–, Tachykardie 22f.
–, Überlebenszeit 190
Myokardprotektion
–, CK-MB 142
–, kongenitale Herzfehler 164

Narkoseausleitung
–, Herzinsuffizienz 88
Narkoseverfahren
–, Herztransplantation 113
–, koronare Herzerkrankung 39
–, Myokardischämie 40
Niereninsuffizienz
–, Herztransplantation 114

Opioidnarkose
–, Herzklappenoperation 145
–, Herztransplantation 113
–, kongenitale Herzfehler 171f.

Pancuronium
–, Aortenstenose 184
–, kongenitale Herzfehler 172
Pari-Passu-Reduktion 18
Periduralanästhesie
–, Aortenstenose 184
Pulmonalarterienkatheter 261, 277f.
–, Ballondilatation 58
–, Herztransplantation 111
–, kongenitale Herzfehler 173f.
–, Koronarchirurgie 44f.
–, Rechtsherzinsuffizienz 95f.
Pulmonales Banding 181
–, Anästhesie 182

Rechtsherzinsuffizienz 93f.
–, Anästhesie 95, 98f.
–, Echokardiographie 129f.
–, Herztransplantation 115, 130
–, Katecholamine 98, 129
–, Kompensation 94f.
–, Monitoring 95
–, Pathophysiologie 93f.

284   Sachverzeichnis

Rechtsherzinsuffizienz,
 Pulmonalarterienkatheter 95 f.
–, Regionalanästhesie 97
–, Vasodilatanzien 98
Rechts-links-Shunt 151 f.
–, Inhalationsanästhetika 170
–, Injektionsanästhetika 170 f.
–, Muskelrelaxanzien 173
–, Opioide 172
Reperfusionsschaden
–, Myokardischämie 191 f.
Rhythmusstörungen
–, Akuttherapie 255, 276
–, intraoperativ 254, 276
–, Klappenfehler 253 f.
–, Langzeit-EKG 252
–, Linksherzinsuffizienz 253
–, Myokardinfarkt 253
–, präoperative Abklärung 251, 276
Risikofaktoren
–, Arteriosklerose 4
–, Bradykardie 68
–, Herzinsuffienz 64
–, Herz-Lungen-Transplantation 121
–, Herztransplantation 110, 117
–, Hypertonie 4, 10 f., 69 f.
–, Karotisstenose 234
–, koronare Herzerkrankung 4 f., 7, 8 f.,
 40
–, Myokardinfarkt 5 f.
–, Myokardischämie 3, 21 f., 38
–, präoperativ 3 f., 6
–, präoperative Abklärung 6 f.
–, tachykarde Rhythmusstörung 68 f.
Rückenmarksischämie
–, Aortenaneurysma, thorakal 231 f.,
 246
–, evozierte Potentiale 232
–, Prophylaxe 232

Säure-Basen-Status
–, extrakorporale Zirkulation 211 f.
–, Hypothermie 212
Schrittmacher
–, bifaszikulärer Block 67

–, Bradykardie 68
–, perioperative Indikation 257 f.
–, Störungen 256 f.
–, temporär 257 f., 277
Sufentanil
–, Herzklappenoperationen 145
–, Koronarchirurgie 46, 57 f.

Tachykarde Rhythmusstörungen
–, Formen 68 f.
–, Therapie 68 f.
Thalliumszintigraphie
–, Indikation 55
Transösophageale Echokardiographie
 261
–, Herzklappenvitien 137, 138, 142, 143
–, Koronarchirurgie 45, 55, 58 f.
Transposition großer Gefäße 153 f.
–, Lungenperfusion 154

Vasodilatanzien 90
–, Herzinsuffizienz 124 f.
–, kongenitale Herzfehler 175
–, Rechtsherzinsuffizienz 98
Vasospastische Angina pectoris 7
–, Langzeit-EKG 7, 53
Ventrikelseptumdefekt 149
–, pulmonale Hypertension 149 f.
Vorhofflimmern
–, Digitalis 66, 67
Vorhofseptumdefekt 147, 148, 149

Zerebraler Blutfluß 197 f.
Zerebraler Metabolismus 198 f.
Zerebraler Perfusionsdruck 198
Zerebrale Schädigung 195 f.
–, Ätiologie 196
–, Barbiturate 202 f.
–, Elektroenzephalogramm 199 f.
–, evozierte Potentiale 198 f.
–, Karotisoperation 235
–, Monitoring 197 f.
–, Prophylaxe 201 f.
–, Therapie 202 f.
Zyanotische Vitien 151 f.